医养结合
老年护理概论

主　审　李小妹　陈张琴
主　编　王　婧　冯　瑞
副主编　李惠玲　庄嘉元　薛　花

编　者（以姓氏笔画为序）

王　婧　西安交通大学医学部　　　　　李惠玲　苏州大学护理学院
王　媛　陕西省第二人民医院　　　　　张　迎　西安交通大学医学部
冯　瑞　陕西省第二人民医院　　　　　张婧珺　西安交通大学医学部
吕　娟　四川大学华西医院　　　　　　陈　瑜　南方医科大学护理学院
邬　青　苏州大学护理学院　　　　　　盖海云　西安市卫生学校
庄嘉元　福建医科大学护理学院　　　　程　岚　中国人民解放军海军军医大学第一附属医院
刘　华　解放军总医院第一医学中心　　程丽楠　苏州大学护理学院
刘海荣　陕西省第二人民医院　　　　　薛　花　陕西省第二人民医院

学术秘书　张　迎　西安交通大学医学部

人民卫生出版社
·北京·

图书在版编目（CIP）数据

医养结合老年护理概论 / 王婧，冯瑞主编. —北京：
人民卫生出版社，2024.3
ISBN 978-7-117-35797-5

Ⅰ. ①医⋯　Ⅱ. ①王⋯②冯⋯　Ⅲ. ①老年人－护理
学　Ⅳ. ①R473.59

中国国家版本馆 CIP 数据核字（2024）第 018268 号

人卫智网　www.ipmph.com	医学教育、学术、考试、健康，	
	购书智慧智能综合服务平台	
人卫官网　www.pmph.com	人卫官方资讯发布平台	

医养结合老年护理概论
Yiyang Jiehe Laonian Huli Gailun

主　　编：王　婧　冯　瑞
出版发行：人民卫生出版社（中继线 010-59780011）
地　　址：北京市朝阳区潘家园南里 19 号
邮　　编：100021
E - mail：pmph @ pmph.com
购书热线：010-59787592　010-59787584　010-65264830
印　　刷：三河市国英印务有限公司
经　　销：新华书店
开　　本：850×1168　1/16　　印张：12
字　　数：330 千字
版　　次：2024 年 3 月第 1 版
印　　次：2024 年 4 月第 1 次印刷
标准书号：ISBN 978-7-117-35797-5
定　　价：69.00 元

打击盗版举报电话：**010-59787491**　E-mail：**WQ @ pmph.com**
质量问题联系电话：010-59787234　E-mail：**zhiliang @ pmph.com**
数字融合服务电话：**4001118166**　E-mail：**zengzhi @ pmph.com**

主编简介

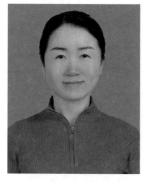

王　婧

西安交通大学护理学系副教授，博士研究生导师。澳大利亚弗林德斯大学兼职副教授，研究生导师。中国老年学和老年医学学会护理和照护分会常务委员，中华医学会临床流行病学和循证医学分会护理学组委员，陕西省临床护理联合会护理科研专业委员会副主任委员，陕西省护理学会老年护理专业委员会委员。担任多种国内外学术期刊编辑及审稿人。

从事护理教学工作十年，主要研究方向为老年护理、失智症照护及循证护理。主持国家级、省部级及国际合作科研项目十余项，包括国家自然科学基金、国家社会科学基金、美国中华医学基金会公开竞标项目、中国博士后科学基金项目、陕西省科技厅重点研发计划、陕西省科技厅自然科学基础研究计划等。发表护理专业论文 50 余篇，包括 SCI 期刊论文 20 余篇，副主编及参编教材十余部，申报并获得国家知识产权局专利授权 7 项。

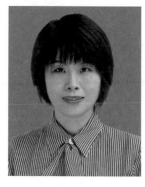

冯　瑞

主任护师，陕西省第二人民医院护理部主任，国际老年专科护士。主要研究方向为老年护理、护理教育、医养结合。

现任全国老龄健康专家库成员，中华护理学会老年护理专业委员会委员，陕西省养老服务专家，陕西省"互联网＋护理"工作委员会主任委员，陕西省保健协会社区护理专业委员会副主任委员，西安交通大学城市学院首席外聘教授。

核心期刊发表论文 10 余篇，主编教材 3 部，参编教材 3 部。主持并参与省部级课题 6 项，参与制定省级地方标准 4 项。

前　言

"十四五"期间，我国人口老龄化程度进一步加深，60 岁及以上人口占总人口比例将超过20%，进入中度老龄化社会，失能和半失能老年人数量将持续增加，对于医疗护理服务的需求也将持续增加。推进医养结合是优化老年健康和养老服务供给的重要举措，是我国积极应对人口老龄化、增强老年人获得感和满意度的重要途径。《"十四五"健康老龄化规划》明确提出要深入推进医养结合发展，提升老年健康服务能力。医养结合人才队伍建设是医养结合服务质量和可持续发展的基础。为满足医养结合老年护理人才培训的需要，我们组织国内养老护理领域相关专家及学者编写《医养结合老年护理概论》一书。

本书在前期充分调研医养结合机构老年人护理需求及人才建设需求基础上，借鉴国内外最新研究证据和实践经验，是一本既适用于高校学生学习，又适合医养结合机构从业人员培训的理论与实践相结合的教材。本书的主要内容包括老年人与人口老龄化现状、老年护理的发展历史及趋势、医养结合的现状及模式，衰老的生物学理论、心理学理论、社会学理论及其在护理中的应用，老年综合评估与常见疾病管理，老年人心理护理，老年人康复护理，老年人中医护理，老年人安宁疗护等等。

本书在编写过程中，力求从医养结合机构实际出发，以老年人护理需求为中心，全面介绍了老龄化特点及伴随的一些基础改变、医养结合机构老年人患病特点及常见疾病的护理要点。本书的特点主要表现在：首先，针对我国医养结合老年护理服务需求和人才队伍现状，基于国内外医养结合机构的广泛调研结果，设计教材内容与结构安排；其次，充分吸收国际国内同类最新教材的新知识，增加及更新了许多重要的学科知识点；最后，力求与国际护理教育和养老护理内容衔接，术语尽量国际化，重要术语配以英文翻译，提供中英文关键词索引。本教材内容丰富，文字通俗易懂，结构清晰明了，是一本较为实用的医养结合老年护理教材。

本书的编写凝聚了各位编者丰厚的实战经验和研究成果，编写队伍由长期活跃在老年护理与医养结合临床、教学、科研一线的专家学者组成，熟悉医养结合机构老年人特点及护理需求，在相关领域有着丰富的经验。同时，离不开陕西省第二人民医院的大力支持，也离不开各位编者及所在单位的鼎力相助，在此一并表示诚挚的感谢！

由于编者水平有限，本书难免存在不足之处，敬请各位读者不吝指正，使本书能够日臻完善。

王　婧　冯　瑞

2024 年 3 月

5

目　录

第一章 绪 论

随着社会经济的发展,人口老龄化问题日益凸显,逐渐成为世界各国普遍关心的重大公共卫生问题。研究老年健康问题,重视老年人身心健康,改善老年人生活质量,已成为老年护理领域需要解决的重要课题。

第一节 老年人与人口老龄化

随着年龄的不断增加,每个个体都将从童年、少年、青年、中年步入老年阶段。在此过程中,个体的生理和心理都将发生一系列的变化。老年阶段,从生理意义上讲,是在生命过程中个体的组织器官和生理功能趋于老化和衰退的阶段,在此阶段应对老年人给予相应照护。

一、老年人的定义

个体的老化是一个渐进的过程,由于影响衰老的因素众多,人体各器官的衰老速度不一,且个体之间有很大差异,每个人进入老年的时间很难准确界定,因此,中年到老年的分界线往往比较模糊,"老年"只是一个概括的含义。为方便开展科学研究和医疗护理工作,通常以大多数人的变化时期作为标准。

目前,由于各个国家、地区人口平均寿命、政治经济情况和养老保障的差异,世界各国对老年人的年龄划分标准尚未统一。1982 年,世界卫生组织(World Health Organization,WHO)规定:在发达国家,65 岁及以上的人群为老年人;在发展中国家(尤其是亚太地区),60 岁及以上人群为老年人。2017 年,WHO 经过对全球人体素质和平均寿命进行测定,对年龄划分标准做出了新的规定,将老年人的定义推后了 10 年,同时对人的年龄界限做了新的划分,即 44 岁以下为青年人;45～59 岁为中年人;60～74 岁为年轻老人;75～89 岁为老年人;90 岁以上为长寿老年人。

在我国,1982 年中华医学会老年医学分会根据 WHO 标准和我国国情,建议 60 岁及以上者为老年人,其中 45～59 岁为老年前期(中老年人),60～89 岁为老年期(老年人),90 岁及以上为长寿期(长寿老人),100 岁以上称百岁老人。1996 年,我国颁布的《中华人民共和国老年人权益保障法》也明确规定老年人的年龄起点标准为 60 周岁,该标准沿用至今。

二、老年人的特点

进入老年期,身体各器官组织出现明显的退行性变化,如体力明显下降,疾病发生率增高等;心理方面也发生相应改变,如出现对疾病和死亡威胁的恐惧与焦虑等;衰老现象逐渐明显,身体结构、功能多趋向衰退。老年人衰老的特点主要包括以下几方面。

(一)老化所致的器官功能减退

老化是生命历程中的一部分,是"正常"现象,表现为机体对环境的生理和心理适应能力降低,而疾病是在一定病因作用下机体的自稳系统发生异常的过程,二者之间存在较大不同,常需要对其进行鉴别。例如，有人认为痴呆症是人体老化的结果，但其原因其实为脑部损伤或疾病引起的一系列退行性病变，与人体老化存在本质差异。

（二）多种慢性疾病共存

单个疾病的指南对老年人的指导作用有限，超过90%的老年人患有慢性疾病（需要治疗超过1年，具有形态学改变并影响日常生活能力的医学情况），半数老年人患有3种及以上慢性疾病（≥2种慢性疾病称为共病）。

（三）存在特有的临床问题和综合征

老年综合征是指老年人由于多种原因造成的同一种临床表现或问题的症候群，主要表现为视听觉损害、应激性溃疡、生理功能下降等，一般会引起老年人生活质量降低及自理能力的下降。老年人常具有不同特点的临床问题，专科医生常难以解决，如认知障碍、抑郁、谵妄、视听觉障碍、睡眠障碍、跌倒与骨折、大小便失禁、压力性损伤、人体功能残障、衰弱症、多重用药、过度检查、医疗不连续等问题。需要通过综合评估和多学科团队治疗。

（四）交流和沟通难度大

随着年龄增长，老年人听力、视力和记忆力下降，反应变慢，逻辑思维能力以及语言表达能力逐渐降低，影响他们对于信息的接收和处理，因此在交流时他们很难快速理解他人所说的话，很容易出现答非所问的情况，这直接影响着与他们沟通时的效率，影响他们的医疗护理决策和身心健康。耐心的倾听和反复的沟通能有效改善老年人交流和沟通难度大的问题。

（五）记忆功能减退

老年人可能由于中枢胆碱能神经递质系统的功能减退，导致记忆能力减退。近事容易遗忘，而远事记忆尚好。但在智力方面一般并不减退，特别在熟悉的专业或事物方面，智力活动不但不减退还有增加，到高龄后才缓慢下降。

（六）人格特征发生改变

人格即人的特性或个性，包括性格、兴趣、爱好、倾向性、价值观、才能和特长等。进入老年期后，老年人的创造性思维和逻辑推理等人格特征都受到老化的影响，逐渐发生相应改变，如由于记忆减退，总怕别人和自己一样忘事，说话重复唠叨，再三叮嘱；学习新事物的能力降低、机会减少，多按经验办事，保守、固执、刻板，因把握不住现状而易产生怀疑和发牢骚等；对健康和经济的过分关注与担心易产生不安与焦虑。

三、人口老龄化的现状、趋势和对策

（一）人口老龄化的定义

人口老龄化（population aging）是指伴随着人口生育率降低和人均寿命延长，总人口中年轻人口数量减少、年长人口数量增加而导致的老年人口比例相应增长的动态变化。人口老龄化是一种社会现象，主要表现为人类群体的老化，即老年人口数量在社会总人口中达到一定比例，并持续增长的趋势。当一个国家或地区60岁及以上老年人口占人口总数的10%，或65岁及以上老年人口数量占总人口数量的比例超过7%时，则意味着该国家或地区进入老龄化；当65岁以上老年人占比超过14%时即进入深度老龄化；达到20%时则为超级老龄化。当前，出生率和死亡率的下降以及平均预期寿命的延长是全球人口老龄化的主要原因。

（二）人口老龄化的现状与趋势

随着生命科学的飞速发展与社会经济的不断进步，人类平均寿命不断延长，全球人口老龄化水平普遍增高。

1. 世界人口老龄化趋势与特点

（1）老年人口数量庞大且增长速度迅速：2019年，全球60岁及以上的人口数量为10亿；预计到2030年，将增加到14亿；到2050年，将增加到20亿，平均每五个人中将有一个老年人；到 2150 年，每三个人中就有一个老年人。在此过程中，高龄老年人增长速度最快，80 岁及以上高龄老人是老年人口中增长最快的群体，预计至 2050 年，高龄老人约 3.8 亿，约占老年人总数的 1/5。

（2）发展中国家老年人口增长速度快：2002 年，近 4 亿 60 岁及以上的人口生活在发展中国家。到 2025 年，这一数字将增加到约 8.4 亿，占全世界所有老年人的 70%。联合国预计，2050 年，约有 82% 的老年人，即超过 16 亿老年人将生活在发展中地区，仅有 4 亿老年人生活在发达地区。

（3）人口平均寿命不断延长：2016 年 WHO 发布的报告指出，全球人口平均寿命在 2000 年至 2015 年间增加了 5 岁，达到 71.4 岁，预计在 2030 年，男性的平均寿命将达到 84 岁，女性将达到 91 岁。

（4）女性老年人口多于男性：女性的预期寿命更长。有研究发现，男性群体受生活习惯（如吸烟）、社会背景以及流行病等外部因素的影响，60 岁及以上男性的高死亡率对总体性别差异的影响较大；女性受性激素的影响，对自身寿命的延长起到关键作用。

2. **中国人口老龄化趋势及特点**　正式进入人口老龄化社会以来，我国老龄化进程不断加速，人口老龄化是我国较长一段时间需要面对的基本国情。截至 2022 年末，我国 60 周岁及以上老年人口已达 2.8 亿，占总人口的 19.8%；65 周岁及以上老年人口约为 2.1 亿，占总人口的 14.9%。伴随着老年人人数的增加，我国的人口老龄化社会进程表现出以下特点。

（1）老年人口增长迅速，老龄化速度逐渐加快：近 30 年来，我国老年人口规模和比重总体呈上升趋势，并且将长时期保持较高的递增速度。第七次人口普查数据显示，2010—2020 年，我国 60 岁及以上人口比重上升了 5.44 个百分点，65 岁及以上人口上升了 4.63 个百分点。与上个十年相比，上升幅度分别提高了 2.51 个百分点和 2.72 个百分点。根据全国老龄委预测，2015—2035 年将是我国老龄化急速发展阶段，老年人口年均增长一千万左右，到 2035 年我国老年人口比例将占总人口的 28.7%。

（2）高龄化问题日益凸显：高龄老年人（80 岁及以上老年人）正以 2 倍于老年人口增速的速度增加，预计到 2050 年我国高龄老年人口总数将达到 9 448 万，平均每 5 个老年人中就有 1 个是高龄老年人。截至 2020 年，我国 80 岁及以上高龄老年人口占全国总人口比重达到 2.54%，在 60 岁及以上的人口中，高龄人群占比为 13.56%，高龄化现象日益凸显。

（3）老龄化发展不平衡：我国老龄化人口数量呈现城乡发展不均衡的特点，主要表现为农村老龄化人口数量高于城市。2020 年，农村 60 岁及以上老年人占到了 23.81%，比城镇老年人比例高出了 7.99%；65 岁及以上的农村老人占到了 17.72%，比城镇 65 岁老年人高出 6.61%，呈现"人口老龄化城乡倒置"的现象。

（三）人口老龄化的对策

从"十四五"开始，我国进入全面应对人口老龄化的新阶段。作为 14 亿人口的国家，将面临比其他国家更大的压力，因此，解决老龄化问题必须结合本国国情，因地制宜。在充分借鉴国外经验的基础上，我国从国情实际出发，探索出了具有中国特色的应对人口老龄化问题的方法。

1. **积极推进延迟退休政策**　2021 年，我国"十四五"规划明确提出将考虑推出延迟法定退休的相关政策，实施渐进式延迟法定退休年龄政策。在未来，国家将根据身体情况、受教育程度和社会角色满足不同个体的工作意愿，制定科学合理的退休政策，在老年人身体状况允许的情况下安排适当的职业，防止与年轻人群产生工作岗位的竞争。

2. **加快构建完备的社会医疗与保障制度**　我国将加快深化医疗卫生改革，建立完备的医疗保健与护理服务措施，健全社区卫生服务体系和医疗保健防护体系，为老年人提供方便、快捷的综合性社区卫生服务，并发展多种形式的医疗保障制度和农村养老保险制度，以缓解老年人患病后对家庭和个人造成的经济压力，妥善解决看病就医的费用问题和农村老年人"看病难"问题。

3. 树立健康老龄化和积极老龄化的观念 老年人不只是被关怀照顾的对象，也同样可为社会创造价值，应确保老年人老有所养，老有所为，逐步减轻因过度渲染人口老龄化而导致的社会压力与社会负担。健康老龄化与积极老龄化是我们的终极目标，让老龄人群持续发挥积极的政治、经济和文化影响力，进一步增强社会可持续发展的能力，使老年人成为社会发展的建设性力量，才是解决老龄化问题的重要途径。

第二节　老年护理的发展历史及趋势

老年护理是指对老年人的护理，包括保持和恢复、促进老年人健康、治疗和康复，预防和控制由急、慢性疾病引起的残疾，协助自理和慢性病管理，为衰弱和自理能力缺失的老人提供护理服务，以及对病危老年人的姑息治疗和临终关怀等。老年护理的特点表现为：可促进多学科协同发展；可在众多场所开展护理服务；更加强调团队合作意识；需要社会家庭的共同努力。

一、国内外老年护理发展的历史

老年护理的发展与全球人口老龄化程度的不断加深密切相关，伴随着老年医学的发展而逐渐深入。由于人口老龄化程度、国家经济发展、社会制度、护理教育水平的不同，世界各个国家地区的老年护理发展状况也不尽相同，各有特点。

（一）国外老年护理的发展历史

德国的老年护理始于18世纪。1859年，英国建立地段访问护理制度，在19世纪末开始教区护理和家庭护理，并于1967年创办了世界上第一所临终关怀医院。1986年，日本确立了访问护理制度，老年人可以在家中接受免费的医疗护理以及康复服务。老年护理作为一门学科最早出现于美国，在20世纪初，美国护理学界就意识到应设立专门的学科来满足老年人的护理需求。1961年，美国护士协会（American Nurses Association，ANA）建议发展老年护理专科护士，先后成立老年护理专科小组和老年护理专科委员会，这标志着老年护理真正成为护理学中的一个独立分支。1970年，ANA首次公布老年护理实践标准，并在1974年开始认证老年专科护理资格。自此以后，老年高级护理实践步入快速发展通道。1975年，美国6所大学在政府支持下开始实施老年专业护士学位教育，其中一所大学设立了专科硕士学位，其他5所设立了非专科硕士学位后的专科证书教育。

老年护理研究是解决老年护理临床问题，保障和提高老年人口健康水平和生活质量，促进学科稳定发展的重要途径。1904年，《美国护理杂志》（*American Journal of Nursing*）刊登了第一篇有关老年人护理的文章，提出了一些关于老年人护理的原则，这些原则在今天仍然被用于指导老年护理实践。1950年，第一本老年护理学书籍《老年护理》（*Geriatric Nursing*）出版发行。在1975年，第一本符合老年专科护士需要和兴趣的专业杂志《老年护理杂志》（*Journal of Gerontological Nursing*）创刊。随后，国际上以老年护理为专题的同行评审国际期刊不断发行。

（二）国内老年护理的发展历史

相较于国外，我国的老年护理起步较晚，长期以来被归入成人护理学范畴，发展也较为滞后。20世纪50年代中期，中国老年学与老年医学研究才刚刚起步。1977年后，中国政府开始重视老年工作，成立了中国老龄问题全国委员会，建立了老年学和老年医学研究机构。20世纪80年代，中华医学会老年医学分会成立。此后，中共中央、国务院发布《中共中央、国务院关于加强老龄工作的决定》《中国老龄事业发展"十五"计划纲要（2001—2005 年）》等指导性文件，有力促进了老龄事业的发展，也使老年护理学作为一门独立新兴学科得到越来越多重视。

长期以来，综合医院在我国老年护理中占据主导地位，如医院成立老年病专科，开设老年门诊与病房，按专科收治和管理老年患者。1988 年，我国第一所老年护理医院在上海成立，标志着为老年人群服务的专业护理机构开始逐步发展。此后，随着社会经济的发展，各地相继成立了多种性质和形式的老年长期护理机构。上海是我国第一个以法制形式规范养老机构运作的城市。1998 年，上海市出台了我国第一个地方性法规《上海市养老机构管理办法》，旨在鼓励、引导社会力量兴办养老机构，努力构建政府支持、社会参与的老年福利社会化新模式。2006 年，国务院办公厅转发全国老龄委办公室和发展改革委等部门发布的《关于加快发展养老服务业的意见》，文件要求各地大力发展我国老年社会福利事业、兴办养老服务机构；支持老年护理、临终关怀服务业务的发展等，这对我国的养老护理事业发展起到了促进作用。

1996 年，中华护理学会提出要发展并完善我国社区的老年护理；1999 年，学会增设老年病护理专业委员会；继 2006 年中国老年学和老年医学学会成立老年护理分会之后，2019 年由国家老年医学中心（北京医院）牵头成立了中国老年护理联盟。这些学术组织使老年护理专业学术活动的开展趋于规范化，推进老年护理朝着更加专业化、国际化的方向发展。

20 世纪 90 年代，我国高等护理教育发展迅速，原卫生部在护理专业课程体系中增加了《老年护理学》选修课程，2007 年改为必修课，《老年护理学》陆续被全国多所护理高等院校列为必修课程，课程设置平均 30 学时。原卫生部规划的本科和专科共用教材《老年护理学》于2000 年 12 月正式出版，此后，各种老年护理相关的专著、教材、科普读物也相继出版，至今《老年护理学》本科教材已列入国家规划教材加强建设，并出版了双语教材、配套光盘、数字教材等。

广东省率先于 2005 年、2008 年先后采取委托培训的方法与香港合作培养老年专科护士。2007 年，湖南省岳阳职业技术学院等院校开始招收老年护理专业方向学生。天津中医药大学于 2010 年开创了我国首个老年护理学专业方向本科教育。在护理研究生教育中，不但设置了老年护理研究方向，部分高校也陆续开展老年专科护理硕士的培养。2013 年，国务院颁发《关于加快发展养老服务业的若干意见》，进一步支持高等院校和中等职业学校增设养老服务相关专业和课程。2016 年，"十三五"规划将"健康中国"列入国家战略，提出"健康老龄化"的概念。在此背景下，我国老年护理人才需求急速增长，老年护理教育受到广泛关注，老年护理教育方面的研究也随即在 2016 年呈现井喷式增长。截至 2018 年，全国有 208 所中高职院校开设老年服务相关专业。

二、国内外老年护理发展现状

（一）国外老年护理的发展现状

国外的老年护理经历了几十年的发展积累，在实践、教育以及研究方面都较为成熟。国外老年护理专科护士的工作场所与角色多样，除了传统的医院病房外，老年专科护士的工作场所还扩展到社区、家庭、养老机构等各个涉及老年人照护的场所，为老年群体提供心理精神护理、慢性病和外科手术患者的个案管理、健康咨询和教育等服务，同时在女性健康中心、日间照料中心等医疗相关机构担任管理者，作为老年与健康版块专栏作家等。

在美国，已经形成了由低层次向高层次、从"通才"到"专才"的多层次老年护理人才培养体系（图 1-1）。老年护理人员的相关能力与标准分为基础和高级两个层次，即老年专科护士（gerontological registered nurses，GRN）和老年高级实践护士（gerontological advanced practice registered nurse，GAPRN）。老年高级实践护士又分为开业护士和临床护理专家 2 种。

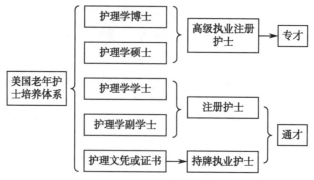

图 1-1　美国老年护理人才分类及培养体系

（二）国内老年护理的发展现状

目前，我国老年护理在专业技术层面上缺乏配套的规范、标准和规程及完善的监督管理体系，在行政管理、服务措施及费用整合等方面缺乏明确的规定。老年人医疗卫生服务需求不断增长，而保障服务能力与之不相适应，符合老龄社会要求的专业化医疗卫生服务体系尚未形成，老年卫生服务资源不足。我国护理人员大部分集中在医院，极少部分在社区，老年护理专家人才匮乏，现有人员专业素质不高、待遇偏低、社会认可度低，这直接影响老年护理队伍的稳定与发展。在发达国家，养老床位占老年人总数的 5%～7%，而根据调查，我国城镇和乡村此比例分别为 0.8% 和 2.44%，能为老年人提供专业护理服务的机构和设施严重不足。研究显示，机构老年护理人员年龄主要集中于 36～50 岁，平均年龄 43.3 岁，80.0% 以上只有初中及以下文化程度，其中文盲占有相当比例，新增老年护理人员的流失率为 40.0%～50.0%。《养老机构岗位设置及人员配备规范》规定，老年人能自理的，养老护理员与服务对象的配备比例为 1:15～1:20；老年人部分自理的，养老护理员与服务对象的配备比例为 1:8～1:12；老年人完全不能自理的，养老护理员与服务对象的配备比例为 1:3～1:5。我国目前有超过 5 000 万失能、半失能及失智老人，但仅有 32.2 万名养老护理员，在考虑家庭照护资源后，短期内仍存在超百万的养老护理员缺口。

相比发达国家，目前我国老年护理教育需要进一步提升，老年护理人才培养体系尚处于起步阶段，培养老年护理专业人才的教育体系还远未成熟和完善。本科层次的老年护理人才培养，主要采用模块课程嵌入的模式，即在原有本科护理教学基础上加入老年护理学的课程，并融入老年服务与管理方向课程模块，老年护理专业人才缺乏科学、系统的培养方案、培训大纲、培训教材、培训基地和统一的认证制度等。各院校即便开设了老年护理课程，但在整个护理教育课程中占比较低，学生能力培养不到位；实践方面，普遍没有设立相应的校内实践场所和校外老年护理实习基地，没有与专业相匹配的毕业实习大纲，这在很大程度上影响了老年护理专科人才培养质量。

近年来虽然老年护理研究在国内受到了关注，成为护理学科研究的一个重要方向，但研究的稳定性仍然欠佳。从事老年护理研究的学者多集中在高等护理院校，主要在沿海经济发达城市和地区开展研究，这表明老年护理整体研究水平不均衡，研究活力不足。与国外相比，我国老年护理专业核心期刊数量较少，研究视角单一，论文集中于老年群体的常见疾病和护理干预措施。从研究覆盖面上看，仍显不足；研究的质量不高，这主要表现在发表于高质量权威性的核心期刊的文献较少；研究力量较为单薄，主要的研究机构是综合性医院；研究力量分散，核心作者之间的协作联系较少，尚没有形成比较成熟的合作团队；缺少足够项目资金的支持，影响了研究的纵深拓展。

三、国内外老年护理发展的趋势

（一）国外老年护理的发展趋势

国外老年护理学已经取得了很大的进步，越来越多的护理研究为临床实践打下了坚实的学科基础。老年科护士面临新的挑战，同时也获得新的机遇发展老年护理实践模式。去机构化并走向家庭化是 20 世纪末以来发达国家老年照护服务发展的重要趋势，创建以居家照护模式为核心的服务项目，大力构建社区 - 居家照护模式，不仅符合老年人的心理需求，也能减少国家的公共支出。这是长期护理模式发展的主要趋势。除了深化临床问题的研究，国外的老年护理学者正积极参与制定老年政策、财政预算讨论等工作，期望在宏观的社会领导层面上作为老年群体权利的倡议者和维护者来帮助老年群体争取合适的权益。

（二）国内老年护理的发展趋势

中国拥有世界上最庞大的老年群体，尽管政府、专家以及广大老年健康事业从业者已经为缩小老年护理的国内外差距做了大量工作，但我国仍然存在老年人群的需要和不平衡、不充分的老年护理事业发展之间的矛盾。学科发展和人才培养机制的落后严重阻碍了老年护理事业的发展，探索老年护理教育的专业化一直是研究热点。这一领域主要问题包括如何扩大护理教育规模，缓解护理人力紧张状况；怎样加强老年护理教育，加快老年护理的师资队伍建设；如何明确学科定位，制订切实可行的老年护理人才培养目标和课程计划，进一步促进高校开设老年护理专业，加快专业护理人才培养，适应老年护理市场的需求等。除此之外，现代老年护理的质量受到家庭环境、失能程度、照顾者条件、医疗机构质量等因素的制约，在各地区建设专业老年管理机构、老年护理单独管理网络，根据护理评估的统一标准，在不同的层次实施等级不同的管理制度，对护理质量评价体系不断研究和探讨的必要性不断上升，这一系列举措将使整体老年护理质量得到较大程度的提升。

第三节　医养结合的现状及模式

医养结合是养老服务最核心的内容，也是最基础的服务模式。随着全球人口老龄化程度的不断加剧，医养结合已被认为是目前应对人口老龄化的有效模式，如何建立符合国情发展的医养结合模式值得各国进行探索。

一、国内外医养结合的现状

医养结合是一种集治病和疗养于一体的，将医疗资源和养老资源相结合的新型养老模式。与传统的养老服务模式不同，医养结合将老年人的医疗服务与身心健康放在了同样重要的位置，是一种综合"医"和"养"的全面个性化养老模式，其中"医"主要包括预防保健、疾病诊治、康复护理、临终关怀等医疗护理服务；"养"包括生活照护、精神安慰、文体娱乐等生活服务。目前，医养结合的养老模式已经在世界各国得到广泛的应用。

（一）英国

英国是最先实行以机构养老为主的高福利国家之一，而后因老龄化加剧、金融危机等社会问题，国家养老体系的重心逐渐偏移至社区，形成了以社区照料为主的整合照护养老模式。1990 年首次颁布了《社区照顾法令》，并于 1993 年在全国推行实施；2014 年颁布了《照护法案》，对社区照顾相关事项进行了更加清晰明确的规定。社区照顾坚持以人为本，以政府为主导，以英国国民健康服务体系为保障。该模式以家庭和社区为平台，通过对社区医养资源进行合理整合与分配，为老年人提供针对性的、集医疗照护和健康疗养为一体的整合服务。

（二）美国

美国是医养结合商业化养老模式应用最广泛的国家之一。20世纪40年代,因老龄化加剧开启了以机构养老为主的长期照护模式;1935年《社会保障法》的颁布标志着政府首次介入长期照护机构的规范化管理;1987年颁布的《综合预算协调法案》对养老机构的资质审核、评估监管、质量审核等方面制定了更加详细精准的衡量标准。目前美国的医养机构偏重于中、小型,主要分为继续照料退休社区、护理院、寄宿照护之家、辅助式生活住宅等。美国各类长期照护机构的监管主体、服务对象、服务内容各不相同,养老服务呈现高度自由市场化,为加强对养老机构的管理,美国卫生部规定所有养老机构全部建立和实行标准化报告制和年度检查制,主动提供客观明确的服务数据,以建立全面精准的国家医养信息数据库。同时医疗保险和医疗救助中心规定养老机构至少每季度测评1次,并定期将质量评价最小数据集的评估结果上传至"护理之家比较"网站上,客观公正地进行星级评定,努力提高服务质量和服务对象的满意度。

（三）日本

日本作为老龄化程度最严峻的国家之一,从20世纪60年代起就不断强化和完善养老体系及法律保障,建立起一套完备的以长期照护制度为依托的居家介护和设施介护体系。1963年颁布的《老年人福祉法》构建了日本老年保障体系的雏形。随后1982年、1989年、1997年相继出台了《老年人保健法》《高龄老人保健福利推进10年战略计划》《护理保险法》。2000年首次在全国推行介护保险制度,并分别在2006年、2009年、2012年进行了3次修订。完善的法律法规为老年人医养结合服务的实践与发展奠定了良好的基础。介护养老已成为日本的主要养老模式之一,它是一种集医疗卫生资源、公共服务资源、医疗保险体系等于一体的区域化养老服务模式。

（四）德国

德国实行的是以社会保障为基础的医养结合养老制度,推行政府为主体、私人医疗保险为补充的医疗保险政策,主要的养老模式为"居家照护"和"机构照护"相结合。在长期照护和家庭养老方面,德国在养老发展中最有特色的是通过"储蓄时间"计划获得社区养老及居家养老的上门护理时间。为了解决照护人员短缺的问题,政府规定凡是在德国年满18周岁的公民均可以申请参加对老年人提供无偿照料服务的培训,照料时间将记录在册,以为将来的个人照料时间进行积累,该举措有力地动员了公民全面参与养老事业。

（五）中国

"健康老龄化"理念对我国积极应对人口老龄化有着重要的指导意义。我国提出的"医养结合策略"可有效促进"健康老龄化"理念的推进。"医养结合"强调推动医疗卫生服务与养老服务相结合,在服务过程中不仅为老年人群提供传统的生活护理服务,同时还提供涵盖健康咨询、预防保健、健康检查、疾病诊治、康复护理等一系列医疗健康相关服务。2013年《关于促进健康服务业发展的若干意见》首次明确将积极推进医疗卫生与养老服务相结合纳入未来养老服务发展的六大主要任务。2015年,我国提出《关于推进医疗卫生与养老服务相结合的指导意见》,要求建立健全医疗卫生机构与养老机构的合作机制,支持养老机构开设医疗服务,推动医疗卫生服务延伸至社区、家庭等。2019年,国家卫健委牵头、会同相关部门连续印发《关于深入推进医养结合发展的若干意见》和《关于建立完善老年健康服务体系的指导意见》,提出5个方面和15项政策措施,明确"医养结合"具体工作任务和目标。目前,我国已经初步建立了"医养结合"的政策体系,为发展医养结合事业提供了良好的大环境,并且指明了前进方向。

二、医养结合的模式

医养结合型养老模式将是未来我国养老事业发展的必然趋势。我国医养结合事业的发展与满足人民群众对日益增长的美好生活的需要密不可分,也与医疗卫生体系和社会养老服务体系的完善密切相连。我国目前医养结合的主要模式包括养老机构与医疗机构合作模式、医疗机构内设养老机构模式和养老机构提供医疗服务模式。

（一）养老机构与医疗机构合作模式

养老机构与医疗机构合作可以在一定程度上降低养老机构医疗服务的运营成本,并且充分发挥医疗机构自身的优势。该模式中,养老机构与医疗机构签订合作协议,由医院派出医护人员定期到养老机构为老年人提供疾病诊治和健康体检工作;若养老机构有老年人突发急病,也可联系医院,由医院第一时间派出专业医护人员前往进行救治。以河南省为例,郑州市第九人民医院在河南省民政厅的支持下依托相关单位成立了"河南省老年医养协作联盟",吸纳医疗机构和养老机构加入,相互协作,充分发挥各个医疗机构自身的优势。由此可见,养老机构与医疗机构双方协作可以提高医养结合服务相关资源的利用率,提高医养结合服务的覆盖面。

（二）医疗机构内设养老机构模式

在家庭养老能力减弱、社区养老服务存在局限和普通养老机构难以支撑的背景下,最大化利用现有的医疗卫生资源,在一些医院中对其内部结构进行适当调整,增设老年护理院、老年疗养院等养老机构,可为居住在附近的老年人提供便捷的养老服务,与此同时也可最大限度地利用医疗资源。以重庆医科大学附属第一医院为例,该院创办的青杠老年护养中心作为该模式的典型代表,以全智化老人服务体系和健康评估为基础,依靠医院自身强大的医疗资源优势实现了医、养、护的全面融合,实现了急、慢性疾病分治,双向转诊。该模式可以充分发挥医疗机构自身的优势,满足老年人的医疗需求。

（三）养老机构提供医疗服务模式

养老机构内设医疗机构可以使机构在提供养老服务基础上,进一步满足老年人的基本医疗需求,从而有效改善老年人的生活质量,真正实现"医养护一体化"养老服务。该模式主要体现为在养老机构内部设置诊所、医务室、护士站等,取消行政审批,实行备案管理。以重庆市第一社会福利院附属的福康医院为例,该医院专门针对老年人设立了相关科室,提供医疗、保健、康复、休养一体化的优质医养服务。

目前我国居民收入结构逐步趋于多元化并不断优化,消费结构转型升级初现端倪,消费行为正在逐步由生存型转向休闲型,对于高质量的医疗和护理等服务的需求日益增加。医养结合能够满足高龄、空巢、患病老年人的医疗与养老需求,有利于提高老年人的生活质量,减轻家庭照顾负担,是未来养老服务的发展趋势。为了更好地推动医养结合模式在我国的发展,宣传工作至关重要。相关部门和从业者应在覆盖全局的基础上,关注广大农村地区,加强文化程度较低、健康老年人群等重点人群的宣传工作。同时,应积极主动建立多元化的医养结合养老机构,满足居民不同层次的需求,且不断丰富医养结合的服务内涵,提高服务质量。以自身服务优势吸引更多居民的关注,进一步提升居民医养结合养老服务参与意愿。

（王　婧）

第二章 衰老相关理论

衰老是每一个个体必须面对的阶段，不仅是身体机能的生理性衰退，也是认知、情绪等方面的衰退和变化。衰老的过程自出生就开始，不同的个体以不同的速度衰老，一直持续至死亡。生理方面的衰老现象包括机体结构与功能的改变，心理与社会方面的衰老则受个体认知、社会化过程、身体功能退化以及社会的期待等因素影响。了解不同层面的衰老理论，有助于照护人员更好地评估老年人健康状况，从而制订适合老年人的护理计划，为老年人提供完善的护理措施，提高其生活质量。早期的衰老理论多注重生物学观点的研究，直到 20 世纪初，社会及心理方面的衰老相关理论才逐渐发展起来。

第一节 衰老的生物学理论

衰老的生物学理论主要探讨和研究衰老过程中生物体（包括人类）生理改变的特性和原因，帮助照护人员从生物学角度了解生物体衰老的过程。衰老的生物学机制已从整体、器官、组织水平发展到细胞、分子以及基因水平。目前有关生物学衰老理论主要包括：程序化衰老理论和非程序化衰老理论。

一、程序化衰老理论

程序化衰老理论（programmed aging theories）认为衰老是主动调控的过程，是机体拥有一种相当于生物自杀的机制或程序，根据物种差异，将寿命固定在特定期限，以获得物种进化过程中的长期优势。如果生存和繁殖的时间延长，会导致进化劣势。程序化衰老理论包括基因程控理论、免疫理论、神经内分泌理论等。

1. **基因程控理论** 美国解剖学家伦纳德·海夫利克（Leonard Hayflick，1928—）于 20 世纪 60 年代提出基因程控理论（genetic program theory），并提出人类胚胎细胞在衰老前分裂的次数为 40~60 次。他认为每种生物就如预先设定好时间，体内细胞有固定的分化次数，并以细胞分化次数来决定个体的寿命，例如人类正常细胞分裂约 50 次，每一次大约是 2 年，其最长生命期限被设定为 120 年。在这 120 年中，细胞达到极限分裂次数就停止正常分化，开始退化、衰老，人也开始衰老，最终死亡。不同种类的生物，其细胞最高分化次数有所不同，细胞分化次数越高者寿命越长。衰老在机体类似一种"定时钟"，衰老过程是按既定程序逐渐推进，凡是生物都要经历这种类似的生命过程，只是不同的物种有其特定的生物钟。此理论认为基因决定各种生物的寿命长短，解释不同种类的生物有不同的寿命，可帮助老年人接受自己的衰老。

2. **免疫理论** 美国病理学家罗伊·沃尔福德（Roy Walford，1924—2004）于 1962 年提出了免疫理论（immunity theory）。该理论认为人体对疾病的抵抗能力主要来源于体内的免疫功能，这种免疫功能随着年龄的增加而逐渐降低，故老年人体内的免疫功能不足。在正常的情况下，机体的免疫系统不会与自身的组织成分发生免疫反应，但随着年龄的增加体内细胞产生突变的概率也随之增加。突变细胞会产生不同于正常细胞的异常蛋白质，被体内免疫系统辨认为外来异物，当此异常的蛋白质在体内出现时，将会激发体内免疫系统反应而产生抗体，该反应称为自体免疫。当自体免疫反应发生时，会造成一系列的细胞损害，如老年人常见的风湿性关节炎就被认为是免疫系统自身攻击的结果。人体衰老过程中，免疫细胞的构成发生变化，比如 T 细胞、B 细胞绝对值明显减少，出现对抗原的精细识别能力下降、精确调控功能减弱，使免疫系统的功能（防御、自稳、监视）失调或减弱，最终导致老年人感染性疾病及癌症的发生率明显增加。

3. 神经内分泌理论　神经内分泌理论（neuroendocrine theories）主张衰老现象是由于大脑和内分泌腺体的改变所致。在中枢神经系统的控制下，通过神经内分泌系统的调节，机体完成其生长、发育、成熟、衰老乃至死亡的一系列过程。人的大脑大约有 140 亿个神经元，从出生直至 18 岁左右，脑细胞的数量变化不大，但从成年起，脑细胞由于退化死亡而逐渐减少，到 60 岁左右，将失去一半。此外，运动神经和感觉神经的传导速度，也随着年龄的增加而降低。所以老年人常常表现出某些特有的心理特征，如多疑、忧郁、孤独、失去自我控制能力等。

二、非程序化衰老理论

区别于程序化衰老理论，非程序化衰老理论（non-programmed aging theories）认为，衰老是因为机体没有能力防御自然退化过程，如机械磨损、氧化和其他损伤。非程序化衰老理论包括体细胞突变理论、自由基理论、细胞损耗理论、分子交联理论、差错成灾理论等。这里主要介绍细胞损耗理论和自由基理论。

1. 细胞损耗理论　德国生物学家奥古斯特·魏斯曼（August Weismann，1834—1914）于 19 世纪末提出细胞损耗理论（wear-and-tear theories），该理论认为衰老是由于细胞损耗后未能及时修复而不能再生，导致细胞或细胞分子结构的损坏或耗损、细胞衰老，无法发挥正常功能所致。每一个生命体都有一定的储存能量，而这些能量应按预定计划消耗，当大量细胞耗损而不能及时得到修复时，机体功能则受到影响，生命也随之终结。

2. 自由基理论　美国学者德纳姆·哈曼（Denham Harman，1916—2014）于 1965 年提出衰老的自由基理论（free-radical theories）。正常情况下，机体内有 1%～5% 的氧分子在代谢中产生氧自由基，自由基的产生和淬灭是平衡的，因此不会对机体产生损伤。但随着年龄增长，体内的抗氧化酶逐渐下降，自由基生成增多，而自由基的清除减少，从而加快了机体的衰老速度。目前，临床上经常应用的抗氧化制剂，发挥了良好的清除自由基和抗衰老功能，也印证了自由基学说的可靠性。几十年来，自由基学说是最有影响的衰老机制之一。

目前有关衰老的生物学理论有 200 多种，但没有一种理论能够完全阐明衰老发生的原因。衰老的各个理论也并不是孤立的，它们之间有着十分紧密的联系。

三、衰老的生物学理论与护理

衰老的生物学理论主要研究和解释衰老过程中生物体的生理改变特性和原因，衰老的生物学理论观点，可帮助照护人员正确认识人类的衰老机制，在护理活动中更好地服务于老年人。如正确区分通常影响老年人的"生理衰老的改变""疾病病理过程"二者之间的不同之处。指导照护人员在健康评估时既要考虑到疾病的改变，也要想到生理衰老的改变。

尽管每种衰老的生物学理论有一定的局限性，但这些理论依然对老年照护有着重要的指导意义。照护人员可借助基因程控理论，指导老年人正确面对衰老甚至死亡，帮助其理解每一种生物都有其恒定的年龄范围，衰老是由基因决定的一种必然过程，不可能是偶然的机遇，人不可能"长生不老""返老还童"。免疫理论可解释老年人对某些疾病易感性的改变，指导照护人员在老年护理工作中能有意识地防范感染，并注意观察老年人早期出现的感染症状，以便早发现、早诊断、早治疗。神经内分泌理论帮助照护人员正确理解老年人为何常常出现多疑、忧郁、孤独、失去自我控制能力等心理特征，以便有的放矢地做好老年人的心理护理，促进老年人的心理健康。

第二节　衰老的心理学理论

衰老心理学理论研究老年人的心理行为改变、角色发展、行为控制和自我调节适应能力，解释衰老如何影响行为、老年人行为改变是否存在特殊的方式、与老年相关的心理学改变有哪些以及老年人如何应对衰老等问题。护理人员应关注老年人心理层面发生的衰老改变，以及心理衰老变化给老年人带来的影响，以帮助老年人更好地应对衰老。目前衰老的心理学理论主要有人格发展理论、毕生发展观、自我效能理论、自我概念理论等。

一、发展理论

个体的整个人生过程分为几个主要的阶段，每一个发展阶段有其特定的发展任务，若能顺利完成或胜任该任务，个体将呈现正向的自我概念及对生命的正向态度，人生则趋向成熟和完美。反之，则呈现负向的自我概念及对生命的负向态度，人生可能出现失败的停滞或扭曲发展现象。在众多的发展理论中，人格发展理论和毕生发展理论在老年人群中应用较多。

（一）人格发展理论

美国精神科医生爱利克·埃里克森（Erik H. Erikson，1902—1994）的人格发展理论（life-course and personality development theory）将整个人生过程从出生到死亡分为八个主要阶段：婴儿期、幼儿期、学龄前期、学龄期、少年期、青年期、成年期和晚年期，并指出每一阶段的特殊社会心理任务。该理论认为每一阶段都有一个特殊矛盾，矛盾的顺利解决是人格健康发展的前提。老年时期是反省的时期，一生充实和对自己负责的人会有一种完满感，自尊自重，这使他可以带着尊严面对衰老和死亡。如果带着遗憾回顾以前的生活，老年人会有一种绝望感，觉得生活中失去了很多机会，自己失败了，而一切重新开始又为时已晚。所以老年阶段的任务是自我整合，需要解决自我调整与绝望期的冲突。

美国老年医学之父罗伯特·巴特勒（Robert N. Butler，1927—2010）于1963年根据人格发展理论提出了回忆疗法的设想。回忆疗法（reminiscence therapy）是指运用对过去事件的感受和想法进行回忆，促进人们改善情绪、提高生活质量或适应目前环境的治疗方法。回忆疗法分为基本层次和深入层次两个层次。

1. 基本层次　强调要鼓励老年人重温过去的事件和经验，重新感受该事件给他们带来的喜怒哀乐。同时鼓励老年人与他人分享这些经验体会，以增进彼此了解，强化彼此关系。

2. 深入层次　通过帮助老年人回忆过去的人生困难或挫折，让他们接纳过去的自我，确认自己一生的价值，从而坦然面对死亡。

回忆是老年人人生回顾的正常方式，通过重温过去的人生体验，重新回想过去尚未成功解决的矛盾冲突。如果老年人能够成功整合过去的人生体验、矛盾冲突，并调整自己的心态，坦然接受自己的过去，就能够达到人生的成熟和完美，获得人生的满足感和自我肯定。

（二）毕生发展理论

德国发展心理学家保尔·巴尔特斯（Paul B. Baltes，1939—2006）的毕生发展观（life-span development theory）认为，个体心理发展贯穿人的一生，并提出如下一系列新的心理发展的基本观点。

（1）心理发展和行为变化可以发生在任何时候：即从胚胎形成到衰老的整个一生都在发展。

（2）不同心理机能发展的方向、形式和速率各有不同：如感知觉，出现最早，最先发展成熟，也较早开始衰退；抽象逻辑思维，较晚开始发展，随着年龄的增长而不断发展并继续增强。

（3）心理发展过程既有增长也有衰退：发展不是简单地朝着功能增长的方向运动，而是由获得和丧失的相互作用构成的。

（4）个体心理发展由多重影响因素共同决定，但各系统对不同发展时期的影响强度有区别：如社会文化因素对成熟期影响的强度最大，个人因素（如智力、个性、命运、所遭遇的非规范事件等）对老年期的影响强度最大。

毕生发展观强调人到成年期以后，心理仍继续发展，是一种积极、乐观的老年心理变化观，应予以充分的肯定。但是，这种理论对于老年期心理变化的下降和衰退这一总趋势，未能予以足够的重视。我们应该更加全面、科学地认识老年期心理发展变化的客观规律。

二、认知理论

自我效能（self-efficacy）指人对自己是否能够成功地进行某一成就行为的主观判断。一般来说，成功经验会增强自我效能，反复的失败会降低自我效能。自我概念（self-concept），即一个人对自身存在的体验。

（一）自我效能

美国心理学家阿尔伯特·班杜拉（Albert Bandura，1925—2021）于 1977 年提出自我效能理论（self-efficacy theory），该理论认为自我效能是指一个人对自己有能力完成特定任务的信念，是个体对自己执行某一特定行为的能力大小的主观判断，即个体对自己执行某一特定行为并达到预期结果能力的自信心。

班杜拉认为，人类的行为不仅受行为结果的影响，而且受人对自我行为能力与行为结果期望的影响，即使个体知道某种行为会导致何种结果，但也不一定去从事这种行为或开展某项活动，而是首先要推测一下自己是否有能力与信心实施这一行为。这种推测和估计的过程，实际上就是自我效能的表现。所以，人的行为既受结果期望的影响，更受自我效能期望的左右。

自我效能指引人们制定有挑战性的目标，并且使个体在面对困难的时候更加坚强。当出现问题时，自我效能高的人保持平静的心态并寻求解决方案，而不是反复认为自己的能力不足。

美国心理学家贝卡·利维（Becca R. Levy）在 1996 年做了一个通过对自我效能的控制来影响行为的研究。研究者用消极（如下降、遗忘、衰老）或积极（如明智、聪明、有学问）的年龄类型词语启动老年人的自我效能，积极的词语会导致他们"记忆自我效能"的提高，使得他们对记忆的信心也提高，而呈现消极的词则会有相反的作用。照护人员在老年人的日常照护中，尽量避免使用消极的年龄类词语，可以使用积极的年龄类词语，提高老年人记忆自我效能。

（二）自我概念理论

自我概念理论（self-concepts theory）强调一个人的自我包括思想、情感和行为三个方面，是个人对自己角色功能的认知与评价。自我概念有三层含义：现在的自我、理想的自我、他人眼中的自我。自我是有组织性、动力一致性和连续性的心理组织，它并非出生时就已经存在，相反，它是在与社会互动和与社会沟通中，随着个体的心理成长和人格发展而逐步形成的。正常的衰老过程、与时间相关的事件（离职、丧偶等）、健康改变、个人满足感、日常生活自理能力及社交能力等因素均可影响老年人自我概念的形成。

每个人在社会上同时扮演着许多不同的角色，在不同的阶段扮演的角色也不同。进入老年期,个体的工作角色发生转变,从全职工作中退出,成为部分或全部退休者。家庭角色也面临多重改变,由原来的主要经济收入者变为次要经济收入者,由照顾者角色逐渐转变成被照顾者,从父母角色逐渐转换成祖父母角色。由于扮演角色的不同,自我概念也随之不同。老年人常常由于所扮演社会角色的改变,再加上生理健康衰退,致使对自己角色功能的认知与评价减弱,出现衰老心态。

三、衰老的心理学理论与护理

根据衰老的心理学理论,照护人员为老年人提供服务时,不仅要关注老年期的机体结构和生理功能的退行性改变,还应注意老年人的心理健康问题。衰老的心理学理论作为临床实践活动的指南之一,为照护人员提供评估心理健康的方向,指导健康问题的分析与诊断,帮助制定科学合理的护理计划,指导护理效果的评价。

人格发展理论强调老年人应该用一定的时间和精力来回顾和总结自己的一生,进行自我整合,将其生命中发生的事情按时间顺序列出,并和过去的悲伤、懊悔达成妥协。因此照护人员要协助老年人完成生命总结回顾的过程,使老年人坦然地接受它们的存在,肯定自己的生命历程的价值,促进老年人的心理健康发展,提高老年人的生活质量。目前回忆疗法作为一种心理社会治疗手段已普遍应用于老年期抑郁症、焦虑症及老年痴呆症患者。

提高自我效能作为一种有效的护理干预措施,已被护理措施分类(Nursing Interventions Classification,NIC)收录,成为老年护理专科领域的核心措施之一。老年人由于年龄增长及生理性衰老现象的出现,与青年人相比,其自我效能显著下降,特别表现在记忆和学习等方面。这种自我效能感的下降,会直接或间接影响老年人的健康行为习惯或疾病康复的信心。例如,有些老年人因为对自己的体能耐力缺乏信心,而不愿意参加户外活动;而另一些老年人可能因为记忆下降、反应力减弱,不愿与他人交往,刻意减少外出及活动。照护人员可以自我效能理论为指导,分析影响老年人有效活动的原因,并有针对性地设计促进老年人活动的干预项目。自我概念理论指出进入老年期,个体工作角色、家庭角色发生多重改变,自我概念也随之不同。照护人员要协助老年人适应扮演角色的改变,使老年人对自己角色功能做出正确的认知与评价。

第三节　衰老的社会学理论

衰老的社会学理论主要研究、了解及解释社会互动、社会期待、社会制度与社会价值对老年人衰老过程适应的影响,相关理论包括脱离理论、活动理论、连续性理论、年龄阶层理论、符号相互作用理论、老年社会现象理论、角色理论等。本节主要介绍与护理活动关系较紧密的脱离理论、活动理论、连续性理论和年龄阶层理论。

一、脱离理论

美国学者卡明(Elaine Cumming)和亨利(William E. Henry)于1961提出脱离理论(disengagement theory),又称撤离理论、休闲理论或隐退理论,该理论认为社会平衡状态的维持,决定于社会与老年人退出相互作用所形成的彼此有益的过程,这一过程是社会自身发展的需要,也是老年人本身衰老的必然要求。老年人身心疲弱,不宜继续担任角色,而应该脱离社会,这既利于老年人,也有利于社会。脱离理论包括四个主要观点。

(1)老年人身体衰弱,形成了脱离社会的生理基础:老年人身体与日俱衰,生命脆弱,易于患病,其心理较为消极,经常想到死亡,甚至期盼死亡。

(2)老年人的脱离过程可能由老年人启动,也可能由社会启动:老年人主动退却,减少活动和社会联系，是老年人启动的脱离过程；社会对老年人的排挤、歧视和强制性退休制度，是社会启动的脱离过程。

（3）老年人的脱离状态有利于老年人晚年生活，也有利于社会继承：老年人因社会化能力降低，无法满足应付较高生产能力和竞争能力的社会期望，容易形成较强的心理压力，脱离社会一方面可以摆脱职业角色的负担，保持一种平和心态，另一方面可以进入比工作角色更令人愉快的家庭关系。这些方面在改善老年人生活质量上的积极意义是显而易见的。

（4）老年人的脱离过程具有普遍性和不可避免性。

该理论认为，老年期不是中年期的延续，老年期有自身的特殊性，老年人逐步走向以自我为中心的生活，生理、心理以及社会等方面的功能也逐步丧失，与社会的要求正在渐渐拉大距离，因此，对老年人最好的关爱应该是让老年人在适当的时候以适当的方式从社会中逐步脱离，不再像中年期或青年期一样拼命奋斗。进入老年阶段，就像运动员将接力棒交给下一个选手一样，自己从社会角色与"社会跑场"中脱离，这是一种有制度、有秩序、平稳的权利与义务的转移。这个过程是促进社会进步、安定、祥和的完善途径，也是人类生命世代相传，生生不息的道理。此理论可用以指导老年人适应退休带来的各种生活改变。

但脱离理论很容易使人将老年人等同为无权、无能、无力的人，使社会对老年人的漠视合情化、排斥合法化、歧视合理化。

二、活动理论

美国学者罗伯特·哈维格斯特（Robert J. Havighurst，1900—1991）于1963年提出活动理论（activity theory），又称活跃理论，该理论认为进入老年时期，老年人所扮演的非强制性角色越多，就越不会因为失去了强制性的角色而情绪低落。活动理论基于四个假设。

（1）老年人的角色丧失越多，参与的活动越少。

（2）老年人的自我认识需要在社会活动中形成和证明。

（3）自我认识的稳定性源于角色的稳定性。

（4）自我认识越清楚，生活满意度越高。

这四个假设阐明了一种逻辑关系，即生活满意度源于清晰的自我认识，自我认识源于新的角色，新的角色源于参与社会的程度。现实生活中，老年人常常有一种"不服老"的感觉，"越活越年轻"的老年人常常有一种急迫的"发挥余热"的冲动。终日无所事事对他们来说，不是享福，而是受罪。因此，老年人仍期望能积极参与社会活动，维持原有角色功能，以证明自己生活的价值，而失去原有角色功能常常使老年人失去生活的信心与意义。活动理论建议个体在社会结构中所失去的活动必须被新角色、新关系、新嗜好与兴趣所取代。所以如果老年人有机会参与社会活动，贡献自己的才能，其晚年的生活满意度就会提高。但是活动理论没有注意到老年人之间的个体差异，不同的老年人对社会活动的参与要求是不同的。

三、连续性理论

美国社会理论家伯尼斯·纽加顿（Bernice L. Neugarten，1916—2001）等人于1968年提出连续性理论（continuity theory），又称持续理论，连续性理论重点关注老年人的个体性差异，以对个性的研究为理论基础。该理论认为，中年期的生活方式将会延续到老年期，即老年期的生活方式在很大程度上会受到中年期生活方式的影响。

如果一个人在成熟阶段有稳定的价值观、态度、规范和习惯，就会将这些融入其人格与社会适应中。因此，老年时期只要延续中年时期的爱好、习惯，或者寻找一些替代性的活动以代替失去的或改变的角色，即能获得成功的晚年生活。老年人退休后产生过多的空闲时间，根据连续性理论的观念，老年人仍然具有参与活动的需求。如果能以社会参与来填补失去的角色，老年人将能持续拥有活跃的生活方式，减少孤寂，享有充实愉快的晚年生活。

人的生命周期的发展表现出明显的持续性，衰老是人的持续性发展的结果，也是老年人适应发展状况的结果，而发展状况的不同必然会导致老年人适应结果的不同。但该理论脱离社会环境的因素，孤立地用个性解释个体老龄化的差异性，是不全面的。

四、年龄阶层理论

美国社会老年学家玛蒂尔达·赖利（Matilda W. Riley）等人于 1972 年提出年龄阶层理论（age stratification theory），又称年龄分层理论，该理论认为年龄不是一种个人特征，而是一个带有普遍性的标准，也就是说年龄是现代社会各方面的一个动态成分。年龄阶层利用了社会学中阶级、分层、社会化、角色等理论，力图从年龄的形成和结构等方面来阐述老年期的发展变化，它被认为是较全面的、颇具发展前景的一个理论。主要包括以下 5 个观点。

（1）同年代出生的人不但具有相近的年龄，而且拥有相近的生理特点、心理特点和社会经历。

（2）新的年龄层群体不断出生，他们所置身的社会环境是不同的，因而对历史的感受不同。

（3）社会根据不同的年龄及其扮演的角色被分为不同的阶层。

（4）一个人的行为变化必然会随着所属的年龄群体的改变而发生相应的改变：每一个人都是从属于一个特定的年龄群体，随着他的成长，不断地进入另一个年龄群体，而社会对不同的年龄群体所赋予的角色、所寄托的期望也会发生相应的变化。

（5）人的衰老过程与社会的变化之间相互作用是动态的：同一年龄阶层的老年人之间会相互影响其老年社会化过程，使得老年人群体间拥有了某些特定的普遍行为模式，老年人与社会总是不断地相互影响。

年龄阶层理论认为老年人的人格与行为特点是一种群体相互影响的社会化结果。年龄阶层理论有两个内在干预因素与两个外在干预因素。

1）内在干预因素：即群体流动和老龄化因素。群体流动是指促使年龄层次形成的各种因素，其中最主要的是出生率、死亡率和迁移。个体老龄化是指衰老的过程，老龄化形式不仅因社会而异，而且即使在同一社会，相继群体的老龄化模式也可以不同。

2）外在干预因素：即角色分配因素和社会化因素。角色分配是指给各种年龄的人分配和再分配合适角色的过程。社会化是保证个人从一个年龄层次顺利过渡到下一个层次的手段。

年龄阶层理论注重个体动态的发展过程以及社会的历史变化，但在这两点上似乎都太强调整体性和统一性，而对个体性和差异性很少关注。年龄阶层理论可以解释不同年龄层之间的差异，但对于同一个年龄层中不同个体所表现出的个体间的差异却缺乏解释力。

五、衰老的社会学理论与护理

衰老的社会学理论帮助照护人员从"生活在社会环境中的人"这个角度看待老年人，了解老年人生活的社会对他们的影响。在衰老的社会学理论中，影响衰老的因素有人格特征、家庭、教育程度、社区规范、角色适应、家庭设施文化与政治经济状况等。在护理实践活动中，照护人员可应用社会学理论协助老年人度过成功愉快的晚年生活。

脱离理论要求照护人员需注意评估那些正在经历减少参与社会活动的老年人，提供足够的支持和指导，协助他们适应退休后的生活改变；活动理论要求照护人员辨别那些想要维持社会活动角色功能的老年人，并评估其身心能力是否足以从事某项活动，帮助老年人选择力所能及且感兴趣的活动；连续性理论帮助照护人员了解老年人的人格行为也建议照护人员应该评估老年人的发展及其人格行为，并制定切实可行的计划，协助老年人适应这些变化；年龄阶层理论要求照护人员要充分评估老年人的基本资料与成长文化背景，才能做到个体化护理。

照护人员不仅要了解衰老的相关理论，还必须知道各种衰老理论的适用范围和局限性。在为老年人提供护理服务时，要慎重考虑应该选用何种理论作为实践活动的指南，不同的老年人可能需要使用不同的理论框架作为指导。

（张　迎）

第三章 老年综合评估与常见疾病管理

老年综合评估是老年医学的三大核心之一，是全面了解老年人健康状况的重要手段，护理人员正确地掌握及应用老年综合评估技术与方法，确认老年人健康问题，通过老年医学多学科整合团队干预，促进老年人各种功能状态的改善。本章将从老年综合评估及内科常见疾病的概述、病因、发病机制、护理评估及护理管理等多个维度系统阐述，帮助护理人员更好地为老年人提供优质服务，提高其生活质量和健康期望寿命。

第一节 老年综合评估

随着年龄的增长，老年人各器官功能均发生不同程度的老化，正确辨别正常老化和异常病变是老年综合评估的重点，通过老年综合评估可获得全面、客观的评估资料，为制订全面、科学的干预措施提供依据，并将其正确应用于日常医疗、康复、护理服务中。

一、老年综合评估的概念

老年综合评估（comprehensive geriatric assessment，CGA）是现代老年医学模式中极为重要的基本概念和必不可少的工具，是指采用多学科方法来评估老年人的躯体健康、功能状态、心理健康和社会环境状况，并制订和启动以保护老年人健康和功能状态为目的的治疗计划，最大限度地提高老年人的功能水平和生活质量。在确定其医疗、康复和护理目标的基础上，制订出全面可行的治疗、康复护理和生活照护计划，并通过后期的随访不断调整方案。同时对老年病急危重症的急性医疗、急性后期的照护、失能失智老人的长期照护、临终患者的安宁疗护等都具有重要的指导作用和临床应用价值。

二、老年综合评估的对象

（一）老年综合评估的目标人群

CGA 的适宜对象是病情复杂（有多种慢性疾病、老年综合征、伴有不同程度功能损害以及心理社会问题）且有一定恢复潜力的虚弱老年人，因为他们从 CGA 中获益最多，不仅包括会诊，还有治疗、康复、长期随访、病案管理和卫生资源合理利用等方面。虚弱老年人是指具有以下三项之一者：

（1）年龄≥75 岁，有心身疾病的老年人。

（2）入住医疗、养老机构的老年人。

（3）日常生活能力受损的老年人。

（二）老年综合评估的非目标人群

（1）健康或相对健康的老年人。

（2）处于急危重症的老年人。

（3）疾病晚期、重度痴呆、日常生活完全依赖他人等严重疾病的老年人。

三、老年综合评估的内容

老年综合评估的内容比较广泛，主要包括一般医学评估、躯体功能评估、精神心理评估、环境评估、生活质量评估、社会支持和常见老年综合征等问题的评估。

（一）一般医学评估

一般医学评估指传统意义的医学诊断，以疾病为中心的诊疗模式，评估的目的在于确定患者患的是什么疾病以及疾病的严重程度，评估的方法是通过病史采集、查体、医学影像学检查、电生理学检查、化验检查和其他特殊检查，最后得出诊断并做好详细治疗记录等的过程。

（二）躯体功能评估

躯体功能评估指对日常生活中各种活动的执行能力的评估，包括日常生活活动能力、平衡与步态、营养状况、视力和听力、吞咽功能等一系列的评估。

1. 日常生活活动能力（activities of daily living, ADL）评估　是最重要的躯体功能评估，可分为基本日常生活活动能力（basic activity of daily living, BADL）评估和工具性日常生活活动能力（instrumental activities of daily living, IADL）评估两种。BADL 评估内容包括生活自理活动和开展功能性活动的能力，如平地走动、移位（从床上坐到椅子上）、洗漱、穿衣、如厕、尿便控制、上下楼梯、沐浴和进餐等，可通过直接观察或间接询问的方式进行评估。常用的评估工具主要包括 Barthel 指数（Barthel Index）和 Katz 指数（Katz Index）两种；而 IADL 评估更加复杂，它包括对患者独立服药、处理财物、操持家务、购物、使用公共交通工具和使用电话等能力的评估，目前常用 Lawton 量表；在 ADL 的评估中，需要详细询问患者是否能够独立完成上述任务，还是需要别人的帮助，需要评估患者对辅助设备的使用情况，如手杖、助步器等，包括在什么情况下使用及辅助设施使用时间的长短。评估应主要集中在患者的活动能力上。

2. 平衡与步态评估　老年人跌倒的危险因素包括视力下降、认知障碍、体位改变、药物（如某些精神科药物和心血管药物）、影响肌肉力量和协调性的疾病以及环境因素。因此通过平衡与步态的评估，并根据评估结果选择有效的干预措施。目前常用跌倒风险评估工具主要包括摩尔斯跌倒评估量表（MFS）、Berg 平衡量表（BBS）、修订版跌倒功效量表（MFES），分别代表跌倒综合危险因素、平衡功能以及跌倒相关的心理和自我信念三类测评。MFS 适用于测量住院患者跌倒风险，BBS 主要用于评估老年患者平衡功能，MFES 适合独居或养老院运动受限的老年人。

3. 营养状况评估　体重监测与食欲的改变结合起来评估老年人营养状况是最切实可行的方法，微型营养评估量表（Mini Nutritional Assessment, MNA）是目前应用广泛的营养评估工具。对于在 1 年或者不到 1 年时间里，在非意愿的情况下，体重下降超过 10% 的老年人需要进一步寻找营养不良的原因，包括潜在的疾病和药物因素、食物安全、口腔问题与进食相关的功能状态、食欲及摄入、吞咽能力、以前存在的饮食限制等。

4. 视力和听力的评估　老年期的视力下降与跌倒风险增加、认知功能下降发生率增加相关。建议对近来出现跌倒的老年人、认知功能下降、功能障碍进行专科的视力评估；听力下降是老年常见疾病，仅次于高血压病和关节炎，往往导致认知下降、失能、抑郁、社交障碍和自卑心理。建议对 65 岁以上出现听力下降、存在躯体功能下降风险、住院或者认知障碍的老年人进行听力筛查，询问患者是简单有效的听力筛查方法。

5. 吞咽功能的评估　吞咽障碍是指食物从口腔至胃贲门运送过程中受到阻碍的一种症状，在进食后即刻或 8～10 秒内出现咽部、胸骨后的停滞或梗塞感，可由咽、食管或贲门的功能性或器质性梗阻引起，是临床上多学科常见的症状，多由老年人衰老、功能衰退和疾病（如脑卒中)等引起,吞咽障碍广泛存在于老年人中,是影响老年人功能、健康、营养状况,增加死亡风险和降低生活质量的危险因素,可使机体营养及水分摄入不足,增加营养不良、水电解质平衡障碍及误吸的发病率。

临床应用广泛的吞咽功能评估方法是洼田饮水试验,具有操作简单、分级明确的优点。该方法通过评价试验相关指标变化来判断患者吞咽功能,从而指导患者合理的喂食方法。该实验的注意事项包括:①做饮水试验时,尽量不告知被检查者,以免被检查者情绪紧张从而影响试验结果;②测试者给老年人喂水时,计量要准确,并根据平时呛咳的情况决定喝水的方法,以免造成不适感或引起不必要的误吸。

（三）精神心理评估

精神心理评估主要包括认知功能评估、谵妄评估、情绪和情感等方面的评估。

有效筛查认知功能障碍的工具,包括画钟试验(clock drawing test,CDT)、简易智能评估量表(Mini-mental Status Examination,MMSE)、简易操作智能问卷(Short Portable Mental Status Questionnaire,SPMSQ)等。在痴呆的评估中进行认知功能的评估是一种非常重要且十分有效的方法。

对于谵妄的评估,诊断的金标准是美国精神病学会修订的《精神障碍诊断与统计手册》(Diagnostic and Statistical Manual of Mental Disorders,DSM)。然而,DSM需要精神专科医生才可准确使用。为了便于护理人员及时识别谵妄,研究人员开发了一些更适合普通医护人员使用的评估工具,如意识模糊评估法(confusion assessment method,CAM),随着研究的深入,这些工具的敏感性和特异性不断完善。

情绪和情感的评估包括抑郁的评估和焦虑的评估。

（四）环境评估

环境评估是对老年人生存的物理环境、社会环境、精神环境和文化环境等方面的评估。在对物理环境的评估中,老年人的居家安全评估是最为主要的,常用家庭危险因素评估工具(Home Fall Hazards Assessments,HFHA)进行环境评估,HFHA对预防老年人的跌倒和其他意外事件的发生具有极为重要的意义。

（五）生活质量评估

生活质量评估是对老年人生活质量的综合评估,对衡量老年人的幸福度具有一定的意义。老年人在健康状况、生理功能、经济状况、社会支持、信仰体系、文化和种族背景、价值观以及个人喜好方面都有非常大的差异,老年医护工作者应该充分考虑到这些问题,以便对老年人作出综合的评价,做好生活质量评估有利于老年人的健康管理和疾病管理。目前生活质量评估最常用的工具是36项健康调查简表(Short Form 36 Health Survey,SF-36)。

（六）社会评估

社会评估主要是对老年人社会适应能力、社会支持、社会服务的利用、角色和文化背景、经济状况、特殊需要等方面的评估,其次还包括老年受虐等的评估;这些评估有益于干预管理计划的制订。在社会评估中,应高度重视患者的个人价值观、精神寄托和临终愿望(如遗嘱)等的问题,在任何情况下,都应尊重患者的文化和宗教信仰问题;老年受虐评估主要从老年人是否被遗弃、被忽视或受不公正待遇以及身心是否受虐待等方面进行评估。

（七）常见老年综合征或问题的评估

老年综合征(geriatric syndrome,GS)是指老年人由多种慢性疾病或衰老引起功能状态失衡而表现出的一系列症候群,老年综合征常被专科医生或者家属认为是"衰老的自然现象",而未被重视及诊治,但各种老年问题可相互影响形成恶性循环,引起老年人功能和生活质量下降,例如,肌少症、营养不良与老年人跌倒有关,跌倒后发生骨折继而卧床,出现压力性损伤、抑郁、感染等并发症,甚至致残致死。

常见的老年综合征有跌倒、痴呆、尿失禁、晕厥、谵妄、帕金森综合征、失眠、抑郁、慢性疼痛和多重用药等，常见的老年问题有多重用药、长期卧床、压疮、便秘、肺栓塞、吸入性肺炎、深静脉血栓、肢体残疾和临终关怀等。

四、老年综合评估的类型

老年综合评估可根据评估的目的、场所和时间等进行分类。

（一）按评估目的分类

可分为诊疗评估、护理评估、康复评估、临床用药评估等。

（二）按评估场所分类

可分为医院评估、社区评估和家庭评估等。

（三）按评估时间分类

可分为院前评估、入院评估、院中评估、出院评估和出院后追踪评估等。

五、老年综合评估的意义

（一）提高医疗机构的服务质量

（1）减少患者对医院资源的占用，提高医疗服务机构的资源利用率。

（2）选择最佳的治疗或个案管理，如为多病共存者或濒死者制订正确的管理方案。

（二）提高医护人员的整体素质和服务水平

（1）提高医护人员对老年疾病诊断的准确率。

（2）便于随时监测老年患者疾病的临床变化。

（3）全面了解和掌握老年患者的功能状态，制订及指导康复方案，适时进行康复效果的评价。

（4）对老年患者进行老年综合征和老年照护问题风险的评估和干预，提高医疗、护理质量。

（5）有助于老年患者适应照料环境和进行服务设施的合理配置。

（6）推测老年患者的预后，有效地进行老年疾病的管理。

（三）发挥社会保障部门的作用

（1）合理使用医疗保险费用，避免过度医疗。

（2）向服务对象提供合理的服务内容，例如，对于一个贫困和能力丧失的老年人，如何确定所需的医疗服务，可通过评估确定相应的服务种类和数量，减少不必要的服务项目，减少过分追求健康而增加健康性成本支出，使成本效益和医疗护理协调一致。

（四）发挥社会工作者的主动性

社会工作者可通过老年综合评估，比较详尽地了解患者的社会支持和社会支援情况，有针对性地提供社会工作服务，发挥社会工作者的主动性和积极性。

（五）提高家庭成员的照护意识

（1）优化老年人的生活场所，改善照护服务设施，营造适老环境。

（2）全面了解亲属的身体状况，提供最佳的生活帮助。

（六）帮助老年人作出正确抉择

（1）了解自身的健康状况，避免无效医疗，减少医源性损害。

（2）适度接受医疗救治，尤其是有创性、可选择性的治疗，减少残疾或残废。

（3）适时转诊、转院，及时回归家庭与社会。

（4）促进康复，提高生活能力，全面提高老年人生活质量。

（5）增强老年人群的健康管理意识，提高健康期望寿命。

（6）根据自身状况，主动放弃无效的抢救性治疗，保持尊严，减少医疗费用的支出。

六、老年综合评估的沟通技巧

（一）积极倾听

医务工作者要耐心地聆听与处理，注视对方的眼睛，用心交流，不要表现出不耐烦，理解老年人说话的内容。

（二）感情真挚

用坦诚的态度与老年人交流，面带微笑，让老年人感受到亲切感，同时要从老年人的角度看待事物，并且正确表达自己的感受。

（三）尊重老年人

评估交流过程中，避免远距离或让老年人抬起头进行沟通，要近距离平视老年人，过程中避免与他人耳语，同时使用恰当的称谓称呼。

（四）随机应变

如果沟通不顺畅，不要勉强，稳定老年人的情绪，可以拓展话题，如了解老年人的过去或老年人喜爱的话题，如成长的家乡、做过什么工作、兴趣爱好等，充分得到信任后再进行评估。

（五）因人而异

评估沟通过程中，针对每位老年人的特点与需要，做出适宜的行动和表示，如有些老年人听力下降，需大声交流；观察老年人的表情和反应，判断对方的需求。

（六）赞赏、赞美

真诚的赞美，评估交流的气氛会活跃很多，但避免使用对孩子的夸奖方式，如"这样真听话，太乖了"，这样会使老年人感到被当作低能或无用的人，影响双方信赖的关系。

七、老年医学多学科整合团队

（一）老年医学多学科整合团队的概念

老年医学多学科整合团队（geriatric interdisciplinary team，GIT）是指在老年患者的全程管理中，针对老年人病理、心理、社会环境等问题及影响因素，由 GIT 对老年患者实施全面的医学检查和身心方面的功能评估，针对共同问题达成一致的解决方案，各成员提供各学科不同的信息，共同参与对患者管理决策的制订，体现"团队作战"的服务模式。制订综合干预计划是最终目的，通过随访调整干预方法和目标以期达到更好的结果。团队各成员既有明确的职责分工，又须以老年患者为中心相互配合，密切协作，共同为患者提供全面的诊疗、康复和照护服务。良好的老年医学多学科整合团队能够加强对复杂综合征患者的管理及照护，提高老年人的生活质量。进行多学科合作性照护，能满足伴有多重并发症及相互交叉并发症老年人的复杂要求，促进卫生保健和老年综合征预后的进一步完善，这种合作性照护不仅对整个医疗制度有利，而且对老年人的照护也有很多好处，增加老年人对幸福的感知，改善老年人精神状态和抑郁情绪。

（二）老年医学多学科整合团队合作原则

（1）团队照护在照护患者时能够相互分享计划，作出决定，实行相互的问责制及共同的责任承担制度。在合作的实践过程中相互尊重，相互信任，有效地进行交流。所有的组员拥有一个共同的目标，对特定的老年人建立明确的照护目标。

（2）老年人及其家属是所有团队活动的中心。

（3）每一位组员的专业能力应该能被团队中的任何一个人清楚地了解，专业角色的制定是弹性的，由团队的需要、个人的经验，以及团队组员的知识和技能共同决定。

（4）所有的组员都应该通过具有建设性的个人行为来对整个团队的功能作出贡献。

（5）在所有工作和照护计划的制订过程中，都必须有团队成员间高效的交流。

（6）一个团队必须具有管理团队内部矛盾的有效工具或政策。

（7）在合作的过程中，遇到新的情况和挑战时，团队必须能够较好地适应并做出反应。

（8）建立交流信息平台，便于团队会议。

（三）照护计划的制订及实施

1. 照护计划的制订原则

（1）明确目前存在的主要健康问题，重点是针对影响预后的主要问题，如可治性的医疗问题及功能状态，寻找可矫正的问题并加以治疗。

（2）确定具有可行性的长期目标或短期目标：首要原则是挽救患者的生命，其他原则是追求舒适，减少具有侵入性的医疗措施。

（3）制订清晰的照护计划。

（4）系统记录整个计划，清楚标示出什么内容、在什么时间、由什么人具体负责。

（5）讨论和拟定干预措施：分析哪些干预措施有助于维持老年人的功能水平和独立生活能力，拟定一个可行、合理、综合的防治计划措施，包括饮食、运动、药物、心理、康复、环境及社会等内容，同时还要避免不同专业的治疗重复和冲突。

（6）明确治疗目标：干预措施必须围绕近期目标和远期目标来计划并实施，并在实施之后予以评价。

（7）判断预后：多学科团队应该在全面评估患者各项指标的基础上，判断患者大概的预后情况，并告知患者和（或）家属，让他们心中有数，并积极配合。

2. 照护计划的实施　以医生和责任护士为主，相关专业人员参与，医务人员耐心指导，患者积极参与，家属支持与监督，才能取得满意的疗效。护士作为团队中的重要成员，主要负责对老年人进行准确的护理评估，识别现存或潜在的护理问题，参加多学科整合团队会议，汇报所掌握的资料，整合来自医疗、康复、营养等多学科成员的意见，针对护理问题制定和设计护理方案，落实护理措施，使患者得到连续的、高质量、全方位的医疗护理。

根据老年人问题的复杂程度、治疗方式和预期恢复情况，决定随访时间和细节。无法达到预期的治疗目标时，应分析其可能原因，并做出适当的修正或调整治疗目标。

（冯　瑞　王　媛）

第二节　呼吸系统疾病的评估与管理

老年呼吸系统常见疾病包括老年慢性阻塞性肺疾病和老年肺炎。本节内容从疾病概述、病因与发病机制、护理评估、护理管理四个方面详细介绍了老年慢性阻塞性肺疾病和老年肺炎。疾病护理管理方面在临床实践、参考文献的基础上融入指南、专家共识内容，护理对策全面、可操作性强，有很好的参考意义，为医疗机构、患者及家属照护老年患者提供最新的参考依据。

一、老年慢性阻塞性肺疾病的评估与管理

（一）概述

老年慢性阻塞性肺疾病（chronic obstructive pulmonary disease，COPD）简称老年慢阻肺，指年龄≥65岁老年人所患的慢性呼吸系统疾病，是一种以气流受限不完全可逆为特征的慢性肺部疾病，气流受限一般呈进行性发展，并伴有气道和肺对有害颗粒或气体所致慢性炎症的增加。COPD与慢性支气管炎和肺气肿密切相关，并可因呼吸功能不全导致肺动脉高压，发展为慢性肺源性心脏病和右心力衰竭。调查显示，40岁以上人群中近25%有气道受阻症状，且

随着年龄的增加,COPD 的患病率呈明显增加趋势。据 WHO 统计,COPD 在中国疾病负担排名中居于首位。2019 年我国流行病学调查显示,40 岁以上人群的 COPD 患病率为 13.7%,已成为严重的公共卫生问题。

（二）病因与发病机制

1. 病因　本病确切的病因尚不清楚,可能是多种相关危险因素与机体自身易感因素及环境因素长期相互影响的结果。

（1）遗传因素:某些遗传因素可增加 COPD 发病的危险性,已知的遗传因素为 $α_1$- 抗胰蛋白酶（$α_1$-AT）缺乏。

（2）环境因素

1）吸烟和被动吸烟:吸烟是发生 COPD 最常见的危险因素。吸烟者呼吸道症状、肺功能受损程度以及患病后病死率均明显高于非吸烟者。吸烟时间越长,吸烟量越大,患病率越高,戒烟后可使病情减轻。

2）职业暴露:职业性粉尘和化学物质,如有害烟雾、变应原、工业废气及室内空气污染等浓度过高或接触时间过长时均可引起 COPD 的发生。

3）空气污染:大气中的二氧化硫、二氧化氮、氯气等有害气体及微小颗粒物的慢性刺激,常为本病的诱发因素之一。

4）气道感染:病毒、支原体和细菌感染也是 COPD 急性加重、发生、发展的重要原因之一,儿童期严重的下呼吸道感染与成年后肺功能的下降及呼吸道症状有关。

2. 发病机制

（1）炎症机制:气道、肺实质及肺血管的慢性炎症是 COPD 的特征性改变,中性粒细胞、巨噬细胞、T 淋巴细胞等炎症细胞均参与了 COPD 的发病过程。

（2）蛋白酶 - 抗蛋白酶失衡机制:蛋白水解酶对组织有损伤和破坏作用,抗蛋白酶对弹性蛋白酶等多种蛋白酶有抑制功能,其中 $α_1$- 抗胰蛋白酶（$α_1$-AT）是活性最强的一种。蛋白酶增多或抗蛋白酶不足均可以导致肺组织结构破坏,产生肺气肿。吸入有害气体和有害物质可导致蛋白酶产生增多或活性增强,抗蛋白酶产生减少或灭活加快;氧化应激、吸烟等危险因素也可以降低抗蛋白酶的活性。

（3）氧化应激机制:许多研究表明,COPD 患者的氧化应激增加。氧化物（如超氧阴离子 O_2^-、次氯酸 HClO、一氧化氮 NO 等）可直接作用并破坏蛋白质、脂质和核酸等,导致细胞功能障碍或死亡,也可以破坏细胞外基质,导致蛋白酶 - 抗蛋白酶失衡,促进炎症反应。

（4）其他机制:自主神经功能失调、营养不良、气温变化等,都有可能参与 COPD 的发生、发展。

上述机制共同作用,最终产生小气道病变和肺气肿病变,两者的共同作用,造成 COPD 特征性的气流受限不完全可逆。

（三）护理评估

1. 临床诊断　主要根据吸烟等高危因素、临床症状、体征及肺功能检查等综合分析确定。不完全可逆的气流受限是 COPD 诊断的必备条件。吸入支气管舒张剂后第一秒用力呼气容积（FEV_1）/ 用力肺活量（FVC < 70%）及 FEV_1 < 80% 可确定为不完全可逆的气流受限。有少数患者无咳嗽、咳痰症状,仅在肺功能检查时 FEV_1/FVC < 70%,除外其他疾病后,亦可诊断 COPD。

2. 临床表现

（1）呼吸困难更突出:老年人随着气道阻力的增加,呼吸功能发展为失代偿时,轻度活动甚至静息时即有胸闷、气促发作。

（2）机体反应能力差,典型症状弱化或缺如:如在急性感染时体温不升、白细胞不高、咳嗽不重、气促不显著,可表现为厌食、胸闷、少尿等,体格检查精神萎靡、发绀、呼吸音低或肺内啰音密集等。

（3）易反复感染,并发症多:老年人气道屏障功能和免疫功能减退,体质下降,故易反复感染,且肺源性心脏病、休克、电解质紊乱、呼吸性酸中毒、肺性脑病、DIC 等并发症的发生率增高,其中心血管系统疾病是最重要的并发症,是导致 COPD 患者死亡的首要原因。

3. 评估项目

（1）病史评估

1）既往史:COPD 多由慢性支气管炎（简称慢支）和肺气肿发展而来。肺气肿典型的临床表现是逐渐加重的呼吸困难、慢性咳嗽、咳痰、喘息和胸闷。

2）病原菌:包括病毒、支原体、细菌感染。病毒感染以流感病情、鼻病毒、腺病毒和呼吸道合胞病毒为常见。细菌感染常继发于病毒感染,常见病原体为肺炎链球菌、流感嗜血杆菌、卡他莫拉菌和葡萄球菌等。

（2）身体状况

1）生命体征及意识状态:做好生命体征监测,发热时定时测量体温。观察评估患者有无缺氧及 CO_2 潴留的相关症状和体征:有无气短、气喘及呼吸费力;有无烦躁不安、神志恍惚、谵妄或昏迷等意识状态的改变。

2）呼吸困难程度:采用改良版英国医学研究委员会呼吸问卷（Breathlessness Measurement Using the Modified British Medical Research Council）,对呼吸困难严重程度进行评估（表3-1）。

表 3-1　改良版英国医学研究委员会呼吸问卷

呼吸困难评价等级	呼吸困难严重程度
0级	只有在剧烈运动时感到呼吸困难
1级	在平地快步行走或步行爬小坡时出现气短
2级	由于气短,平地行走时比同龄人慢或者需要停下来休息
3级	在平地行走约100m 或数分钟后需要停下来喘气
4级	因严重呼吸困难而不能离开家,或在穿脱衣服时出现呼吸困难

3）心肺功能:根据 FEV_1/FVC,预计值下降的幅度对 COPD 的严重程度分级（表3-2）。6min 步行距离测试,行走距离 <150m 提示重度心功能不全。

表 3-2　慢性阻塞性肺疾病的严重程度分级

分级	分级标准
Ⅰ级:轻度	$FEV_1/FVC < 70\%$, $FEV_1 \geqslant 80\%$ 预计值
Ⅱ级:中度	$FEV_1/FVC < 70\%$, $50\% \leqslant FEV_1 < 80\%$ 预计值
Ⅲ级:重度	$FEV_1/FVC < 70\%$, $30\% \leqslant FEV_1 < 50\%$ 预计值
Ⅳ级:极重症	$FEV_1/FVC < 70\%$, $FEV_1 < 30\%$ 预计值或 $FEV_1 < 50\%$ 预计值,伴慢性呼吸衰竭

4）营养状况:当身体质量指数（body mass index,BMI）$< 21kg/m^2$ 时患者的死亡率增加。研究证明 BMI 和呼吸困难分级对 COPD 的生存率具有较好的预测价值。因此,将 FEV_1、呼吸困难分级、BMI 和 6min 步行距离组成一个综合的多因素分级系统,分别从气流受限程度、症

状、患者的营养状况和运动耐力 4 个方面对 COPD 的严重程度进行综合评价,能更好地反映 COPD 的预后。

5)症状与生活质量:采用慢阻肺患者自我评估测试(COPD Assessment Test,CAT)问卷进行评估。

(3)实验室及其他检查

1)肺功能检查:是判断气流受限的主要客观指标,对 COPD 诊断、严重程度评价、疾病进展、预后及治疗效果等有重要意义。

A. FEV_1/FVC 占预计值的百分数:分别为评价气流受限的敏感指标和评估 COPD 严重程度的良好指标,吸入支气管舒张药后 FEV_1/FVC < 70% 及 FEV_1 < 80% 预计值者,可确定为患者存在不能完全可逆的气流受限。

B. 肺总量(TLC)、功能残气量(FRC)和残气量(RV)增高,肺活量(VC)减低,表明肺过度充气,有参考价值。

C. 一氧化碳弥散量(DLCO)及其肺泡通气量(VA)比值下降,对诊断有参考价值。

2)X 线检查:X 线片改变对 COPD 诊断特异性不高,主要用于确定肺部并发症及其他肺疾病鉴别之用。患者早期胸片可无变化,以后可出现肺纹理增粗,紊乱等非特异性改变,也可出现肺气肿改变。

3)痰标本检测:痰培养能检出病原菌。常见病原菌为肺炎链球菌、流感嗜血杆菌、卡他莫拉菌、肺炎克雷伯菌等。

4)其他:COPD 并发细菌感染时,外周血白细胞增高,核左移。中性粒细胞增多,血红蛋白、红细胞计数和血细胞比容可增高。血气分析 PaO_2 < 60mmHg 伴或不伴有 $PaCO_2$ > 50mmHg,提示呼吸衰竭。如 pH < 7.30,PaO_2 < 50mmHg,$PaCO_2$ > 70mmHg,提示病情危重。

(4)心理 - 社会状况:有无焦虑、孤独、失眠及忧郁等,评估家庭成员及社会对患者的照顾能力和支持以及经济状况。

4. 常见护理问题

(1)气体交换受损:与呼吸道阻塞、呼吸面积减少引起的肺通气和换气功能障碍有关。

(2)清理呼吸道无效:与痰液过多、痰液黏稠、咳痰无力、支气管痉挛有关。

(3)营养失调:低于机体需要量与对机体能量消耗增加、胃肠道消化吸收功能障碍、机体分解代谢的增加、摄入减少有关。

(4)焦虑:与预感到个体健康受到威胁有关。

(5)潜在并发症:有感染的危险、慢性呼吸衰竭、自发性气胸、慢性肺源性心脏病。

(四)护理管理

老年慢阻肺护理的目标是改善呼吸功能和运动能力,降低抑郁程度,减少急性发作和并发症的发生,缓解或阻止肺功能下降。具体护理管理措施如下。

1. 一般护理

(1)环境与休息:COPD 患者居住的房间室温保持在 18~24℃,相对湿度 50%~70% 为宜。房间宜通风良好、阳光充足,避免或防止粉尘、烟雾等有害气体。病情较轻者可适当活动,循序渐进增加活动量,以活动后不感到明显的胸闷气急为宜,重症者应卧床休息。

(2)卧位管理:协助患者取舒适体位。对于因呼吸困难不能平卧者采取半卧位或坐位,身体前倾,并使用枕头、靠背架或床边桌支撑物等增加患者舒适度。

(3)饮食管理:制订高热量、高蛋白质、高维生素的饮食计划。正餐进食量不足时,应安排少量多餐,避免在餐前和进餐时过多饮水。腹胀患者应进软食,避免进食产气食物,如汽水、啤酒、豆类、马铃薯和胡萝卜等。避免进食易引起便秘的食物,如油煎食物、干果、坚果等。

2. 病情观察

（1）意识及生命体征观察：定期监测动脉血气，密切观察患者有无头痛、烦躁不安、表情淡漠、神志恍惚、精神错乱、嗜睡和昏迷等表现，判断呼吸困难类型并动态评估患者呼吸困难的严重程度。

（2）缺氧的观察：轻度缺氧主要表现为气短加重，伴有发热、喘息、胸闷、咳嗽加剧，痰量增加，呈脓性等，也可伴有全身不适症状。中重度缺氧可以出现静息状态下呼吸困难，新出现发绀、外周水肿、咳嗽、咳痰、喘憋症状加重，严重时可出现慢性心力衰竭。

（3）电解质及出入量观察：严密观察有无水电紊乱，酸碱失衡，出入量不平衡，少尿或无尿的发生。

（4）活动耐力观察：早期在劳力时出现气短或呼吸困难，以后逐渐加重，以致在日常活动甚至休息时也感气短。慢支患者如在慢性咳嗽、咳痰基础上出现了逐渐加重的呼吸困难常提示已发生了肺气肿。

（5）痰液观察：患者平时痰液多为白色黏液或浆液性泡沫样痰，偶有血丝。合并感染时，痰量增多，转为黏液脓性痰。

3. 用药管理　常用药物有支气管扩张剂、糖皮质激素、止咳药、祛痰药、抗生素。老年患者抗感染治疗时一般首选静脉滴注给药，治疗方案应根据监测结果及时调整。

（1）平喘药：短期按需应用以缓解症状，长期规律应用以减轻症状。

1）β_2 肾上腺素受体激动剂：可通过吸入或口服应用，沙丁胺醇气雾剂，每次 $100\sim200\mu g$（$1\sim2$ 喷），定量吸入，疗效持续 $4\sim5h$。长效制剂如沙美特罗替卡松粉吸入剂等，每天仅需吸入 2 次，每次 1 吸，疗效持续 $12h$ 以上。

2）抗胆碱能药：异丙托溴铵气雾剂，定量吸入，每次 $40\sim80\mu g$（$2\sim4$ 喷），每天 $3\sim4$ 次。

3）茶碱类：茶碱缓（控）释片 $0.2g$，每 $12h$ 1 次；氨茶碱 $0.1g$，每天 3 次。

吸入平喘药物方法：①打开盖子，均匀摇晃药液；②深呼气至不能再呼出时张口将吸入器喷嘴置于口中，双唇包住咬口，以深而慢的方式进行吸气，吸气同时以手指按压嘴药；③吸气末屏气 $10\sim15s$，然后缓慢呼气；④休息 $3min$ 后可重复使用一次。如吸入药物中含有糖皮质激素，一定要充分漱口。观察患者有无心悸、骨骼肌震颤、低血钾等不良反应。

（2）糖皮质激素：$FEV_1<50\%$ 预计值并有并发症或反复加重的 COPD，患者可规律性吸入糖皮质激素治疗，有助于减少急性发作频率，提高生活质量。指导患者吸药后及时用清水充分漱口，口服用药宜在饭后服用，以减少对胃肠道黏膜的刺激。静脉使用需注意观察有无消化道出血等并发症的发生。

（3）镇静止咳药：止咳药物可选择复方甘草合剂每次 $10\sim20mL$，每天 3 次，宜在其他药物之后服用，服用后短时间内勿饮水。高血压、糖尿病、心脏病及消化性溃疡患者慎用。喷托维林是非麻醉性中枢镇咳药，注意观察患者有无口干、恶心、腹胀等不良反应。对 CO_2 潴留、呼吸道分泌物多的重症患者要慎用镇静类药物。

（4）抗生素：抗生素的选用需依据患者所在地常见病原菌类型及药敏情况决定，给予 β 内酰胺类抗生素、大环内酯类或喹诺酮类抗生素治疗。

1）β 内酰胺类：包括临床最常用的青霉素与头孢菌素。使用青霉素类药物一定要认真询问患者用药史、过敏史和家族史，并行青霉素皮试，皮试时备好急救药品，一旦发生过敏反应及时救治。

2）大环内酯类：使用时注意观察患者有无腹胀、腹痛、恶心、呕吐及腹泻等消化系统不良反应发生。需指导患者在饭后服用，定期复查肝功能，观察有无药物性皮疹及药物热等变态反应发生。

3）喹诺酮类：使用时要注意观察患者有无恶心、呕吐等胃肠道反应；头痛、头晕、睡眠欠佳等中枢神经系统反应；大剂量或长期应用该类药物需定期复查肝功能。在使用过程中，要注意观察药物疗效及有无口腔内真菌感染、腹泻等菌群失调的发生。

（5）祛痰药：祛痰药物可选择溴己新每次 8～16mg，每天 3 次；该药物服用偶有恶心、胃部不适，减药或停药后症状可消失。宜在饭后服用，有胃溃疡者慎用。盐酸氨溴索每次 30mg，每天 3 次；桃金娘油每次 0.3g，每天 3 次。

（6）呼吸兴奋剂：主要用于以中枢抑制为主所致的呼吸衰竭。常用药物有尼可刹米、盐酸洛贝林等，通过刺激呼吸中枢或外周化学感受器，增加呼吸频率和潮气量，改善通气，以尼可刹米最常用，常规 0.375～0.75g 静注。使用原则：①必须在保持气道通畅的前提下使用，否则会促发呼吸肌疲劳，并进而加重 CO_2 潴留；②脑缺氧、脑水肿未纠正而出现频繁抽搐者慎用；③患者的呼吸肌功能应基本正常；④不可突然停药。

4. 专科护理管理

（1）氧疗管理：持续低浓度吸氧，氧疗的指征是 $PaO_2 < 60mmHg$，常用鼻导管吸氧或文丘里面罩吸氧。氧流量设定在 1～2L/min，浓度低于 30%，一般吸氧浓度为 25%～29%，应避免吸入氧浓度过高加重 CO_2 潴留。氧疗的目标为 PaO_2 在 60～65mmHg，并且 CO_2 潴留无明显加重。

（2）气道管理：及时清除呼吸道分泌物、保持呼吸道通畅，是改善肺通气、防止和纠正缺氧与 CO_2 潴留的前提。根据患者的情况选择适合排痰的护理措施，必要时协助医生建立人工气道。

1）深呼吸有效咳嗽咳痰：①患者尽可能采用坐位，先进行深而慢的腹式呼吸 5～6 次，然后深吸气至膈肌完全下降，屏气 3～5s，继而缩唇，缓慢地经口将肺内气体呼出，再深吸一口气屏气 3～5s，身体前倾，从胸腔进行 2～3 次短促有力的咳嗽，咳嗽时同时收缩腹肌，或用手按压上腹部，帮助痰液咳出。也可让患者取俯卧屈膝位，借助膈肌、腹肌收缩，增加腹压，咳出痰液；②经常变换体位有利于痰液咳出；③减轻咳嗽时的疼痛：对胸痛不敢咳嗽的患者，应采取相应措施防止因咳嗽加重疼痛，如胸部有伤口可用双手或枕头轻压伤口两侧，使伤口两侧的皮肤及软组织向伤口处皱起，可避免咳嗽时胸廓扩展牵拉伤口而引起疼痛。疼痛剧烈时可遵医嘱给予止痛药，30min 后进行有效咳嗽。

2）胸部叩击：久病体弱、长期卧床、排痰无力者可采用胸部叩击法进行排痰。方法：患者侧卧位或在他人协助下取坐位，叩击者两手手指弯曲并拢，使掌侧呈杯状，以手腕力量，从肺底自下而上、由外向内、迅速而有节律地叩击胸壁，每一肺叶叩击 1～3min，叩击时发出一种空而深的拍击音则表明叩击手法正确。注意事项：①评估：叩击前听诊肺部有无呼吸音异常及干、湿啰音，明确痰液潴留部位；②叩击前准备：用单层薄布覆盖叩击部位，以防止直接叩击引起皮肤发红，但覆盖物不宜过厚，以免降低叩击效果；③叩击要点：叩击时避开乳房、心脏、骨突部位（如脊椎、肩胛骨、胸骨）及衣服拉链、纽扣等；叩击力量应适中，以患者不感到疼痛为宜；每次叩击时间以 3～5min 为宜，应安排在餐后 2h 至餐前 30min 完成，以避免治疗中引发呕吐；叩击时应密切注意患者的反应；④操作后：嘱患者休息并协助做好口腔护理，去除痰液气味；询问患者的感受，观察痰液情况，复查生命体征、肺部呼吸音及啰音变化；⑤禁用于未经引流的气胸、肋骨骨折、有病理性骨折史、咯血、低血压及肺水肿等患者。

3）机械吸痰：适用于痰液黏稠无力咳出，咳嗽反射减弱或消失及意识不清的患者，可经鼻、气管插管或气管切开处进行负压吸引。

4）气道的湿化和雾化：适用于痰液黏稠不易咳出者。注意事项：①防止窒息，干结的分泌物湿化后膨胀易阻塞支气管，操作后应帮助患者翻身拍背，及时排痰；②避免湿化过度，过度湿化可引起黏膜水肿、气道狭窄、呼吸道阻力增加，甚至诱发支气管痉挛，还可导致体内水潴留，加重心脏负荷。因而，湿化时间一般以 10～20min 为宜；③控制湿化温度，温度过高可引起呼吸道灼伤；温度过低可诱发哮喘、寒战反应，一般应控制湿化温度在35～37℃；④防止感染，定期进行吸入装置、病房环境消毒，注意无菌操作，加强口腔护理。

（3）呼吸功能训练：鼓励COPD患者进行腹式呼吸和缩唇呼吸。

5. 并发症管理

（1）自发性气胸：为肺大疱破裂所致。患者表现为呼吸困难突然加剧并伴有一侧剧烈胸痛。当患者出现原因不明的气急、发绀加剧，亦应警惕气胸的发生。体征为一侧呼吸音显著降低。需X线检查明确诊断及肺压缩程度，当肺压缩低于30%，予以卧床休息，持续中流量吸氧。压缩大于30%，需予以胸腔穿刺抽气。

（2）慢性肺源性心脏病：主要由于患者存在着支气管阻塞和肺实质破坏，从而继发肺气肿及肺纤维化，侵犯肺血管，使肺循环阻力增加，最终导致肺动脉高压及右心室肥厚。功能失代偿期患者出现呼吸衰竭及右心衰竭的相关临床表现。呼吸衰竭患者主要表现为气短、胸闷、心悸、乏力，在PaO_2低于40mmHg或SPO_2低于75%时，患者可出现明显发绀。严重时由于脑细胞缺氧及水肿，可表现为头痛、烦躁不安，无意识动作，甚至谵妄、抽搐、昏迷等肺心脑病症状，需加强病情观察。右心衰竭时患者主要表现为气急、发绀、心慌、尿少、上腹胀满。体检可见颈静脉怒张、剑突下有明显心尖冲动、心率加速、面部及双下肢凹陷性水肿。肺心病患者一般在感染控制后其心衰症状可缓解，如未缓解，可遵医嘱适当选用小剂量的强心、利尿及血管扩张剂。

6. 心理管理　患者因患病时间长、无法预知病情的发展及预后情况，担忧医疗费用来源，易产生焦虑、抑郁、恐惧、绝望等负面情绪，应根据患者心理特点给予帮助和支持。①正确理解病情，保持良好心态；②加强急性加重期患者的心理疏导；③推荐日常松弛的方法，建议多种渠道参与社交活动，协调家庭、朋友、医护患间的关系，以获得更多的理解和支持；④指导患者或家属各种宣泄坏情绪的途径和方法。鼓励患者多与外界交流、沟通，预防焦虑、抑郁、失眠等；鼓励患者完成适当的自我照顾，提升个人成就感。

7. 健康教育

（1）疾病指导：教会患者和家属依据呼吸困难与活动之间的关系，判断呼吸困难的严重程度，合理安排工作和生活，指导患者识别危险因素。呼吸道传染病流行期间，尽量避免到人群密集的公共场所。潮湿、大风、严寒气候时避免室外活动，根据气候变化及时增减衣物，避免受凉感冒。指导患者或家属做好吸氧日记、指导患者自我监测病情变化，每1～3个月到门诊随访1次。

（2）用药指导：遵医嘱用药，注意观察药物疗效和不良反应。

（3）饮食指导：宜高热量、高蛋白、高维生素、易消化饮食，少食多餐。

（4）康复训练指导

1）戒烟控酒指导：戒烟是预防COPD的重要措施，吸烟患者戒烟能有效延缓肺功能进行性下降，对吸烟者采取多种宣教措施戒烟，避免或减少有害粉尘，烟雾或气体的吸入。避免过度饮酒。

2）居家氧疗指导：COPD患者家庭氧疗的原则：①低流量持续给氧，氧流量在1～2L/min，氧浓度<30%；②长期持续氧疗，即每天>15小时，对于COPD患者，特别是慢性Ⅱ型呼吸衰竭伴有肺心病者，必须长期持续氧疗，包括夜间，有利于降低肺动脉压，减轻右心负荷，切不可根据症状自行缩短吸氧时间。

此外，要指导患者正确掌握缩唇呼吸、腹式呼吸、吹气球训练、捧腹大笑训练、吹水泡训练和耐力训练等方法，具体内容详见《医养结合老年照护技术》第二篇第八章第三节呼吸功能训练部分。

二、老年肺炎的评估与管理

(一) 概述

老年肺炎(elderly pneumonia)即 65 岁以上老年人所患的肺炎,是指各种病原体引起的老年肺实质性炎症,炎症常发生于终末气道、肺泡和间质中,其中细菌感染最常见。主要是由于机体老化,呼吸系统解剖和功能的改变导致全身和呼吸道局部的防御和免疫功能降低,各重要器官功能储备减弱或罹患多种慢性严重疾病。肺炎临床表现不典型,缺乏特异性,但发展迅速,50% 以上的肺炎患者是 65 岁以上的老人,老年肺炎的发生率大约是青年人的 10 倍,并随年龄的增长而升高。在老年人中,肺炎是发病率高、死亡率高、危害较大的疾病,也是导致老年人死亡的最常见感染性疾病。据报道,75 岁以上老年肺炎的病死率为 50%~61%,80 岁以上老年人肺炎为第一死因,90 岁以上老年人 50% 可能死于肺炎。

(二) 病因与发病机制

绝大多数老年肺炎由感染所致,病原体及老人自身状况决定了病情的严重程度。凡是能引起老年患者抵抗力减弱的原因都可能引起老年肺炎。

1. **口腔卫生** 病原微生物感染肺部最常见原因为口咽内容物的少量误吸;大部分虚弱高龄的慢性病患者口腔卫生状况较差,细菌滋生较快。据统计,65 岁以上老年人口腔中革兰氏阴性杆菌分离率较年轻人高 10 倍。

2. **病原体** 细菌感染最常见,引起老年社区获得性肺炎(community acquired pneumonia, CAP),即在医院外获得的肺炎,由于其他原因住院的患者在入院后 48h 内呼吸道症状加重也属于此类肺炎,以肺炎链球菌最为常见,还有支原体、衣原体、流感嗜血杆菌和呼吸道病毒等。引起老年医院获得性肺炎(hospital acquired pneumonia, HAP),亦称医院内肺炎(nosocomial pneumonia),是指入院时既不存在,也不处于潜伏期,而是在住院 48h 后获得的肺炎,也包括出院后 48h 内获得的肺炎。老年人发病率达 0.5%~15%,为医院内各种感染的 1~3 倍,以革兰氏阴性杆菌最常见,其中以肺炎克雷伯菌和铜绿假单胞菌最常见,金黄色葡萄球菌、肺炎链球菌和厌氧菌也多见。对高龄、衰弱、意识障碍或吞咽障碍的患者,厌氧菌是 CAP 和 HAP 的常见病原菌,且误吸是厌氧菌肺炎的主要原因。此外,老年人也是真菌、病毒的易感者,老年肺炎经常由多种病原体混合感染所致。

3. **合并多种疾病** 老年肺炎患者 70%~90% 患有两种或多种基础疾病,如神经系统疾病、慢性阻塞性肺疾病、糖尿病、肿瘤、脑血管病、心功能不全、慢性支气管炎等,使机体免疫功能及上呼吸道防御功能下降。

4. **危险因素** ①老年人呼吸系统老化,上呼吸道保护性反射减弱,体液及细胞免疫功能降低;②呼吸道纤毛运动能力减弱,呼吸道黏膜上皮易受损害;③老年人喉反射降低,吞咽功能减退,易诱发吸入性肺炎,吸入性肺炎约占老年 CAP 的 71%;④老年人肺泡防御能力减弱;⑤医源性因素,长时间应用呼吸机增加了感染的机会,抗生素、激素的不合理应用导致条件致病菌感染;⑥寒冷、饥饿、疲劳、酗酒、感冒等使机体抵抗力减弱,易诱发肺炎。

(三) 护理评估

1. **临床诊断要点**

(1) 确定肺炎诊断:根据肺炎症状、体征、辅助检查等可确定肺炎诊断。

1) 症状和体征:一般急性起病,典型表现为突然发寒、发热,或先有短暂的"上呼吸道感染史",随后咳嗽、咳痰或有呼吸道症状加重,并有脓性痰或血痰,伴或不伴有胸痛,病变范围大者可有呼吸困难、发绀。早期肺部体征不明显,典型肺部体征为肺实变体征,湿啰音。

2) 辅助检查

A. 血常规:细菌性肺炎可见血白细胞和中性粒细胞增高,并有核左移,或细胞内见中毒颗粒。年老体弱、酗酒、免疫功能低下者可不增高，但中性粒细胞比例仍较高，病毒性肺炎和其他类型肺炎，白细胞计数可无明显变化。

B. 胸部 X 线：可为肺炎发生的部位、严重程度和病原学提供重要线索。如呈肺叶、段分布的片状浸润影，高度提示为细菌性肺炎；实变区内可见含气的支气管影，称之为支气管气像（含支气管征）；呈斑片状或条索状非均匀片状阴影，密度不均匀，沿支气管分布，则多见于细菌或病毒引起的支气管肺炎；空洞性浸润，常见于葡萄球菌或真菌感染。

（2）评估严重程度：如果肺炎诊断成立，评估病情的严重程度对于决定在门诊还是入院甚至 ICU 治疗至关重要。肺炎的严重性主要取决于局部炎症程度、肺部炎症的播散和全身炎症反应程度。

（3）确定病原体：明确病原体有助于临床治疗。最常用的是痰标本检测。有胸腔积液时应做胸腔积液培养，疑有菌血症时应采血做血培养。此外还可通过血清学方法检测某些肺炎病原的抗体以得出病原学诊断。

2. 临床表现　症状不典型是老年肺炎区别于年轻人肺炎的最大特点，其表现因病原体毒力、基础身体状态不同而有较大差异。

（1）起病隐匿：最常见表现为患者健康状况逐渐恶化，包括食欲减退、厌食、乏力、体重减轻、脱水、精神萎靡、头晕、意识模糊、营养不良等或已有症状加重及出现其他慢性疾病表现，这些表现对肺炎均无特异性，有嗜睡、意识模糊等特殊表现的老年患者是肺炎发病率和死亡率的高危人群。另一种表现是基础疾病的突然恶化或恢复缓慢。

（2）临床表现多不典型：老年肺炎常缺乏典型症状，全身症状较肺部症状更明显，有症状者仅占 35% 左右，其中高热仅占 34%。较常见的是呼吸频率增加，呼吸急促或呼吸困难，全身中毒症状较常见并可早期出现。

（3）肺部体征：老年肺炎有肺实变体征者仅 13.8%～22.5%。主要表现为出现干、湿啰音及呼吸音减低，极少出现语颤增强、支气管呼吸音等肺实变体征，并发胸膜炎时，可闻及胸膜摩擦音，并发感染中毒性休克可有血压下降及其他脏器衰竭的相应体征。体温多在 39℃ 以下，脉搏多在 80～120 次/min，呼吸浅而快，缺氧严重时可出现发绀，鼻翼煽动。

（4）并发症多而重：老年患者因可能存在潜在性的器官功能不全，容易并发呼吸衰竭、心力衰竭、严重败血症或脓毒血症、休克、弥散性血管内凝血（disseminated intravascular coagulation，DIC）、电解质紊乱和酸碱失衡等严重并发症。呼吸衰竭、心力衰竭及多器官功能衰竭，是老年肺炎死亡的重要原因。

（5）病程较长：老年肺炎常为多种病原菌合并感染，耐药情况多见，病灶吸收缓慢。

3. 评估项目

（1）病史评估

1）病因和既往史：老年肺炎绝大多数由感染所致，细菌是主要病原体。相关病因主要有：①年龄 >65 岁，随着年龄的增长，老年人肺脏的结构、功能和横膈位置会发生变化，气道净化能力下降，影响肺的天然防御机制；②合并基础疾病，慢性基础疾病是老年肺炎最重要的危险因素；③隐性吸入咽喉部的寄植菌，隐性吸入在老年人尤其是存在中枢神经系统疾病的老年人中很常见，发生原因主要是咽喉功能减退或受抑制，表现为咳嗽和吞咽反射障碍，当进食和睡眠时将咽喉部的寄植菌吸入下气道而导致肺炎发生；④其他，如纤毛黏液系统功能下降、宿主防御功能减退、营养不良、集体居住、近期住院、气管插管或留置胃管、健康状态较差、吸烟和近期手术等。

2）环境评估：按肺炎患病的环境分成两类：①社区获得性肺炎（CAP），传播途径为吸入飞沫、空气或血源传播，耐药菌普遍；②医院获得性肺炎（HAP），其中以呼吸机相关性肺炎最为多见，治疗和预防较困难。除了在医院，在老年护理院生活的人群肺炎易感性亦高，临床特征和病因学分布介入 CAP 和 HAP 之间,可按 HAP 处理。

3)病原菌评估:社区获得性肺炎(CAP)中以肺炎链球菌为最主要的致病菌。医院获得性肺炎(HAP)中以革兰氏阴性杆菌最常见,其中以肺炎克雷伯菌及铜绿假单胞菌(PA)最常见,金黄色葡萄球菌(MRSA)、肺炎链球菌和厌氧菌也多见。

(2)身体状况

1)一般评估:评估患者精神状态,有无急性病容,有无面颊绯红、口唇发绀、皮肤黏膜出血、浅表淋巴结肿大等,有无食欲减退、乏力、精神萎靡、恶心、呕吐等。

2)生命体征与意识状况评估:评估有无生命体征异常,如呼吸频率加快和节律异常、心动过速、血压下降、体温升高或下降等;判断患者意识是否清楚,有无烦躁、嗜睡、惊厥和表情淡漠等意识障碍。

3)咳嗽和吞咽功能评估:评估患者有无咳嗽和吞咽反射障碍。可采用洼田饮水试验量表(表3-3)进行评估。患者端坐,喝下30mL温开水,观察喝水所需时间及呛咳情况。

表3-3　洼田饮水试验量表

分级	分级标准
1级(优)	能顺利地1次将水咽下
2级(良)	分2次以上,能不呛咳地咽下
3级(中)	能1次咽下,但有呛咳
4级(可)	分2次以上咽下,但有呛咳
5级(差)	频繁呛咳,不能全部咽下
评级	正常:1级,5秒之内;可疑:1级,5秒以上或2级;异常:3～5级

4)日常自理能力评估:采用生活自理能力评估表(Barthel 指数)评估患者生活自理情况,对中、重度依赖患者及时提供日常生活帮助。

(3)实验室及辅助检查

1)炎症标志物:老年人对外周血白细胞和中性粒细胞敏感性下降,如衰弱、重症和免疫功能低下的老年患者白细胞总数可以不高,多有中性粒细胞升高和核左移。所以老年肺炎往往需借助其他炎症指标进行综合判断。降钙素原(procacitonin,PCT)现已被认为是一项诊断和监测细菌性感染的重要参数,在细菌性感染的诊断、严重程度判断和随访等方面有重要价值。

2)X线检查:胸部影像异常是肺炎诊断和疗效判定的重要标志,老年肺炎的表现有其特点:80%以上表现为支气管肺炎、双侧肺炎和多叶肺炎,少数呈节段性肺炎,而典型的大叶性肺炎较少见。如为金黄色葡萄球菌与厌氧菌性肺炎,则病菌易侵犯胸膜形成脓胸和脓气胸改变。老年肺炎病灶消散较慢,容易吸收不全而形成机化性肺炎。

3)痰标本检测:最常见的病原学检查方法是痰涂片镜检及痰培养,具有简便、无创等优点。但由于口咽部存在大量定植菌,经口中咳出的痰标本易受污染,必要时可经人工气道吸引或经纤维支气管镜通过防污染样本毛刷获取标本。

4)动脉血气分析:是否有 PaO_2 减低和(或) $PaCO_2$ 升高。

(4)心理-社会状况:老年肺炎患者因病程长而可能引起烦躁或抑郁等负性情绪,应注意评估家属对患者病情和预后的态度,以及家庭的照顾和支持能力。

4.常见护理问题

(1)清理呼吸道无效:与痰液黏稠及咳嗽无力或无效有关。

（2）气体交换受损：与肺炎所致的有效呼吸面积减小有关。

（3）体温升高：与肺部感染有关。

（4）营养失调：低于机体需要量。

（5）潜在并发症：呼吸衰竭、心力衰竭、感染性休克等。

（四）护理管理

老年肺炎护理的目标是提高机体抵抗力，去除诱因，改善呼吸道的防御功能；积极防治并发症，促进康复，降低老年肺炎的死亡率，具体护理管理措施如下。

1. 一般护理

（1）环境与休息：保持室内空气新鲜，温度控制在 22～26℃，室内湿度保持 50%～70% 为宜。住院早期应卧床休息，减少氧耗量，平卧时抬高头部 60°；侧卧时抬高头部 15°；如并发休克者取仰卧中凹位；长期卧床者若无禁忌抬高床头 30°～45°，减少吸入性肺炎的发生。

（2）纠正缺氧：生理状态下的 PaO_2 随增龄而降低，老年人 PaO_2 的正常参考值≥9.33kPa（70mmHg），约半数的老年肺炎患者伴有低氧血症。一般采用鼻导管或鼻罩给予较高浓度氧（40%～60%），伴有 CO_2 潴留者应采取低浓度 30% 以下给氧；重症肺炎患者应及早应用无创或有创呼吸机治疗；如并发休克者给予 4～6L/min 高流量吸氧。

（3）促进排痰：老年人咳嗽反射减弱，咳嗽无力、失水等原因使痰液黏稠不易咳出，进而阻塞支气管并加重感染。口服和静脉补充水分是稀化痰液最有效的方法，应注意适量，老年人应注意补液速度，避免过快导致急性肺水肿；鼓励和指导患者有效咳嗽、深呼吸，翻身拍背，使用祛痰剂、超声雾化，必要时吸痰等，促进痰液排出，保持呼吸通畅。

（4）口腔护理：防止吸入性肺炎及口腔菌进入肺部，加重感染。定期检查口腔状态，对有口腔黏膜糜烂、口腔溃疡和感染者应及时对症处理；针对性地选择漱口溶液。若口腔黏膜有糜烂发臭者可选择浓度为 1%～3% 的过氧化氢漱口液或复方硼酸溶液（朵贝尔溶液）漱口，细菌感染者可用 0.08% 的甲硝唑漱口液或 0.02% 的氯己定和呋喃西林漱口液，真菌感染者可用 1%～4% 的碳酸氢钠溶液漱口，铜绿假单胞菌感染者可用 0.1% 的醋酸溶液，常规可让患者用生理盐水进行漱口。

（5）高热护理：可采用温水擦浴、冰袋、冰帽等物理降温措施，以逐渐降温为宜，防止虚脱。患者大汗时，及时协助擦拭和更换衣服，避免受凉。必要时遵医嘱使用退热药或静脉补液，补充因发热而丢失较多的水分和电解质，加快毒素排泄和热量散发，心脏病和（或）老年患者应注意补液速度。

（6）饮食护理：饮食宜清淡、易消化、高热量、足够蛋白质、充足维生素及水分，尽量少量多餐，以流质或半流质为主；对严重吞咽困难和已发生误吸的老年患者，应权衡利弊给予鼻饲；进食时要采取适当体位，防止呛咳。忌烟酒，少食辛辣刺激性食物，以免产生过度咳嗽，可多食雪梨、百合、银耳等润肺食物。

（7）病情观察：①生命体征：有无心率加快、脉搏细速、血压下降、脉压变小、体温不升或高热、呼吸困难等，必要时进行心电监护；②精神和意识状态：有无精神萎靡、表情淡漠、烦躁不安、神志模糊等；③皮肤、黏膜：有无发绀、肢端湿冷；④出入量：有无尿量减少，疑有休克应测每小时尿量；⑤辅助检查：观察痰液的性状、黏稠度，有无特殊的气味和有无动脉血气分析等指标的改变。老年肺炎并发症多见，严重影响预后，应密切观察患者的神志、呼吸、血压、心率及心律等变化，警惕呼吸衰竭、心力衰竭、休克等并发症的发生。

2. 用药管理 正确选用抗生素是治疗老年性肺炎的关键。确诊后尽早足量给予抗生素，必要时联合用药、适当延长疗程，同时应注意相关基础疾病的治疗。宜选用静脉给药途径，治疗应根据患者的年龄和肌酐清除率等情况适当调整剂量，做到用药剂量和间隔个体化，同时避免使用毒性大的抗菌药物。

（1）非高龄、基础情况好的患者：可选用一般的抗生素，在体温、血检和痰液正常3～5天后考虑停药。

（2）高龄、基础状况差或伴有严重慢性疾病或并发症的患者：应选用强效广谱抗生素或联合用药，治疗疗程可适当延长，应在体温、血检验和痰液正常3～7天后再考虑停药。

（3）不良反应监测：由于老年人血液中游离药物浓度增加，肝脏代谢、解毒和清除降低，应用抗菌药物不良反应率明显升高，因此应加强对药物不良反应的监测，常见药物不良反应（表3-4）如下。

表3-4　常见药物不良反应

药名	不良反应
头孢菌素类	可出现发热、皮疹、胃肠道不适等
喹诺酮类	偶见皮疹、恶心等不良反应
氨基糖苷类	有耳、肾毒性
大环内酯类	引起胃肠道反应和肝功能损害等
强效镇咳药 麻醉剂 安定剂	抑制呼吸中枢、咳嗽和呕吐反射，使痰液不能有效咳出，导致气道阻塞及感染加重一旦出现严重不良反应，应及时报告医生，并做相应处理。此外停用或少用抗精神病药物、抗组胺药物和抗胆碱能药物

3．心理管理　关心、安慰患者，耐心倾听患者的主诉，细致解释患者提出的问题。尽可能帮助和指导患者有效咳嗽，做好生活护理，使其以积极的心态配合医护工作。

4．健康教育

（1）疾病指导：向患者及其家属介绍肺炎发生的病因及诱因、接受早期治疗的重要性及通过接种疫苗预防肺炎，药物的副作用及注意事项等。告知患者及家属应避免发生上呼吸道感染、淋雨受寒、过度疲劳、醉酒等诱因。长期卧床者应注意经常改变体位、翻身、拍背，随时咳出气道内痰液。

（2）生活指导：为增强机体的抵抗力，应指导老年人坚持有氧运动、饮食营养均衡、戒烟忌酒、学会有效咳嗽咳痰，保持呼吸道通畅，防止误吸，保持口腔清洁卫生。

1）指导患者掌握深呼吸有效咳嗽咳痰的方法。

2）指导患者家属进行胸部叩击。

3）指导患者养成良好的口腔卫生习惯：①正确选择和使用口腔清洁用具：尽量选择刷头小且表面平滑、刷柄扁平而直、刷毛质地柔软且疏密适宜的牙刷。牙刷在使用间隔应保持清洁和干燥，至少每隔三个月更换一次。牙膏可根据需要选择含氟或药物等无腐蚀性牙膏；②采用正确的刷牙方法：晨起、就寝前应刷牙，餐后建议刷牙。目前提倡的刷牙方法有颤动法和竖刷法。颤动法是将牙刷毛面与牙齿呈45°角，刷头指向牙龈方向，使刷毛进入龈沟和相邻牙缝内，做短距离的快速环形颤动。每次刷2～3颗牙齿，刷完一个部位再刷相邻部位。竖刷法是将牙刷刷毛末端置于牙龈和牙冠交界处，沿牙齿方向轻微加压，并沿牙缝纵向刷洗。应避免横刷法（左右方向拉锯式动作），可损害牙体与牙周组织。每次刷牙时间≥3min。刷完牙齿后，再由内向外刷洗舌面，以清除食物碎屑和减少致病菌。协助患者刷牙时，嘱其伸出舌头，握紧牙刷并与舌面呈直角，用较小力量先刷向舌面尖端，再刷舌的两侧面。而后嘱患者彻底漱口，清除口腔内的食物碎屑和残余牙膏。必要时可重复刷洗和漱口，直至口腔完全清洁。最后用清水洗净牙刷，甩去多余水分后控干，待用。

（3）康复训练：老年肺炎患者如合并慢性呼吸衰竭，其呼吸肌疲劳无力，有效通气量不足，此时康复护理尤为重要。

1）缩唇呼吸：具体内容详见《医养结合老年照护技术》第二篇第八章第三节呼吸功能训练部分。

2）膈式或腹式呼吸：具体内容详见《医养结合老年照护技术》第二篇第八章第三节呼吸功能训练部分。

（程　岚）

第三节　神经系统疾病的评估与管理

神经系统疾病具有起病急、病情重、症状广泛而复杂的特点，是导致人类死亡和残障的主要原因之一。据统计，在我国城市居民主要疾病死因前十位中，脑血管病位居第二，仅次于恶性肿瘤。近年来随着医学科学和社会的发展，我国神经系统疾病谱也发生了相应的变化，帕金森病等老年变性病日益增多；随着人们生活方式和环境的改变，脑血管病的发病也趋于年轻化；同时随着神经系统疾病的诊断技术、治疗技术和康复护理的发展，神经系统疾病患者的抢救成功率明显提高，致残率也随之下降。因此，对于老年高发的脑卒中和帕金森病，要做好深入评估，综合预防及全方位护理，以提高患者后期的生存和生活质量。

一、老年脑卒中的评估与管理

（一）概述

脑卒中（stroke）是指急性起病，由于脑局部血液循环障碍所导致的神经功能缺损综合征，症状持续时间至少 24h。在我国，脑卒中已成为严重危害老年人健康与生命的主要公共卫生问题，在城市居民死因中脑卒中居首位，农村居于第二位，此外脑卒中还是老年人致残的主要原因。随着社会人口老龄化及城镇化进程的加速，脑卒中危险因素流行趋势明显，疾病负担日益增加。脑卒中的发病具有明显的季节性，寒冷季节发病率较高，尤其是出血性脑卒中的季节性则更为明显。

（二）病因与发病机制

老年脑卒中的病因包括高血压、高脂血症、糖尿病、肥胖、吸烟、饮酒等。常见发病机制总结如下。

1. 血管壁病变　高血压性动脉硬化和动脉粥样硬化（最常见）、先天性血管病（动脉瘤、动静脉畸形）、动脉炎（梅毒、风湿等）、血管损伤（外伤、颅脑手术、穿刺）等。

2. 血液成分及血液流变学异常　血小板减少性紫癜、血友病、弥散性血管内凝血等导致凝血机制异常；高脂血症、高蛋白血症、高糖血症、红细胞增多症等导致血液黏滞度增高。

3. 心脏疾病和血流动力学异常　高血压、低血压或血压的急骤波动、风湿性心脏病、心律失常、心脏功能障碍、传导阻滞等。

4. 其他　颅外栓子（空气、脂肪等）进入颅内、颈椎疾病（肿瘤、颈椎病）压迫邻近的大血管。

（三）护理评估

按脑部的病理改变可将脑卒中分为出血性脑卒中和缺血性脑卒中。以下就两种类型脑卒中的护理评估进行阐述。

1. 出血性脑卒中

（1）临床诊断：50 岁以上中老年患者，有长期高血压病史，活动中或情绪激动时突然起病，血压常明显升高，出现头痛、恶心、呕吐等颅内压增高的表现，有偏瘫、失语等局灶性神经功能缺损症状和脑膜刺激征，同时可伴有意识障碍，应高度怀疑脑出血。头颅 CT 检查有助于明确诊断。

（2）临床表现

1）意识障碍：轻者躁动不安、意识模糊，重者多在0.5h内进入昏迷状态，眼球固定于正中位，面色潮红或苍白，大汗、尿失禁或尿潴留等。

2）头痛与呕吐：神志清楚或轻度意识障碍者可诉头痛，呕吐多见，多为喷射性，呕吐物为胃内容物，多数为咖啡色，呃逆也较常见。

3）去大脑性强直与抽搐：如出血量大，破入脑室和影响脑干上部功能时，可出现阵发性去皮质性强直发作或去脑强直性发作。少数患者可出现全身性或部分性痉挛性癫痫发作。

4）呼吸与血压：患者一般呼吸较快，病情危重者呼吸深而慢，病情恶化时转为快而不规则，或呈潮式呼吸、叹息样呼吸、双吸气等。出血早期血压常突然升高，可达200/120mmHg以上。血压高低不稳和逐渐下降是循环中枢功能衰竭的征象。

5）体温：出血后即刻出现高热，达40～41℃，系丘脑下部体温调节中枢受到出血损害征象；若早期体温正常，而后体温逐渐升高并呈现弛张型者，多系合并感染（以肺部感染为主）。始终低热者为出血后的吸收热。桥脑出血和脑室出血均可引起高热。

6）瞳孔变化：早期双侧瞳孔可时大时小，若病灶侧瞳孔散大，对光反射迟钝或消失，是小脑幕切迹疝形成的征象；若双侧瞳孔均逐渐散大，对光反应消失，是双侧小脑幕切迹全疝或深昏迷的征象；若两侧瞳孔缩小或呈针尖样，提示桥脑出血。

7）脑膜刺激征：见于脑出血已破入脑室或脑蛛网膜下腔时。

（3）评估项目

1）评估患者的意识状态及神经功能损害情况。

2）评估患者既往是否有高血压等病史。

3）评估患者发病前是否存在用力排便、情绪激动、重体力劳动等诱因。

4）评估患者的心理状况及日常生活自理能力。

5）评估患者辅助检查，如头颅CT、头颅MRI、脑脊液检查、脑血管造影等。同时要进行血、尿常规，肝功，肾功，血糖，凝血功能，血离子及心电图等检查，以了解患者的全身状态。

（4）常见护理问题

1）潜在并发症：脑疝。

2）有受伤的危险：与脑出血导致脑功能损害、意识障碍有关。

3）潜在并发症：上消化道出血。

2．缺血性脑卒中

（1）临床诊断：在无前驱症状下，突然发病并迅速达高峰，有明确的定位症状和体征。查出原发病，如心脏病、心脏手术、动脉粥样硬化、骨折、大血管穿刺术等原因可确诊。头颅CT可见低密度影，MRI病灶区呈长T_1和长T_2信号。腰椎穿刺检查有助于了解颅内压、炎性栓塞及出血性梗死。心电图可表现为心律失常、心肌损害，胸部X片可见心脏扩大。

目前最常使用美国国立卫生院研究院卒中量表（National Institute of Health Stroke Scale，NIHSS）对急性缺血性脑卒中患者进行量化评估。NIHSS评分内容包括意识水平（意识水平、意识水平提问、意识水平指令）、凝视、视野、面瘫、上肢运动、下肢运动、肢体共济运动、感觉、语言、构音障碍、忽视。评分范围为0～42分，分数越高表示神经受损越严重，具体分级如下：① 0～1分：正常或近乎正常；② 1～4分：轻度卒中/小卒中；③ 5～15分：中度卒中；④ 15～20分：中重度卒中；⑤ 21～42分：重度卒中。

（2）临床表现

1）突发颜面部、上下肢或单侧肢体无力。

2）突发言语障碍，或者理解力下降。

3）单侧或双侧视物模糊。

4）突发头昏、平衡调节障碍或行走困难。

5）突发不明原因的头痛。

（3）评估项目

1）评估患者是否存在高血压、糖尿病、心房颤动、吸烟、饮酒、肥胖、饮食不合理、缺乏体育锻炼等危险因素。

2）评估患者神经功能损害程度。

3）评估患者生活自理能力及营养状况。

4）评估患者的经济状况、社会支持及心理状态。

5）评估患者的依从性。

6）评估患者血液及影像学检查：血液检查包括血常规、血流变、血糖、血脂、肾功能、凝血功能等。这些检查有助于发现缺血性脑卒中的危险因素，并对病因进行鉴别。头颅 CT 是最常用的检查。脑梗死发病 24h 内一般无影像学改变，24h 后梗死区可呈低密度影像。与 CT 相比，MRI 可以发现脑干、小脑梗死及小灶梗死。其中数字减影血管造影（DSA）是脑血管病变检查的金标准。经颅多普勒超声（TCD）对评估颅内外血管狭窄、闭塞、血管痉挛或侧支循环建立的程度有帮助。

（4）常见护理问题

1）躯体活动障碍：与运动中枢损害致肢体瘫痪有关。

2）语言沟通障碍：与语言中枢损害有关。

3）吞咽障碍：与意识障碍或延髓麻痹有关。

（四）护理管理

1. 健康教育　开展具有老年人群特色的脑卒中防治知识教育是改善患者疾病整体控制水平的重要举措。对脑卒中的可干预危险因素进行积极有效的预防，可明显降低脑卒中发病率，减轻脑卒中疾病负担。

（1）高血压：高血压是脑血管病发病最主要的危险因素。对于血压水平高或已有原发性高血压的人群，推荐非药物性治疗。《中国脑卒中防治指导规范（2021 年版）》指出对于伴有慢性肾脏病或者合并 2 型糖尿病的原发性高血压患者，降压目标值为 130/80mmHg 以下。对于年龄≥80 岁的高血压患者，应将血压控制在 150/90mmHg 以下。

（2）糖尿病：糖尿病患者发生脑卒中的危险性约是普通人的 4 倍，脑卒中的病情轻重和预后与糖尿病患者的血糖水平以及病情控制情况有关。一般糖尿病患者血糖控制目标值为糖化血红蛋白 7.0% 以下。

（3）心脏疾病：各种心脏疾病均可增加老年人患脑梗死的危险性，如冠心病、心房纤颤、急性心肌梗死、心脏瓣膜病等。心脏病常引起栓塞性脑卒中，预防措施主要是应用抗凝药物和抗血小板药物。

（4）高血脂：低密度脂蛋白增高是颈动脉粥样硬化的危险因素，但高胆固醇血症却不是脑卒中的危险因素。防治时强调以控制饮食及体育锻炼为主，药物治疗为辅，如他汀类药物对于糖尿病等引起的继发性血脂异常，应积极治疗原发病。

（5）高同型半胱氨酸血症：患者首先应从饮食上进行调整，通过食用蔬菜、水果、鱼类、肉类、豆类、谷类摄入叶酸、维生素 B_6 和维生素 B_{12}；其次可采用药物进行调理，如口服甲钴胺片、叶酸片、维生素 B_6 和维生素 B_{12}。

（6）吸烟：吸烟可以使缺血性脑卒中相对风险增加 90%，使蛛网膜下腔出血风险增加 2 倍。研究表明，吸烟者缺血性脑卒中和出血性脑卒中风险均增加。被动吸烟者脑卒中风险也增加 30%。随着每天吸烟数量的增加，脑卒中风险随之升高。

（7）饮酒：每周酒精摄入超过 300g 称为大量饮酒，可增加脑卒中发病风险。并且有研究显示,随着饮酒量的增加,血压水平和脑卒中发病风险呈正相关。

(8)肥胖:减轻体重可明显降低超重或肥胖者患心脑血管疾病的风险。目前关于肥胖与脑卒中关系的研究结论较为统一:BMI 增高和腹型肥胖均是脑卒中的独立危险因素。因此,应注意控制饮食,增加体育锻炼,将体重控制在理想范围内。

2. 日常管理　应保持呼吸道通畅,舌后坠明显者给予留置口咽通气管,患者可取侧卧位或平卧位,头偏向一侧,以防止呕吐物误吸入气道,准备负压吸引器。避免各种引起颅内压增高的因素,如剧烈咳嗽、打喷嚏、用力排便等。过度烦躁不安患者可遵医嘱适量使用镇静剂,便秘者遵医嘱使用缓泻剂。保持床单位干燥整洁,保持患者皮肤清洁,预防压力性损伤。保持瘫痪肢体功能位摆放。

3. 饮食管理　给予患者高蛋白、高维生素、清淡、易消化、营养丰富的流质或半流质饮食,补充足够水分(每天不少于 2 500mL)和热量。昏迷或有吞咽障碍者,遵医嘱予鼻饲饮食。鼻饲前协助患者翻身、叩背,清理呼吸道分泌物,抬高床头 15°～30°,每餐前抽吸胃液,确保鼻饲管位置,观察有无应激性溃疡及上一餐食物消化情况。膳食温度适宜,喂水或喂食不宜过急,遇患者呕吐或反流呛咳时应暂停片刻,进食后 30min 内,减少对患者的刺激与翻动,防止食物呛入气道引起窒息或吸入性肺炎。食物应无刺激性、温度适宜,少量多餐。

4. 康复锻炼　现代康复理论和实践证明,有效的康复训练能够减轻患者功能上的残疾,提高患者的满意度,加速卒中的康复进程,降低潜在的护理费用,节约社会资源。

(1)运动障碍康复:运动训练应考虑患者的年龄、性别、体能、疾病性质及程度,选择合适的运动方式、持续时间、运动频率和进展速度。

1)早期康复干预:一般情况下,缺血性脑卒中患者只要意识清楚,生命体征平稳,病情不再进展后 48h 即可进行康复训练;大多数脑出血患者康复可在发病后 10～14d 开始,只要不妨碍治疗,康复训练开展得越早,功能康复的可能性就越大,预后也就越好。早期康复护理的内容包括重视患侧刺激、良肢位摆放、体位变换(翻身)、床上运动训练(Bobath 握手、关节被动运动、桥式运动、起坐训练)。

2)恢复期运动训练:主要包括转移动作训练、坐位训练、站立训练、步行训练、平衡共济训练、日常生活活动训练等。上肢功能训练一般采用运动疗法和作业疗法相结合的方式;下肢功能训练主要以改善步态为主。具体方法有踝关节选择性背屈和跖屈运动、患侧下肢负重及平衡能力训练等。

3)综合康复治疗:根据病情,指导患者合理选用针灸、按摩、理疗等辅助治疗,以促进运动功能的恢复。

(2)感觉障碍康复:感觉训练包括在运动训练中,建立感觉 - 运动训练一体化的概念。可进行肢体的按摩、拍打、针灸、理疗、被动运动和各种冷、热、电的刺激。如每天用温水擦洗感觉障碍的身体部位,以促进血液循环;被动活动关节时反复适度地挤压关节、牵拉肌肉、韧带,让患者注视患肢并认真体会其位置、方向及运动感觉,让患者闭目寻找停滞在不同位置的患肢的不同部位,这些方法可促进患者本体感觉的恢复。

(3)吞咽功能障碍康复

1)病情评估:急性脑卒中患者经口进食、进水前均应完成吞咽功能筛查。有可疑误吸风险的患者需进一步检查来明确是否存在误吸及明确导致吞咽困难的原因,并指导治疗方案。

2)饮食护理:①体位选择:能坐起的患者取坐位进食,头略前屈,不能坐起的患者取仰卧位将床头摇高 30°,头下垫枕使头部前屈;②食物的选择:选择患者喜爱的营养丰富易消化的食物,注意食物的色、香、味及温度,食物应符合:柔软、密度与性状均一;不易松散,有一定黏度;能够变形,利于顺利通过口腔和咽部;不易粘在黏膜上;③吞咽方法的选择:空吞咽和吞咽食物交替进行;侧方吞咽;点头样吞咽;④对不能吞咽的患者,应予鼻饲饮食。

3) 康复指导：具体康复方法包括唇、舌、颜面肌和颈部屈肌的主动运动和肌力训练；先进食糊状或胶冻状食物，少量多餐，逐步过渡到普通食物；进食时取坐位，颈部稍前屈；软腭冰刺激；咽下食物练习呼气或咳嗽（预防误吸）；构音器官的运动训练（有助于改善吞咽功能）。

（4）言语障碍康复

1) 沟通方法指导：鼓励患者采取任何方式向医护人员或照护人员表达自己的需要，可借助符号、图片、描画、表情、手势、交流手册及交流板等提供简单而有效的双向沟通方式。

2) 语言康复训练：对于失语症的患者，应制订个体化的全面语言康复计划，并组织实施；构音障碍的康复以发音训练为主，遵循由易到难的原则。具体方法有：①肌群运动训练：指进行唇、舌、齿、软腭、咽、喉与颌肌群运动，包括缩唇、叩齿、伸舌、卷舌、鼓腮、吹气、咳嗽等活动。②发音训练：由训练张口诱发唇音（a、o、u）、唇齿音（b、p、m）、舌音，到反复发单音节音（pa、da、ka），当能够完成单音节发音后，让患者复诵简单句，如早 - 早上 - 早上好。③复述训练：复述单词和词汇，可出示与需要复诵内容一致的图片，让患者每次复述 3～5 遍，轮回训练，巩固效果。④命名训练：让患者指出常用物品的名称及说出家人的姓名等。⑤刺激法训练：采用患者所熟悉的、常用的、有意义的内容进行刺激，要求语速、语调和词汇长短调整合适；刺激后应诱导而不是强迫患者应答；多次反复给予刺激，且不宜过早纠正错误；可利用相关刺激和环境刺激法等，如听语指字、指图和指物。

5. **心理护理** 因偏瘫、失语及肢体和语言功能恢复速度慢、用时长，日常生活需依赖他人照顾，可使患者产生焦虑、抑郁等心理问题，进而影响疾病的康复和患者生活质量。应关心、尊重患者，鼓励其表达自己的感受，避免任何刺激和伤害患者的言行。多与患者和照护人员沟通，耐心解答患者和照护人员提出的问题，解除患者的思想顾虑。

6. **药物治疗** 脑卒中患者常联合应用溶栓、抗凝、脑代谢活化剂等多种药物治疗。应熟悉患者所用药物的药理作用、用药注意事项、不良反应和观察要点，遵医嘱正确用药。

7. **并发症防治**

（1）脑疝

1) 对于出血性脑卒中患者，应密切观察生命体征、头痛情况、瞳孔、意识等变化。出现头痛加剧、意识改变、瞳孔变化、脉搏减慢甚至呕吐，应立即报告医生，进行脱水、降颅压处理，防止脑疝发生。

2) 绝对卧床休息，一般为 4～6 周，抬高床头 15°～30°。遵医嘱给予降颅内压药物，首选甘露醇。

3) 分析血压升高的原因，综合管理脑出血患者的血压。

4) 为保持大便通畅，增加膳食纤维的摄入。便秘者使用缓泻剂，必要时用开塞露通便，切忌大便时用力过度和憋气。

（2）肺部感染：脑卒中患者并发肺部感染的原因包括胃食管反流及口腔感染因素。胃食管反流预防方法如下。

1) 针对昏迷卧床的患者给予鼻饲维持营养，鼻饲食物配制由营养科医生制订，每次鼻饲前应检查胃管刻度、避免滑出，回抽胃液明确其在胃内，再进行鼻饲。

2) 每次鼻饲前调整体位，抬高床头 30°～60°，鼻饲后维持 30min 该体位，然后恢复仰卧位。

3) 鼻饲后使用 30mL 温水冲洗胃管，防止堵塞。

4) 进行吞咽康复训练，包括发音训练、吸吮训练、舌部运动训练、有效咳嗽等。

5) 每次鼻饲前监测胃液残留量，如果残留量 >150mL，说明胃排空能力差，可延长鼻饲间隔时间或停止鼻饲 1 次。

口腔感染预防方法：神志清醒的患者进食前后漱口。不能自行漱口者，每日进行口腔护理 2 次，必要时可增加频次。

（3）上消化道出血：上消化道出血是脑卒中患者最为严重的并发症之一，不仅会加重患者病情的发展，同时还会给患者的预后带来严重影响。

1）应密切观察患者的病情变化，及时发现出血倾向并采取措施。

2）加强患者的生命体征和各类症状监测，如果患者出现意识障碍加重、烦躁不安、体温持续升高、血压下降、心率加快、上腹饱胀、呃逆、肠蠕动增加等表现应考虑消化道出血的可能。

3）如出现消化道出血，遵医嘱给予禁食、胃肠减压及止血、抑酸等治疗。

4）对于出血量较大的患者，应及时补充血容量、输液、配血、输血等治疗。

（4）排尿障碍与尿路感染：排尿障碍在脑卒中早期很常见，主要包括尿失禁与尿潴留。住院期间40%～60%中重度脑卒中患者发生尿失禁，29%发生尿潴留。

1）有排尿障碍者，应早期评估和康复治疗。

2）尿失禁者应尽量避免留置尿管，可定时使用便盆或便壶。

3）尿潴留者应测定膀胱残余尿，可配合物理按摩、针灸等方法促进恢复排尿功能。必要时可间歇性导尿或留置导尿。

4）有尿路感染者根据病情采取抗感染治疗，但不推荐预防性使用。

（5）痫性发作：卒中后癫痫患者的数量不断增多，癫痫发作又会增加卒中患者死亡的风险，导致卒中幸存者神经功能障碍、预后差、住院时间延长、康复延迟，给社会和医疗增加沉重负担。

1）缺血性脑卒中患者出现痫性发作时，应把患者头偏向一侧，解开患者衣扣，保持呼吸道通畅，避免引起患者窒息。一旦出现窒息会造成患者缺血缺氧时间过长，严重时导致死亡。

2）癫痫发作时避免随意搬动、扯拉患者，避免肌肉损伤或骨折。

3）癫痫发作尤其是大发作时，需要注意尽快建立静脉通道，及时遵医嘱使用抗癫痫药物终止发作。

（6）深静脉血栓和肺栓塞：深静脉血栓形成（deep vein thrombosis，DVT）的危险因素包括静脉血流淤滞、静脉系统内皮损伤和血液高凝状态。瘫痪、高龄及心房颤动者发生DVT的比例更高，症状性DVT发生率为2%。DVT最重要的并发症为肺栓塞。

1）尽早开始下肢主动或被动活动；尽早下床活动；避免脱水，保证有效循环血量；有创操作动作轻柔精细，尽量微创。

2）遵医嘱使用抗凝药物，包括低分子肝素、普通肝素、磺达肝癸钠、华法林和新型口服抗凝药，注意药物副作用。

3）使用间歇充气加压装置、抗栓弹力袜和足底静脉泵等。

二、老年帕金森病的评估与管理

（一）概述

帕金森病（Parkinson's disease，PD）又称震颤麻痹，是一种进展性神经退行性疾病，主要表现为运动迟缓、静止性震颤、肌肉强直等临床症状。早期日常生活能力可不受到影响，仍能完成基础工作；中晚期行走能力及自理能力均受到严重影响，无法正常工作，出现平衡功能受损、步态稳定性下降、行动受限等表现，从而导致跌倒事件的发生。跌倒常发生于老年或晚期PD患者中，随着病程与年龄的增加，跌倒风险逐渐增加，85%的跌倒具有可预防性，科学的跌倒预防管理措施可以有效减少跌倒事件的发生率。

（二）病因与发病机制

本病病因不明确，发病机制十分复杂，与众多因素有关。平衡障碍、静止性震颤、运动迟缓和肌僵直为帕金森病主要症状，是导致患者功能障碍和生活质量下降最重要的原因之一。

（三）护理评估

1.临床诊断　确定帕金森综合征的诊断是帕金森病诊断的先决条件。帕金森综合征的诊断基于3个核心运动症状,即必备"运动迟缓",以及"静止性震颤"或"肌强直"2项症状或体征中的1项。由于帕金森病早期通常不出现姿势平衡障碍,新的诊断标准为了提高早期诊断率,去掉了帕金森综合征中"姿势平衡障碍"这一项。新的诊断标准指出"运动迟缓""静止性震颤"和"肌强直"3项核心运动症状。

2. 临床表现

（1）运动症状常始于一侧上肢,逐渐累及同侧下肢,再波及对侧上肢及下肢,包括静止性震颤、肌强直、运动迟缓和姿势平衡障碍。

（2）非运动障碍也是常见和重要的临床征象,可发生于运动症状出现之前,甚至多年或之后,包括感觉障碍、睡眠障碍、自主神经功能障碍、精神障碍等。

3. 评估项目

（1）安全评估。

（2）日常生活能力评估。

（3）非运动症状的评估。

（4）营养风险评估。

（5）心理及社会功能评估。

（6）疾病认知评估。

4. 常见护理问题

（1）躯体活动障碍:与黑质病变、锥体外系功能障碍致震颤、肌强直、体位不稳有关。

（2）潜在并发症:跌倒、便秘等。

（四）护理管理

1. 健康教育　做好安全评估与防范,尤其做好防跌倒宣教。

（1）跌倒史:既往有跌倒史的患者再次出现跌倒的可能性较无跌倒史的患者高,尤其是近1年或近半年内有过跌倒史者,跌倒风险更高。

（2）疾病严重程度及病程时间:疾病越严重、病程越长的患者跌倒风险越高。与非跌倒患者相比,跌倒患者通常病程更长。

（3）左旋多巴等药物:应用左旋多巴及多巴胺受体激动剂可增加跌倒风险,且左旋多巴等药物剂量越高,跌倒风险越高。

（4）冻结步态:冻结步态是一种比较特殊的异常步态。患者感觉到双脚如同粘在地板上或者被地板吸住,抬脚迈步困难,数秒钟甚至几分钟后,患者才可以行走。常发生在起步及转身时,身体重心已改变,而下肢不能及时移动造成跌倒。随着病情加重,冻结步态会出现在行走过程中,因其突然发生,具有不可预测性,极大地增加了跌倒风险。冻结步态是帕金森病患者的一项重要跌倒风险因素。而且,冻结步态与向前跌倒密切相关。

（5）平衡障碍:跌倒重要危险因素之一。虽然跌倒等平衡障碍的症状常在病程晚期出现,但帕金森病早期也可出现身体摇摆异常,即轻度的平衡功能失调,随着病程的进展逐渐加重,增加发生跌倒的风险。人体姿势维持稳定一方面通过在运动或受到干扰前的预期姿势调整,另一方面是依靠对外界干扰引起的感觉反馈(视觉、前庭觉、躯体感觉)的反应所产生的姿势控制,即自动姿势反应。

（6）认知功能障碍:额叶功能障碍被认为与跌倒有关,其中注意、警觉与执行功能障碍可能与跌倒的关系更为密切。额叶功能障碍或者额叶与基底节连接断开被认为参与了冻结步态的发生。

（7）严重的异动症与慌张步态:异动症是常见的左旋多巴的运动并发症之一。患者服药后的肢体尤其是躯干的不自主舞蹈样动作影响患者重心,增加了跌倒的风险,慌张步态是帕金森病患者特有的步态形式,患者在行走时身体前倾,向前冲不能自行停止,从而发生跌倒。

（8）应用抗精神病类药物：如服用抗抑郁药、神经镇静剂（喹硫平）等的患者跌倒风险更高。

2. 风险管理

（1）运动障碍评估：2002年，国际帕金森和运动障碍协会修订了统一的帕金森病评定量表（MDS-UPDRS），是目前评定PD严重程度的金标准。MDS-UPDRS由四个部分组成，运动障碍是该评估表第三部分 MDS-UPDRS Ⅲ（附录1）。该评估由具备PD症状评估资质的康复师进行。

（2）疾病严重程度：使用帕金森病 Hoehn-Yahr 分级量表（表3-5），评估疾病进展程度。该量表分期范围为1～5级，共7个等级，等级越高，疾病进展越严重。1级为仅单侧患病；1.5级为单肢患病，同时对侧可疑受累，或影响中轴肌肉；2级为双侧均患病，但不影响平衡；2.5级为双侧均患病，轻度影响平衡，但尚能自动纠正；3级为双侧均有症状，伴有姿势平衡障碍，难以自动纠正姿势；4级为严重残疾，勉强行走；5级为完全失去自主行走能力，长期卧床或依赖轮椅。疾病严重程度越高，潜在跌倒风险越高。

表3-5　帕金森病 Hoehn-Yahr 分级量表

帕金森病 Hoehn-Yahr 分级量表：用于评估疾病的进展程度。

0级：无任何症状和体征

1级：一侧肢体受累症状

1.5级：一侧肢体受累症状，伴有躯体肌肉受累症状

2级：双侧肢体受累症状，无平衡障碍

2.5级：双侧肢体轻度受累，伴有轻度平衡障碍（姿势稳定性试验，后拉双肩后可自行恢复）

3级：双侧肢体中度受累，伴有明显的姿势不稳，患者的许多功能受限制，但生活能自理，转弯变慢

4级：双侧肢体严重受累，勉强能独立行走或站立

5级：卧床或生活在轮椅上（帕金森病晚期）

（3）日常生活能力评估：使用 Barthel 指数量表评估患者在日常生活中照顾自己的能力，该量表包括10个项目，总分0～100分，分数越低活动能力及生活质量越差，存在跌倒风险越高。

3. 行为管理　运动疗法在改善运动症状的基础上降低跌倒的发生率，包括步态、平衡和综合训练。综合训练是帕金森患者常用疗法，常用的综合训练疗法包括以下几种。

（1）太极拳训练：太极拳是一种以平衡为基础的运动，通过增加步长、改善功能障碍，进而有效地预防跌倒。此训练方法需在专业太极拳老师指导下进行。太极拳五功包括太极桩、开合桩、起落桩、虚实桩和阴阳桩；六法包括云手、野马分鬃、搂膝拗步、金鸡独立、左右蹬脚和揽雀尾。PD受试者进行1次/d，3遍/次，5d/周的太极拳"五功六法"练习，太极拳"五功六法"做1遍大约18min，每次做3遍，共计50～60min。练习时，要求受试者心率达到靶心率，并维持10min左右。根据 Jungmann 公式算出每位受试者的靶心率，年龄<60岁，靶心率=180－年龄；年龄>60岁，靶心率=170－年龄。受试者根据自身的具体情况，通过调整拳架高低调节自身的运动强度，使心率处于95～115次/min的靶心率范围之内。

（2）八段锦训练：八段锦以中医经络学说为基础，具有调神、调息、调形的作用，其动作简单、易于掌握，通过八段锦练习，患者躯体功能得到改善，肌肉运动能力、身体平衡能力得到提高。按照2003年国家体育总局颁布的"健身气功八段锦"训练标准进行训练，包括握拳预备式、两手托天理三焦、左右开弓似射雕、调理脾胃须单举、五劳七伤往后瞧、摇头摆尾去心火、两手攀足固肾腰、攒拳怒目增气力、背后七颠百病消、收势，共10个训练动作。在正式训练之前，由专业教练集中讲授训练方法，包括演示讲解每个动作的规范做法及注意事项，确保患者

熟练掌握每个训练动作。训练开始后,集中在专业教练的指导下练习八段锦,评估患者情况,选择适宜患者锻炼的最佳方式进行,例如:每天固定时间段开始,每次约 30min,每天 1 次,共 3 周。练习时先开始进行 5min 的身体关节度和活动度的拉伸,运气 3min 后开始继续训练八段锦,每遍 12min,共连续练习 2 遍,再进行 3min 的身体拍打以及放松等运动。

(3)功能锻炼:鼓励患者自行穿衣、拉拉链、系扣子,加强上下肢的配合训练。起床困难的患者,照护人员应适当将床头抬高、床尾接绳,帮助患者牵拉起床,并告知患者平时坐在带有扶手的椅子上,便于起立。

4. 日常管理

(1)加强基础设施布局和安全防范管理:PD 患者在日常生活中困难重重,跌倒事故随时可能发生,应根据居住情况适当改善居家环境。应保证环境光线充足,配备夜灯,确保电源开关易触及;清除障碍物,保持地面平整干燥,楼梯台阶设置扶栏,确保楼梯表面没有可能使人跌倒的金属条或橡胶垫;家具应放置稳固,固定有序,紧挨床的位置放置一把椅面高度适宜并带有扶手的椅子;卫生间地面应有防滑垫,马桶和浴缸两侧加扶手并设紧急呼叫铃,厕纸放在随手可拿处;厨房锅具尽量放在里侧,把手内收。为了防止跌倒、减少患者够取物品时的弯腰程度,可将常用的物品放在患者肩部与膝盖之间的位置,同时指导照护人员正确看护方式与技巧。建议日常生活中衣着宽松,鞋子合脚、平跟、防滑。

(2)用药观察:教会 PD 患者在服药过程中正确判断出现的症状波动,如开关现象、剂末现象、晨僵、异动症等,避开出现症状波动时期活动,可以预防跌倒的发生。医护人员应详细向 PD 患者及照护人员讲解用药目的、时间、剂量、方法及不良反应等。嘱咐患者及照护人员严格监测用药效果,当增加跌倒风险的药物时重视其不良反应,必要时应询问医生是否需要调整或减少用药,并使用步行辅助工具行走。使用镇静药物的患者应告知其未完全清醒前不要下床活动,使用跌倒风险评估量表评估后,给予跌倒高风险患者床头贴“防止跌倒”警示牌,衣服上臂外侧贴“小心跌倒”警示贴。

(3)营养支持:可帮助抗 PD 药物发挥更佳疗效以改善运动障碍等临床症状,降低跌倒风险。饮食中的蛋白质会干扰左旋多巴的摄入,指南推荐 PD 患者选择蛋白质再分配饮食,即将每天的蛋白质摄入总量仍控制在 0.8g/kg,但将白天的蛋白质含量严格限制在 7g,在晚餐时给予摄入剩余的蛋白质;不建议 PD 患者减少蛋白质的摄入量。建议 PD 患者遵医嘱服用维生素 D 补充剂或在饮食中增加鱼、肝脏和坚果等富含维生素 D 的食物。

(4)教育培训:教育培训是提高患者跌倒预防认知水平及自我管理能力、降低护理依赖的重要途径。根据 PD 患者及照护人员的阅读水平,提供清晰易懂的防跌倒教育材料;建议 PD 患者使用跌倒日记记录跌倒发生时的状况;指导 PD 患者及照护人员自主学习跌倒预防自我管理的相关知识等。

(刘 华)

第四节 心血管系统疾病的评估与管理

高血压、冠心病是我国老年人最常见的心血管慢性疾病,老年高血压除了导致心功能不全、卒中、慢性肾脏病等靶器官损害,还与跌倒、躯体功能障碍和认知功能障碍相关。老年高血压的知晓率、治疗率和控制率仍在较低水平,老年高血压的起始降压目标和靶目标存有许多争议,增加了血压管理的复杂性。根据世界卫生组织的统计结果,冠心病已是人类的第一杀手,由于老年人合并高血压、高脂血症、糖尿病等多种危险因素,且其发病率随增龄逐渐加重,老年人心血管结构和功能变化导致急性冠脉综合征老年人血运重建成功率低,出血、感染发生率高,预后不良,而且老年冠心病患者临床表现常不典型,漏诊率高。因此,了解老年高血压、冠心病的生理特点，提高评估与管理水平，从而降低老年心血管疾病的死亡率尤为重要。

一、老年高血压评估与管理

高血压是以体循环动脉血压升高为特征的心血管综合征，可分为原发性高血压（primary hypertension）和继发性高血压（secondary hypertension）。前者病因不明（通常简称为高血压），后者是由某些确定疾病或病因引起的血压升高，占高血压患者的5%~10%。高血压是最常见的慢性病之一，也是心脑血管病最主要的危险因素，可导致脑卒中、心力衰竭及慢性肾脏病等并发症，严重影响老年患者的生存质量。

（一）概述

1. 定义　老年高血压是指年龄≥65岁，在未服用降压药物的情况下，非同日3次测量收缩压（SBP）≥140mmHg和/或舒张压（DBP）≥90mmHg。单纯收缩期高血压是指SBP≥140mmHg且DBP<90mmHg，因多发于老年人，又叫老年性收缩期高血压。而不同血压测量方法对应的高血压诊断标准也有所不同，如动态血压和家庭血压监测的方法有所不同，其诊断标准就有所区别（表3-6）。

表3-6　不同血压测量方法对应的高血压诊断标准

血压测量方法	诊断标准
诊室血压	≥140/90mmHg
动态血压（ABPM）	24h平均SBP/DBP≥130/80mmHg
	白天平均SBP/DBP≥135/85mmHg
	夜间平均SBP/DBP≥120/70mmHg
家庭血压（HBPM）	≥135/85mmHg

随着年龄增长，老年人大动脉粥样硬化加重，血管弹性降低；左心室肥厚，舒张功能减退；压力感受器敏感性下降，交感-副交感神经调节和血管调节等能力下降；肾功能下降，水盐代谢能力减弱；胰岛素抵抗，糖代谢异常；内分泌功能减退导致外周血管阻力增加和细胞外容量增加。因此，老年高血压的临床表现与成年人相比有其特殊性。

2. 老年高血压的测量　诊室血压是由医护人员在标准条件下按统一规范进行测量得到的血压值，是目前诊断高血压、进行血压水平分级以及观察降压疗效的常用方法。使用通过国际标准方案认证的上臂式医用电子血压计，并定期校准。使用标准规格的袖带（气囊长度22~26cm、宽度12cm），肥胖或臂围大者需使用大规格袖带。测量前被测量者安静休息至少5min，将捆绑袖带的上臂放在桌子上与心脏处于同一水平。首诊时建议测量双上臂血压，取读数较高一侧的血压值。测量血压时，至少测量2次，间隔1~2min，读取2次测量的平均值。

疑诊体位性低血压者，应同时测量站立位血压。站立位血压在卧位改为站立后1min和3min时测量。体位性低血压的诊断标准：从卧位转为立位后3min内收缩压下降≥20mmHg和/或舒张压下降≥10mmHg，可伴或不伴低灌注症状。诊室血压的测量频次推荐健康人群每年测量血压1~2次，高血压易患人群建议每3~6个月测量血压1次。

3. 老年高血压特点

（1）收缩压增高，脉压增大：老年高血压患者多以单纯收缩压升高为主，主要原因为老年人存在不同程度的动脉粥样硬化，会导致血管僵硬、弹性降低，当血管收缩时管壁压力增大，血压迅速上升，血管舒张时管壁压力瞬间降低造成脉压差过大，一般临床上以脉压差>40mmHg称为脉压差变大，老年人脉压差一般维持在50~100mmHg之间。

（2）血压昼夜节律异常：正常人血压变化是夜间血压比日间低 10%～20%，老年人的血压变化特点可表现为夜间血压下降幅度＜10% 或＞20%，甚至夜间血压反较白天升高。除此之外，老年人以清晨高血压最多见。

（3）诊室高血压和假性高血压常见：老年人血压波动易受情绪因素影响，诊室高血压即白大衣高血压，在老年患者中较常见，故鼓励老年人做好家庭血压测量。老年人因可能存在广泛的动脉粥样硬化和钙化，常在血压测量过程中出现假性高血压现象。

（4）体位性低血压和餐后低血压多见：老年患者进食后或者突然起床时会出现血压下降的情况，易造成头晕、肢体麻木等症状，从而增加跌倒、外伤、骨折等风险。因此，老年高血压患者起床及餐后活动时动作宜缓慢，注意预防意外发生。

（5）继发性高血压常见：常见继发性高血压有肾血管性高血压、肾性高血压、原发性醛固酮增多症，睡眠呼吸暂停低通气综合征也常导致高血压或使高血压加重。

（6）常与多种疾病并存，并发症多：老年高血压常伴发高血脂、糖尿病、肾功能不全、冠心病和脑卒中等，这些并发症会加重高血压的程度，增加治疗的难度。

4. 老年高血压的主要影响因素　包括遗传、年龄、超重肥胖、高盐摄入、吸烟、过量饮酒、运动量不足、长期精神紧张、空气污染等。个体具有的危险因素越多，程度越严重，血压水平越高，高血压患病风险越大。

（1）遗传因素：原发性高血压有明显的家族聚集性，双亲具有高血压的正常血压子女未来发生高血压的概率高达 46%，约 60% 患者有高血压家族史。

（2）膳食因素：不健康的饮食习惯是高血压的重要危险因素，高盐、高脂饮食可导致血压升高。钠的摄入量与血压水平和高血压患病率均呈正相关，世界卫生组织推荐量为每人每日食盐摄入量＜5.0g。膳食纤维可以降低钠盐吸收，增加钠离子排出，抑制血压升高。增加不饱和脂肪酸（如大豆油、橄榄油等植物油以及鱼油）和减少饱和脂肪酸（如猪油、黄油等）的摄入有利于降低血压。

（3）过量饮酒：根据《中国居民膳食指南（2022）》，建议每日纯酒精摄入量小于 15g，我国 18 岁及以上居民饮酒者中有害饮酒率为 9.3%。限制饮酒与血压下降显著相关。

（4）吸烟影响：吸烟者的收缩压和舒张压均明显高于不吸烟者，有高血压家族史、肥胖、血脂异常的吸烟者患高血压的风险更高。戒烟可显著降低高血压老年人心脑血管疾病进展的风险，降低冠心病老年人的远期病死率可达 36%，戒烟并控制血压可使人群缺血性心脏病的发病风险降低 2/3。

（5）超重及肥胖的影响：正常体重是指身体质量指数（body mass index，BMI）为 18.5～23.9kg/m²［BMI＝体重÷身高²（kg/m²）］，且男性腰围＜90cm、女性腰围＜85cm。超重和肥胖可增加高血压和心脑血管疾病的患病风险，尤其是中心性肥胖。肥胖者发生高血压的风险是 BMI 正常者的 3 倍。

（6）运动缺乏：积极规律的运动可降低高血压的患病风险，改善体质和健康水平。大量证据显示，高血压老年人可从适量运动中获益，适量运动可降低高血压老年人心脑血管疾病进展的风险。规律的中等强度运动可使收缩压下降 5～17mmHg，舒张压下降 2～10mmHg。

（7）精神心理因素：高血压发病与长期精神紧张、焦虑、高负荷压力等因素显著相关。在应激状态下，心率、血压、体温、肌肉紧张度、代谢水平等均可能发生显著变化。焦虑、抑郁状态可增加高血压的患病风险。同时焦虑和抑郁症状可影响高血压的治疗效果，直接降低高血压非药物治疗的效果。

（二）病因与发病机制

1. 神经机制　各种原因使大脑皮质下神经中枢功能发生变化，神经递质浓度与活性异常，引发交感神经系统活性亢进，血浆儿茶酚胺浓度升高，小动脉收缩增强，导致血压上升。

2. 肾脏机制　各种原因引起肾性水钠潴留，机体为避免心排血量增高使组织过度灌注，全身阻力小动脉收缩增强，导致外周血管阻力增高。或者通过排钠激素分泌释放增加使外周血管阻力增高。

3. 激素机制　肾素 - 血管紧张素 - 醛固酮系统（RAAS）激活使血压升高，参与高血压发病。

（三）护理评估

1. 临床诊断　临床显示老年人仅以 <140/90mmHg 为血压诊断标准达标率很低，根据血压升高水平将高血压分为 1 级、2 级、3 级（表 3-7）。

表 3-7　老年高血压水平定义与分级

分类	SBP/mmHg		DBP/mmHg
正常血压	<120	和	<80
正常高值	120～139	和 / 或	80～89
高血压	140	和 / 或	90
1 级高血压	140～159	和 / 或	90～99
2 级高血压	160～179	和 / 或	100～109
3 级高血压	180	和 / 或	110
单纯收缩期高血压（ISH）	140	和	<90

2. 临床表现

（1）症状：原发性高血压大多数起病缓慢，无特殊症状，仅在测血压时或发生心、脑、肾并发症时才被发现。可出现头晕、头痛、颈项紧张、疲劳、心悸、耳鸣等，在紧张或劳累后加重，但并不一定与血压水平成正比，也可出现视力模糊等症状。

（2）体征：一般无明显体征，可出现血管杂音，心脏听诊可闻及主动脉瓣区第二心音亢进、收缩期杂音或收缩早期喀喇音。

（3）高血压急症（hypertensive emergencies）：指原发性或继发性高血压患者在某些诱因作用下，血压突然升高（一般超过 180/120mmHg），同时伴有进行性心、脑、肾等重要靶器官功能不全的表现。高血压急症包括高血压脑病，表现为严重头痛、恶心、呕吐及嗜睡、癫痫发作和昏迷、颅内出血、脑梗死、急性心力衰竭、急性冠脉综合征等。少数老年患者舒张压持续升高，伴有头痛、视力模糊、眼底及肾脏损害，称为恶性高血压。血压水平的高低与急性靶器官损害的程度不一定成正比，如血压不及时控制会对脏器功能产生严重影响，甚至危及生命。

3. 并发症

（1）脑血管病：包括脑出血、脑血栓形成、腔隙性脑梗死和短暂性脑缺血发作。长期高血压促使脑动脉粥样硬化，可并发脑血栓形成；脑血管发生缺血与变性，容易形成微动脉瘤，从而发生脑出血；脑小动脉闭塞性病变引起腔隙性脑梗死。

（2）心力衰竭和冠心病：长期血压升高，左心室后负荷长期增高可致心室肥厚、扩大，最终导致心力衰竭。也可直接损伤动脉血管壁，引起冠状动脉痉挛，加速冠状动脉粥样硬化的进程，导致冠心病。

（3）慢性肾衰竭：长期持久的血压升高可致进行性肾小球硬化，并加速肾动脉粥样硬化的发生，出现蛋白尿等肾损害，甚至肾衰竭。

（4）主动脉夹层：本症是血液渗入主动脉壁中层形成的夹层血肿，是猝死的病因之一。

（5）视网膜病变：长期高血压视网膜小动脉可发生痉挛，甚至硬化。血压急骤升高可引起视网膜渗出、出血和视盘水肿。

4．评估项目

（1）目前病情与一般状况：评估老年人目前血压水平、有无伴随症状及程度；降压药服用情况，是否有跌倒等受伤的危险；评估老年患者与疾病相关的生活方式，如是否存在盐摄入过多及是否有烟酒嗜好等心血管危险因素；靶器官损害程度及伴随疾病来评估危险程度（表3-8）。①危险因素：血压水平（1～3级）、吸烟或被动吸烟，血脂异常（总胆固醇≥5.2mmol/L 或低密度脂蛋白胆固醇>3.4mmol/L 或高密度脂蛋白胆固醇<1.0mmol/L）、糖耐量受损（餐后2h 血糖7.8～11.0mmol/L）和/或空腹血糖异常（6.1～6.9mmol/L）、腹型肥胖（腰围：男性≥90cm，女性≥85cm）或肥胖（体质指数≥28kg/m^2）、早发心血管病家族史（一级亲属发病年龄≤50岁），高钠、低钾膳食、超重和肥胖、饮酒、精神紧张以及缺乏体力活动。②靶器官损害：左心室肥厚，颈动脉内膜中层厚度增厚（≥0.9mm）或动脉粥样硬化斑块，颈动脉-股动脉脉搏波传导速度≥12m/s，踝/臂指数<0.9，估算的肾小球滤过率降低[eGFR 30～59mL/（min·1.73m^2）]或血清肌酐轻度升高（男性115～133μmol/L，女性107～124μmol/L），微量白蛋白尿（30～300mg/24h 或白蛋白/肌酐比值≥30mg/g）。③并存临床情况：心脏疾病（心肌梗死、心绞痛、冠脉血运重建、充血性心力衰竭）、脑血管疾病（缺血性卒中、脑出血、短暂性脑缺血发作）、糖尿病、肾脏疾病以及外周血管疾病。

表3-8　血压水平的分级、靶器官损害与危险程度

其他危险因素和病史	血压水平/mmHg		
	1级 SBP 140～159 DBP 90～99	2级 SBP 160～179 DBP 100～109	3级 SBP≥180 DBP≥110
1～2个危险因素	中危	中危	很高危
≥3个危险因素或靶器官损害或糖尿病	高危	很高危	很高危
并存临床情况	很高危	很高危	很高危

（2）心理-社会状况：评估老年患者的性格特点、工作环境、心理状况及有无精神创伤史等；对高血压疾病相关知识的了解程度；老年患者的社会支持情况。

（3）身体评估：正确测量血压和心率，必要时测量四肢血压及卧位血压；测量体重指数及腰臀比；评估有无继发性高血压的相关体征。

5．常见护理问题

（1）血压控制不达标：与知识缺乏有关。

（2）疼痛：头痛　与血压升高所致的脑供血不足有关。

（3）有受伤的危险：与低血压反应视物模糊有关。

（4）活动无耐力：与血压升高所致的心、脑、肾循环障碍有关。

（5）潜在的并发症：高血压危象、高血压脑病。

（四）护理管理

1．老年人血压控制目标及监测　对于老年人，年龄≥65岁，血压≥140/90mmHg 应开始启动降压治疗，根据年龄降压目标不同（表3-9）。

（1）家庭监测血压：家庭应使用电子血压计，测量上臂血压最准确，血压计应每年校准1次。建议每天清晨和晚上各测量1次，每次测量2遍取平均值。连续测量7天，取后6天的测量值作为平均值测算出老年患者平均血压水平。血压稳定者可每日测量1次。家庭血压测量方法包括电子血压计测量和24小时动态血压监测两种。家庭血压测量是诊室血压测量的有效补充，鼓励老年高血压患者自备血压计经常监测血压，以便及时发现病情变化。

表 3-9　对老年人起始降压和靶目标推荐意见

发布来源	启动降压阈值 /mmHg	降压目标 /mmHg
《中国老年人血压管理指南2019》	年龄≥65 岁，血压≥140/90，在生活方式干预的同时启动降压药物治疗	<140/90
	年龄≥80 岁，血压≥150/90，启动降压药物治疗	首先应将血压降至<150/90，若耐受性良好，则进一步将血压降至<140/90
	经评估确定为衰弱的高龄高血压老年人，血压≥160/90，应考虑启动减压药物治疗	收缩压控制目标<150，但尽量不低于 130
	如果老年人对降压治疗耐受性良好，不应停止降压治疗	

（2）动态血压监测：动态血压监测可评估 24h 血压昼夜节律、体位性低血压、餐后低血压等。应使用经国际标准方案认证的动态血压测量仪，并定期校准。动态血压监测指标包括 24h、白天（清醒活动）、夜间（睡眠）收缩压和舒张压平均值。通常白天每 30min 测量 1 次，晚上睡眠期间每 1h 测量 1 次。应确保 24h 期间血压有效监测，每小时至少有 1 个血压读数。有效血压读数应达到总监测次数的 70% 以上。

2. 生活方式指导

（1）限盐饮食：减少食用腌熏制食品。每日食盐摄入量 <5.0g，中国人钠盐的人均摄入水平 10.6g/ 天，远远高于世界卫生组织建议的每日食盐摄入 <6g 的标准，而老年人在降低钠盐摄入的同时增加钾盐摄入可以起到降低血压的作用。钾盐丰富的食物主要有水果、蔬菜、粗粮、豆制品、鱼类等。

（2）减少脂肪及饱和脂肪酸，增加不饱和脂肪酸摄入：动物性蛋白质中含有大量的饱和脂肪酸和脂肪，尤其是红色肉类（如猪、牛、羊肉等）脂肪含量均较高；而白色蛋白质（如鸡、鸭、鱼肉、豆制品、菌类等）富含大量不饱和脂肪酸。因此，从健康角度和有效控制血压角度来说，要增加白色蛋白质摄入，减少红色蛋白质的摄入，更能有效降低老年高血压患者的血压，促进老年人健康。增加膳食纤维摄入。膳食纤维主要存在于水果、蔬菜、杂粮中。

需要注意的是高龄患者常伴有营养不良，体重迅速降低可使衰弱发生危险增加，严格的膳食控制和限盐可能导致老年患者营养不良及电解质紊乱。

（3）戒烟限酒：要彻底戒烟，其中二手烟也是引起高血压的诱因。适量饮酒的标准建议是成人每天酒精摄入量小于 15g。

（4）体适能训练：研究发现有氧运动与抗阻运动都可改善老年高血压患者体适能和相关危险因素，但是有氧运动并非适用于所有高龄患者，适当减轻体重，在心肺耐力的测定下规律有氧运动，将体重指数控制在 20.0～23.9kg/m² 比较合理，每周保证 5 次不少于 30min 的体育运动。

（5）保持心理健康：情绪稳定、乐于与人交流沟通、无焦虑抑郁状态也是控制高血压的必要条件。

3. 药物治疗　常用降压药物钙通道阻滞剂（CCB）、血管紧张素转换酶抑制剂（ACEI）、血管紧张素受体拮抗剂（ARB）、利尿剂和 β 受体拮抗剂均可以作为老年高血压患者降压初始和维持用药的选择。在老年患者降压药物选择方面要注意观察降压效果及不良反应（表 3-10），同时遵循以下原则：

（1）初始最小有效剂量，滴定增量至血压达标。

（2）优先使用长效降压药物，平缓控制 24h。

（3）大多数老年患者需要联合使用降压药物，但不推荐衰弱和高龄老年患者初始联合用药。可以单药作为初始治疗，若血压不达标，推荐小剂量联合用药。

（4）高龄患者避免联合使用药物种类过多,警惕用药过多带来的不利影响。

（5）降压过程中注意密切监测不同体位、餐前餐后、不同季节血压变化,识别其他可能降低血压的因素,及时调整用药。

表 3-10　老年高血压患者降压药物的选用及不良反应观察

降压药名称	适用范围	不良反应
利尿剂	老年和高龄老年高血压 ISH 或伴心力衰竭老年人;难治性高血压的基础药物之一	可引起低血钾,长期应用者应定期监测血钾,并适量补钾
钙通道阻滞剂（CCB）	老年高血压 ISH 冠状动脉或颈动脉粥样硬化及周围血管病老年人,可作为一线降压药物	可导致心跳加快、面部潮红、脚踝部水肿等
血管紧张素转换酶抑制剂（ACEI）	可降低心脏前后负荷、不增加心率不降低心脑肾血流、不引起体位性低血压、无停药反跳现象	最常见不良反应为持续性干咳,症状较轻者可坚持服药,不能耐受者可改用 ARB;其他不良反应有低血压、皮疹、高钾,偶见血管神经性水肿
血管紧张素Ⅱ受体拮抗剂（ARB）	具有强效、长效,平稳降压的特点,对老年 ISH 有效	偶有腹泻,长期应用可升高血钾
β受体阻滞剂	伴快速性心律失常、冠心病,心绞痛、慢性心力衰竭的高血压老年人	疲乏、肢体冷感、激动不安、胃肠不适等,影响糖、脂代谢
α受体阻滞剂	不作为一般高血压治疗的首选药,适用于高血压伴前列腺增生老年患者,也用于难治性高血压老年患者的治疗	体位性低血压、晕厥、心悸等

二、老年冠心病的评估与管理

（一）概述

冠状动脉粥样硬化性心脏病（coronary atherosclerotic heart disease,CAHD）或冠状动脉性心脏病（coronary heart disease,CHD）,简称冠心病,是指在冠状动脉粥样硬化（atherosclerosis）的病理改变基础上,伴或不伴有冠状动脉功能异常（如痉挛）,导致心肌缺血、缺氧或坏死而引起的心脏病,亦称为缺血性心脏病（ischemic heart disease,IHD）。临床表现有多种形式,包括无症状性心肌缺血、稳定型心绞痛、急性冠脉综合征、急性心肌梗死、缺血性心肌病及猝死等。它是影响老年人身体健康的一种常见病,也是重要死因之一。

1. 稳定型心绞痛（stable angina pectoris）　亦称劳力性心绞痛,是在冠状动脉狭窄的基础上,由于心肌负荷的增加而引起心肌急剧的、暂时的缺血与缺氧的临床综合征。本病的临床重要特征是在数月内,疼痛发作的程度、频率、持续时间、性质和诱因无明显变化,是冠心病最为常见的临床表现。老年患者由于肌肉骨骼系统疾病或神经系统功能障碍,典型的劳力性心绞痛较少,更多表现为由于进食、失眠、情绪变化、便秘等日常生活活动而诱发心绞痛发作,或者存在心肌缺血但无症状,或者伴有其他疾病,以致临床表现不典型。老年患者往往在患其他疾病,甚至以心力衰竭为首要表现做检查时才发现心肌缺血存在而得以确诊。

2. 急性冠脉综合征（acute coronary syndrome,ACS）　老年人冠心病重要的临床表现,是一组由急性心肌缺血引起的临床综合征,主要包括不稳定型心绞痛（UA）、非 ST 段抬高心肌梗死（NSTEMI）和 ST 段抬高心肌梗死（STEMI）,UA 和 NSTEMI 又统称非 ST 段抬高急性冠脉综合征。发病机制为冠状动脉斑块破裂出血、血栓形成,或者是冠脉血液供应与需求失衡导致心肌细胞发生缺血,甚至坏死。除心电图变化外,还会表现为血心肌酶学（肌钙蛋白）升高，STEMI 老年患者需要急诊冠脉再灌注治疗。NSTEMI 与不稳定型心绞痛则根据老年患者的危险程度，决定是否需要紧急冠脉造影及血运重建。

老年患者非 ST 段抬高急性冠脉综合征高于非老年患者，因多种因素导致心电图表现无 ST 段抬高，也因为脑血管疾病或糖尿病等影响老年患者神经功能，老年患者没有典型的胸痛变化，仅表现为不典型胸闷、气短、呼吸困难、食欲减退、呕吐等非特异性症状导致就诊时间延长。但不稳定型心绞痛若伴有血清心肌坏死标志物升高，即可确立非 ST 段抬高心肌梗死的诊断。

3. 心源性猝死　冠心病是心源性猝死的最常见原因，缺血的急性加重或慢性缺血诱发电活动的异常，最终导致室性快速性心律失常或心脏停搏。人群临床流行病学研究发现，年龄 >75 岁后猝死风险相对于中老年降低，可能与老年患者病程缓慢、心肌缺血预适应有关。

（二）病因与发病机制

1. 病因　对于老年人群，总体危险因素取决于多种疾病因素的总和，危险程度，以及是否有终末器官的损害。

（1）血脂异常：脂质代谢异常是动脉粥样硬化最重要的危险因素。总胆固醇（TC）、甘油三酯、低密度脂蛋白胆固醇（LDL-C）增高，高密度脂蛋白胆固醇（HDL-C）减低。在临床实践中，LDL-C 导致动脉粥样硬化得到肯定，降低 LDL-C 水平是治疗的靶目标。

（2）高血压：60%～70% 的冠状动脉粥样硬化患者有高血压，高血压患者患冠心病的概率增高 3～4 倍。可能由于高血压使内皮细胞损伤，LDL-C 易进入动脉壁，并刺激平滑肌细胞增生，引起动脉粥样硬化。

（3）糖尿病：糖尿病老年患者常有凝血因子增高及血小板功能增强，加速血栓形成并引起动脉管腔闭塞。对于老年患者胰岛素抵抗和高胰岛素血症常伴发冠心病，而胰岛素抵抗和动脉粥样硬化的发生有密切关系。

（4）吸烟：使血中 HDL-C 降低、TC 增高，易致动脉粥样硬化。吸烟者血小板易在动脉壁黏附聚集；烟草中的尼古丁可直接作用于冠状动脉和心肌，导致动脉痉挛和心肌损伤，吸烟增加了冠心病老年人的死亡及致残率。

（5）精神因素：伴发抑郁的老年冠心病发病风险及死亡率增加。

（6）其他危险因素包括：①体力活动减少及肥胖；②家族史；③不良饮食习惯，如进食过多的高热量、高动物脂肪、高胆固醇、高糖食物等。

2. 发病机制

（1）冠状动脉粥样硬化致冠脉狭窄加重：冠状动脉血流具有很大的储备力量，机体在剧烈体力活动、情绪激动时，对氧的需求增加，冠状动脉适当扩张达到供求平衡。老年人冠状动脉粥样硬化多见，当冠脉狭窄或部分闭塞时，其血流量减少，在劳累、情绪激动、饱餐、寒冷等情况下，心脏负荷突然增加，心率加快、心肌收缩力增加等致使心肌耗氧量增加，而冠状动脉由于狭窄供血不能相应增加而导致心肌缺血，即可引起心绞痛。

（2）斑块出血、破裂及溃疡，冠状动脉血栓形成：老年人不稳定的粥样硬化斑块破裂或糜烂基础上血小板聚集、并发血栓形成、冠状动脉痉挛、微血管栓塞等加重心肌缺氧缺血，劳力负荷可能诱发胸痛，但劳力负荷终止后胸痛并不能缓解。其中，NSTEMI 常因心肌严重的持续性缺血导致心肌坏死。诱因有饱餐、重体力活动、寒冷刺激等。

（3）冠状动脉痉挛：老年患者斑块破裂及血栓形成后，常有短暂的血管痉挛，一般发生在无斑块的血管壁上，严重的血管痉挛也可造成心肌缺血或者心肌梗死。

（三）护理评估

1. 临床诊断

（1）心电图检查：心电图可以帮助诊断，并根据其异常的严重程度和范围提供预后信息。

为提高心电图异常的诊断价值，可将症状发作时的心电图和之前的心电图对比，如果心电图正常而患者胸痛持续，应在15～30min内复查，尤其注意及时记录胸痛发作时的心电图变化。

（2）冠状动脉造影：冠状动脉造影能提供详细的血管相关信息，帮助指导治疗并评价预后。在造影正常或无阻塞性病变的UA患者中，有可能是误诊或冠脉痉挛、冠脉内血栓自发性溶解、微循环灌注障碍所致的胸痛。

（3）心肌标志物检查：肌钙蛋白（cTnT和cTnI）较传统的肌酸激酶（CK）和肌酸激酶同工酶（CK-MB）更为敏感可靠，所有疑似非ST段抬高急性冠脉综合征的患者均应在症状发作后3～6h内检测cTnT和cTnI。

（4）其他：超声心动图和放射性核素等检查的结果与稳定型心绞痛相似，但阳性发现率会更高。

2. 临床表现　冠心病除心电图变化外，还会表现为肌钙蛋白升高，STEMI老年人需要急诊冠脉再灌注治疗。NSTEMI与不稳定型心绞痛则根据老年人的危险程度，决定是否需要紧急冠脉造影及血运重建。

（1）稳定型心绞痛症状：以发作性胸痛为主要临床表现，老年患者疼痛症状不典型，可出现在牙齿至腹部的任何部位，甚至头颈下颌部位，比年轻人疼痛程度轻，甚至以压痛、腹痛为首发症状，常容易被忽略。一般在停止原来诱发症状的活动后即可缓解，舌下含服硝酸甘油等硝酸酯类药物也能在几分钟内缓解。典型的心绞痛发作不到40%，患者表现为气短、呼吸困难、恶心、乏力等，但程度较轻，一般不超过10min。

（2）急性冠脉综合征症状：非ST段抬高急性冠脉综合征（NSTE-ACS）典型临床症状表现为胸骨后压榨性疼痛，并且向左上臂（双上臂或右上臂少见）、颈或下颌放射，症状可为间歇性或持续性。其临床特点包括：长时间（＞20min）静息性心绞痛；含服硝酸甘油不缓解，疼痛与梗死的部位、大小、侧支循环情况密切相关。老年人常出现无痛性的心肌梗死而被误诊或延迟治疗。

（3）并发症

1）全身症状：一般在疼痛发生后24～48h出现，表现为发热、心动过速、白细胞增高和血沉增快等，由坏死物质吸收所引起。

2）胃肠道症状：老年患者常伴恶心、呕吐、上腹胀痛，与迷走神经受坏死心肌刺激和心排血量降低组织灌注不足等有关。肠胀气亦不少见，重者可发生呃逆。

3）心律失常：老年人心脏传导系统随着年龄的增长而逐渐衰弱，易导致心律失常，多发生在起病1～2天，24h内最多见。各种心律失常中以室性心律失常最多，尤其是室性期前收缩，室颤是急性心肌梗死早期的主要死因。

4）心力衰竭：老年人冠状动脉病变较年轻人严重且广泛，常伴左主干病变及冠状动脉钙化，缺血较严重，容易出现心衰，可在起病最初几天内发生，甚至出现心源性休克。

5）非Q波冠心病心肌梗死发生率高，老年人疼痛症状常不典型，常常没有病理性Q波出现，需要结合心肌酶结果得以诊断。

（4）体征：一般无异常体征，心绞痛发作时，患者可出现表情焦虑、出冷汗、心率加快、血压升高，心尖部听诊有时出现第四或第三心音奔马律；可有暂时性心尖部收缩期杂音。

3：评估项目

（1）评估心电图：ACS是最常见的心血管急症，照护人员应在最短时间内协助描记心电图。

（2）评估老年人此次发病有无明显的诱因，胸痛发作的特征：如起病的时间，疼痛剧烈程度，是否进行性加重，有无恶心、呕吐、乏力、头晕、呼吸困难等伴随症状，是否有心律失常、休克、心力衰竭的表现。UA/NSTEMI是具有潜在危险的严重疾病，病情发展常难以预料，应使老年人处于监控之下。疼痛持续不缓解及心肌酶谱有改变的患者应立即住院，紧急处理。

（3）评估患病及治疗经过：评估老年人有无心绞痛发作史，老年人患病的起始时间，患病后的诊治过程，是否遵从医嘱治疗，目前用药及有关的检查等。

（4）评估心理-社会状况：老年ACS患者胸痛程度不高，症状不明显，但由于ACS患者入住冠心病监护病房（CCU）离开家属，生活需要照护人员协助，同时需面对一系列检查和治疗，加上对预后的担心患者易产生焦虑。

（5）评估全身状态：首先观察老年患者的精神意识状态，其次注意有无面色苍白、表情痛苦、大汗或神志模糊、反应迟钝等表现。同时观察老年患者的生命体征有无异常及其程度。

4. 常用护理诊断/问题

（1）急性/慢性疼痛　与心肌缺血、缺氧有关。

（2）活动无耐力　与心肌供血、供氧不足有关。

（3）知识缺乏　与缺乏控制诱发因素及用药的知识有关。

（4）有便秘的危险　与进食少、活动少、不习惯床上排便有关。

（5）潜在并发症　心律失常、心源性休克、心力衰竭、猝死。

（6）恐惧　与起病急、病情危重等因素有关。

（四）护理管理

1. 监测

（1）监测血压并控制血压及监测心电活动：①老年患者血压≥140/90mmHg给予降压治疗，动态观察患者有无血压下降，是否伴有烦躁不安、面色苍白、皮肤湿冷、脉细而快、大汗淋漓、少尿、神志迟钝等症状，一旦发现老年患者有血压下降趋势应及时报告医生给予相应处理。②心电监护：在溶栓治疗即刻至溶栓后2h内应设专人床旁心电监护，及时发现心率及心律的变化，在ACS溶栓治疗后24h内易发生再灌注性心律失常。发现恶性心律失常应立即通知医生，照护人员做好抢救准备，如除颤器、起搏器等抢救设施及药品。

（2）调脂治疗：如无禁忌，坚持使用他汀类药物，观察血脂目标值及药物副作用。

（3）监测并控制血糖：监测血糖，控制老年患者糖化血红蛋白低于7%。

2. 一般护理

（1）一般处理：卧床休息，24h心电监护，严密观察血压、脉搏、呼吸、心率、心律变化。低氧血症（$SpO_2 < 90\%$ 或 $PaO_2 < 60mmHg$）时给予氧疗，维持血氧饱和度达到95%以上。遵医嘱给予吗啡或哌替啶止痛，注意有无呼吸抑制等不良反应。

（2）溶栓治疗配合与护理：①溶栓前遵医嘱检查血常规、出凝血时间和血型等。②迅速建立静脉通路，遵医嘱应用溶栓药物，注意观察有无不良反应。③观察有无过敏反应，如寒战、发热、皮疹等。④观察有无低血压（收缩压低于90mmHg）。⑤观察有无出血：包括皮肤黏膜出血、血尿、便血、咯血、颅内出血等，一旦出血，应紧急处理。⑥观察溶栓疗效：溶栓开始后60～90min内密切监测症状、心电图变化，以及有无再灌注性心律失常，如室速等，如有立即报告医生，也可根据冠状动脉造影直接判断溶栓是否成功。

（3）急性介入治疗观察护理：①拟行急诊经皮冠状动脉介入术（PCI）的患者暂禁食，术后给予清淡饮食。②观察穿刺部位有无出血，根据要求桡动脉穿刺压迫4～6h，股动脉穿刺1kg沙袋压迫6～8h，防止血肿形成。③密切观察可能出现的并发症，如急性冠状动脉闭塞多表现为血压下降，心律不齐甚至室颤，应立即报告医生，尽快恢复冠脉血流。④尿潴留：股动脉穿刺后患者不习惯床上排尿可出现尿潴留，应术前训练床上排尿，术后诱导排尿，必要时行导尿术。⑤低血压：多为拔除鞘管时引发迷走反射引起，备好抢救药品，给予升压等抢救措施。⑥造影剂不良反应：术前应评估造影剂过敏史及肾脏功能，必要时术前给予生理盐水进行水化。

（4）并发症护理：①发生心室颤动或持续多形性室性心动过速时，尽快采用电除颤，在未取得除颤器之前应立即开始心肺复苏术（CPR）。②缓慢性心律失常，可用阿托品0.5～1mg肌注或静注。③有条件的医院可考虑主动脉内球囊反搏术辅助循环以降低心源性休克的病死率，然后做选择性动脉造影，立即行 PCI 或冠状动脉旁路移植术（CABG）。右心室梗死患者应尽早施行再灌注治疗，避免使用利尿药和血管扩张药。④治疗急性左心衰竭可选用吗啡和利尿剂，必要时选用血管扩张药减轻左心室的前、后负荷。STEMI 发生后 24h 内不宜用洋地黄制剂。⑤有心源性休克应在血流动力学监测下，采用升压药等抗休克处理。

（5）用药护理：老年人由于各脏器功能减退、常伴有多种疾病共存，如果同时使用 5 种以上的药物，风险明显增多。

1）抗血小板药物：冠心病最为常用的药物是抗血小板药物，如阿司匹林、氯吡格雷等。但阿司匹林等抗血小板药物均易增加出血风险，如果同时服用抗凝药物则风险更高，照护人员在老年人用药过程中要密切观察出血倾向，特别对于消化道出血史、慢性肾病等群体更要加强观察。

2）他汀类药物：老年人最为常用的调脂药物是他汀类药物，高龄老人使用何种强度的他汀类药物合适，应当结合老年人的冠心病危险程度决定。但部分老年人因肌痛、肝功能异常等副作用及主观意愿而停药、改药或减量，很多药物都是通过肝脏代谢，老年人特别是高龄老人肝脏、肾脏代谢能力不同，药物的剂量需要适当调整，并密切监测不良反应。

3）硝酸酯类药物：可缓解心绞痛发作，常被临床作为长期维持治疗的药物，但长期使用会产生耐药性、血压降低、头痛等副作用，对于有体位性低血压者也应注意不良反应。因此，照护人员在用药过程中要密切观察血压变化及头痛等副作用。

4）β受体拮抗剂：因为老年人常伴有心动过缓、低血压等因素，需要慎调剂量。照护人员可教会老年人自测脉搏、血压，在医生指导下调整用量。

（6）心理护理：冠心病老年人常伴随有焦虑紧张等情绪，研究显示焦虑不仅增加冠心病的发生，还可增加冠心病老年人预后死亡及心血管事件的发生率，因此，医护人员要向老年人说明不良情绪会增加心肌耗氧量而不利于病情的控制，解释疾病情况与治疗配合要点以及预后情况，解除老年人对疾病的过度担忧。

3．健康教育

（1）疾病知识指导：告知老年人疾病特点，树立终身治疗的观念，即冠心病二级预防 ABCDE 原则：A——阿司匹林（Aspirin）或联合使用氯吡格雷抗血小板聚集治疗，B——β受体拮抗药、控制血压（Blood pressure control），C——控制血脂水平（Cholesterol lowing）、戒烟（Cigarette quitting），D——控制饮食（Diet control）、治疗糖尿病（Diabetes treatment），E——鼓励有计划的、适当的运动锻炼（Exercise）、患者及其家属教育（Education）。

（2）遵从营养、运动、精神心理、用药、戒烟、限酒五方面的要求，保持乐观、平和的心态，降低再发心血管事件和猝死风险，获得正常或者接近正常的生活状态。

（3）遵医嘱用药：老年患者常因药物价格高等原因不按医嘱服药，要让老年患者认识到遵医嘱用药的重要性。要指导老年患者严格遵医嘱服药，列举不遵医行为导致严重后果的病例，告知药物的用法、作用和不良反应。并教会老年患者定时测脉搏、血压，使用个人用药手册，定期电话随访，提高老年患者用药依从性。

（4）合理饮食：养成少量多餐的习惯，少糖、盐、脂肪、淀粉，多蔬菜、水果、蛋白质。每日饮水至少 1 200mL，饮酒不超过 15g，每天食盐量控制在 5g 以内。

（5）冠心病诱发因素：如重体力劳动、剧烈运动、情绪激动、暴饮暴食、寒冷刺激、失血、休克、心律失常等都可能诱发心绞痛发作，照护人员应指导老年患者如何避免。

（6）掌握应对方法：应教会老年患者自己监测血压和脉搏，胸痛发作时含服硝酸甘油，教会家属心肺复苏的基本技术以备急用，指导家属要鼓励和支持患者，创造一个良好的身心休养环境，当老年患者出现紧张、焦虑或烦躁等不良情绪时，应予以理解并进行疏导。

（7）及时就医：出院后 2 周复诊，若胸痛发作频繁、程度较重、时间较长，服用硝酸酯制剂疗效较差时，提示急性心血管事件应尽早拨打"120"急救电话，及时就医，避免因自行用药或长时间多次评估症状而延误治疗。有条件时应尽可能提前经远程无线系统或微信等将心电图传送到相关医院，并在 10min 内确诊。

4. 心脏康复　目前主张早期运动，实现早期康复。向老年人说明活动耐力恢复是一个循序渐进的进程，既不能操之过急，过早或过度活动，也不能因担心病情而不敢活动。适宜的运动有助于减缓动脉硬化和血栓形成，改善睡眠和饮食，提高生活质量，延长存活时间。急性期卧床休息可减轻心脏负荷，减少心肌耗氧量，病情稳定后应逐渐增加活动量，可促进侧支循环的形成，提高活动耐力。

（1）康复前评估：①基本情况的评估。②代谢指标的评估：如体重指数、血脂、血糖。③体适能评估：如柔韧、平衡的评估。④日常生活能力评估：有助于确定康复时间和评估康复疗效。⑤运动风险评估：可通过心肺运动试验或运动当量快速判断表来测定运动耐力从而制订运动处方。⑥精神心理评估：判定老年人的认知功能及精神心理状态，用来判定老年人康复的效果。

（2）Ⅰ期康复（院内康复）：如急性冠脉综合征院内康复的指征，包括过去的 8h 内没有新的或再发胸痛；肌钙蛋白水平无进一步升高；没有出现新的心衰失代偿先兆（静息呼吸困难伴湿啰音）；过去 8h 内没有新的明显的心律失常或心电图动态改变；静息心率 50～100 次/min；静息血压 90～150/60～100mmHg；血氧饱和度 >95%。解释合理运动的重要性，在评估的基础上制订个体化运动处方。推荐住院期间 4 步早期运动和日常生活指导计划：A 级，上午取仰卧位，双腿分别做直腿抬高运动，抬腿高度为 30°，双臂向头侧抬高深吸气，放下慢呼气，5 组/次；下午取床旁坐位或站立 5min。B 级，上午床旁站立 5min；下午床旁行走 5min。C 级，床旁行走 10min，每天 2 次。D 级，病室内活动 10min，每天 2 次。过渡到病室外上一层楼梯作为出院的依据。

（3）Ⅱ期康复（门诊康复期）：对于运动功能 ≥7MET（表 3-11），静息时射血分数大于 50% 的老年患者可以选择较为复杂、强度稍大如游泳、踏车等运动项目，起始运动强度为最大摄氧量的 60%，运动时间每次 20min，逐渐延长至 40～60min，每周 3～7 次。射血分数 <40%，康复训练以被动训练为主，如卧位踏车、弹力带等，每次 5～10min，每周 3～5 次。

表 3-11　运动当量快速判断表

你是否能完成以下内容？	代谢当量
照顾自己	1MET
吃饭穿衣或者上厕所	2MET
以 2～3km/h 的速度在平地步行 1～2 个街区	3MET
在家里做些轻体力劳动如扫地或者洗碗	4MET
爬一层楼梯或者攀登一座小山	5MET
以 4km/h 的速度平地步行	6MET
跑一小段距离	7MET
在住宅周围进行重体力劳动，如刷地板、提起或挪动重家具	8MET
参加适度的娱乐活动，如打高尔夫球、打保龄球、跳舞、网球双打、投篮或者射门	9MET
参加紧张的运动，如游泳、网球、足球、篮球或滑雪	10MET

（4）Ⅲ期康复（院外长期康复期）：根据家庭和社区的条件选择合适的运动方式，保持心率、呼吸、血压在正常范围内，运动后心率增加≤30 次 /min，收缩压增加 10～40mmHg，避免出现胸闷、呼吸困难等，确保关节耐受良好。

（5）社会、心理各方面的支持和调整：研究显示 30%～50% 的心血管疾病合并焦虑和抑郁等心理疾病，且易出现睡眠障碍，导致老年人生活能力下降，需要早干预早治疗。

（刘海荣）

第五节　泌尿系统疾病的评估与管理

随着年龄的增长，泌尿系统涉及的器官在解剖结构和生化代谢方面都发生了不同程度的退行性变化，最终导致发生功能性改变。泌尿系统疾病具有病因复杂、影响因素多、表现不典型及病情较重、病程迁延等特点，严重影响老年人的生活方式和生活质量。做好泌尿系统疾病的管理对提高老年人整体生活质量有着重要的意义。本节主要对泌尿系统常见疾病的评估和管理进行阐述。

一、老年良性前列腺增生的评估与管理

（一）概述

良性前列腺增生（benign prostatic hyperplasia，BPH）简称前列腺增生，俗称前列腺肥大，是引起中老年男性排尿障碍最为常见的一种良性疾病，主要表现为夜尿次数增多、尿频、尿急、尿线变细、尿不尽感及不能憋尿等下尿路症状（low urinary tract symptoms，LUTS）。在组织学上主要表现为前列腺间质和腺体成分的增生。解剖学上，表现为前列腺增大、LUTS 为主的临床症状及尿动力学上的膀胱出口梗阻。LUTS 不是一种独立的疾病，是有关下尿路即膀胱、尿道和（或）前列腺的综合征，由储尿期症状、排尿期症状和排尿后症状三部分构成。储尿期症状表现为尿频、尿急、尿失禁及夜尿次数增多；排尿期症状则包括排尿踌躇、排尿困难、尿流变细和间断排尿；排尿后症状可定义为排尿不尽、尿后滴沥。LUTS 可严重影响患者的生活质量，造成其日常生活的诸多不便，尿频、尿急等储尿期症状常会限制患者的活动范围，影响其日常的社交活动；频繁的夜尿不但会导致患者睡眠质量下降，而且增加了跌倒及髋部骨折的风险。有研究表明，夜尿次数增加和老年人群的死亡率呈正相关。

良性前列腺增生可以分为组织学前列腺增生和临床前列腺增生。组织学前列腺增生侧重于前列腺的增生是否达到了组织学的诊断标准，而不考虑下尿路症状的程度和前列腺的体积。目前认为 40 岁以下的男性很少出现组织学前列腺增生，但是随着年龄的增长，组织学前列腺增生的发病比例可以从 41～45 岁的 13.2% 增至 81～90 岁的 83.3%。临床前列腺增生也有类似的流行病学特点，随着年龄的增长，下尿路症状的发生率随之而增加。在组织学上诊断为良性前列腺增生的男性中 50% 有中度到重度的下尿路症状。良性前列腺增生影响了患者睡眠、日常活动及各种社会活动，进而影响患者的生活质量。

（二）病因与发病机制

良性前列腺增生的病因尚不完全清楚，但目前普遍认为高龄和有功能的睾丸是本病发生的主要因素，且两者缺一不可。其他的相关因素还包括雄激素及其与雌激素的相互作用、前列腺间质 - 腺上皮细胞的相互作用、生长因子、炎症细胞等。良性前列腺增生主要发生在前列腺的中叶和两侧叶，即前列腺的移行区和尿道周围腺体区。良性前列腺增生的特点是围绕尿道周围的前列腺内上皮细胞和间质细胞数量上的增加使前列腺总体体积增大，增生的腺体因解剖包膜的存在而向尿道和膀胱膨出从而加重尿路梗阻。另外，当前列腺和膀胱颈部 α_1 受体被激活时尿道阻力会明显增加。尿道阻力增加引起膀胱高压并出现相关排尿期症状，如排

尿踌躇、排尿困难、尿流变细或间断排尿等。随着膀胱压力的增加，出现膀胱逼尿肌代偿性肥厚、逼尿肌不稳定并引起相关储尿期症状，如尿频、尿急、尿失禁及夜尿次数增多。随着年龄增长病史延长，如果膀胱出口梗阻长期未能解除，逼尿肌则会失去代偿能力。逼尿肌失代偿后可引起膀胱残余尿量增加，继发反复尿路感染、膀胱结石、膀胱高压致肾积水及肾功能损害的机会增加。

（三）护理评估

1. 临床诊断　以下尿路症状就诊的 50 岁以上男性患者，应首先考虑良性前列腺增生的可能。为明确诊断，需要进行以下临床评估。首先应了解患者的病史（特别是下尿道症状的特点）、持续时间及其伴随症状，同时应了解盆腔手术史或外伤史，还应询问患者的下尿道症状治疗史及近来是否服用了可能导致或加重下尿道症状的药物等。其次，可使用国际前列腺症状评分（International Prostate Symptom Scores，IPSS）（表 3-12）评估患者症状严重程度。IPSS是目前国际公认的判断良性前列腺增生患者症状严重程度的评分方法，是良性前列腺增生患者下尿道症状严重程度的主观反映，它与最大尿流率、残余尿量以及前列腺体积无明显相关性。尽管 IPSS 不能完全涵盖下尿道症状对患者生活质量的影响，但却有助于更好地了解患者的疾病状态。

表 3-12　国际前列腺症状评分（IPSS）

在最近一个月内，您是否有以下症状？	无	在五次中					症状评分
		少于一次	少于半数	大约半数	多余半数	几乎每次	
1. 是否经常有尿不尽感？	0	1	2	3	4	5	
2. 两次排尿间隔是否经常小于2h？	0	1	2	3	4	5	
3. 是否曾经有间断性排尿？	0	1	2	3	4	5	
4. 是否有排尿不能等待现象？	0	1	2	3	4	5	
5. 是否有尿线变细现象？	0	1	2	3	4	5	
6. 是否需要用力才能排尿？	0	1	2	3	4	5	
7. 从入睡到早起一般需要起来排尿几次？	0	1	2	3	4	5	

症状总评分：0～35分；轻度症状：1～7分；中度症状：8～19分；重度症状：20～35分。

2. 临床表现　良性前列腺增生是引起老年男性下尿路症状的原因之一。老年男性不同的下尿路疾病可表现为相同或相似的症状。一般在 50 岁以后出现症状。随着下尿路梗阻加重，症状也逐渐明显。由于病程进展缓慢，患者常不能回忆起病的确切时间。良性前列腺增生的临床上主要有如下症状。

（1）尿频：尿频是良性前列腺增生最常见的早期症状，尤其是夜尿明显。早期症状是因为增生的前列腺充血刺激引起。随着梗阻加重，残余尿量增多，膀胱有效容量减少，尿频会更加明显，甚至可能出现急迫性尿失禁等症状。当夜尿次数在 3 次以上时，表示膀胱出口梗阻已经达到了一定程度。

（2）排尿困难：进行性排尿困难是前列腺增生最主要的症状，但发展缓慢。轻度梗阻时排尿迟缓、断续、尿后滴沥。严重梗阻时排尿费力、射程缩短、尿线细而无力、终成滴沥状。严重者需用力并增腹压以帮助排尿，常有排尿不尽感。

（3）尿失禁、尿潴留：当梗阻加重到一定程度时，膀胱逼尿肌受损，收缩力减弱，残余尿量逐渐增加，继而发生慢性尿潴留。膀胱过度充盈时，使少量尿液从尿道口溢出，发生充盈性尿失禁。在前列腺增生的任何阶段，可因气候变化、劳累、饮酒、便秘、久坐等因素，使前列腺突然充血、水肿导致急性尿潴留。

（4）并发症表现：长期梗阻可引起严重肾积水、肾功能损害；长期排尿困难导致腹压增高，还可能会引起腹股沟疝、内痔或直肠脱垂等。

（5）体征：直肠指诊可触及增大的前列腺，表面光滑、质韧、有弹性，中间沟消失或隆起。

3．评估项目

（1）尿常规：可以确定下尿道症状的患者是否存在血尿、蛋白尿、脓尿及尿糖异常等伴随疾病。

（2）肾功能检测：了解肾功能状态、膀胱残余尿量和肾积水。

（3）B超：了解前列腺大小、形态、腺体突入膀胱内情况及膀胱内病变。

（4）尿流动力学检查：尿流率测定可初步判断梗阻的程度，最大尿流率 <15mL/s，提示排尿不畅；<10mL/s 提示梗阻严重。评估最大尿流率时，尿量必须超过 150mL 才有诊断意义。应用尿动力测定压力 - 流率等可鉴别神经源性膀胱功能障碍，逼尿肌和尿道括约肌功能失调以及不稳定膀胱逼尿肌引起的排尿困难。

（5）膀胱镜检查：可判断尿道内狭窄或者堵塞的情况。

（6）肾脏造影检查：主要用于肾脏疾病的诊断，对良性前列腺增生也具有一定的诊断价值。

（7）排尿日记：能够反映患者每日饮水量和排尿量的信息，使医生了解患者的饮水习惯、排尿频率和排尿量。以夜尿或尿频为主的患者应记录排尿日记，24 小时排尿日记不但可发现饮水过量导致的排尿次数增加，而且有助于鉴别尿崩症、夜间多尿症和膀胱容量减少。排尿日记应该连续记录 3～5 天，期间患者的生活方式不必刻意改变，应在日记上注明白天和夜间的排尿情况（表 3-13）。

表 3-13　排尿日记

时间	液体摄入量 （饮水或食物）	排尿量	有无尿急	有无尿失禁

4．常见护理问题

（1）排尿形态改变：与前列腺增生引起尿路梗阻有关。

（2）睡眠形态紊乱：与尿频、夜尿多有关。

（3）疼痛：与逼尿肌功能不稳定、导尿管刺激、膀胱痉挛等有关。

（4）焦虑：与患病时间长、影响睡眠与活动有关。

（5）潜在并发症：体位性低血压、出血、膀胱痉挛等。

（四）护理管理

治疗的主要处理原则包括内科药物治疗与外科手术治疗。临床症状轻者以内科药物治疗为主，可遵医嘱给予受体阻滞药、激素、降低胆固醇的药物等；梗阻较重又不适宜手术者可使用激光治疗、射频治疗或支架治疗等，必要时行前列腺切除术。

1．一般护理

（1）老年人居住的房间设计合理，卧室要靠近卫生间，地面防滑，最好设有扶手，夜间尿频的老年患者可在床旁放置便壶。

（2）生活规律，加强锻炼，提醒老年人尽量不要憋尿，训练其排尿能力。

（3）饮食宜清淡，不宜在短时间内大量饮水，避免膀胱急剧扩张而引起紧张度丧失；避免饮酒及刺激性饮料。

2. 对症护理

（1）为排尿困难的老年人提供适宜的环境，安置适当的体位利于其轻松排尿。可热敷下腹部或用手按摩刺激膀胱逼尿肌收缩，促进排尿，必要时导尿。留置导尿老年人应随时观察有无导尿管相关尿路感染，以便及时处理。

（2）尿潴留的老年人可用温水冲洗会阴部或听水流声音诱导其排尿，必要时给予导尿。

（3）急性尿潴留的预防及处理：①避免急性尿潴留的诱发因素，如受凉、过度劳累、饮酒、便秘、久坐；指导患者适当限制饮水，可以缓解尿频症状，注意液体摄入时间，如夜间和社交活动前限水，但每日的摄入不应少于 1 500mL；勤排尿、不憋尿，避免尿路感染；注意保暖，预防便秘。②当发生尿潴留时，及时留置导尿管或膀胱造瘘管，并做好管道护理。

3. 治疗相关护理

（1）等待观察：良性前列腺增生症的症状在一段时间内可能不会发生明显变化。BPH 指南（第 5 版）建议轻度至中度前列腺增生（国际前列腺症状评分≤19 分）引起的下尿路症状、生活质量未受明显影响者可以等待观察，不予治疗，但必须密切随访，如病情加重，再选择适宜的治疗方法。

（2）药物治疗与护理：药物治疗的短期目标是缓解患者的下尿路症状，长期目标是延缓疾病的临床进展，预防并发症的发生。在减少药物治疗不良反应的同时，保持患者较高的生活质量是 BPH 药物治疗的总体目标。目前治疗前列腺增生的药物有 α 受体拮抗药、5α- 还原酶抑制剂、M 受体拮抗剂、植物制剂及中药等，不同作用机制的药物联合应用可获得更好的临床疗效。目前最常用的是 α 受体拮抗药，代表性药物有酚苄明、坦索罗辛等，主要用于有中 - 重度 LUTS 的 BPH 患者。α 受体拮抗药常见不良反应包括头晕、头痛、乏力、困倦、体位性低血压或异常射精等。故服药后先在床上躺 10～20min，防止发生体位性低血压。在 5α- 还原酶抑制剂中，应用最广的就是非那雄胺，该药起效较慢，但优势是长期治疗，一般服药 3 个月可使前列腺缩小，改善排尿功能，长期服用可减少急性尿潴留、肾积水等远期并发症的发生，减少手术率，有抑制前列腺增生疾病发展进程的作用。M 受体拮抗剂通过阻断膀胱 M 受体，缓解逼尿肌过度收缩，降低膀胱敏感性，从而改善 PBH 患者的储尿期症状，托特罗定、索利那新是目前临床常用药物。M 受体拮抗剂治疗过程中，应严密随访残余尿量的变化，同时注意不良反应，常见的不良反应包括口干、头晕、便秘、排尿困难和视物模糊等，当残余尿量 >200mL 时要慎重选择 M 受体拮抗剂。

（3）围术期护理：BPH 是一种临床进展性疾病，部分患者最终需要手术和微创治疗来缓解下尿路症状及其对生活质量所致的影响和并发症。因此对于手术患者，应该做好围手术期护理。术前多食粗纤维易消化的食物，以防便秘；忌饮酒及辛辣食物；鼓励患者多饮水、勤排尿；残余尿量多或有尿潴留致肾功能不全者，应留置导尿持续引流，改善膀胱逼尿肌和肾功能。术后密切观察呼吸及泌尿系统感染的征象、引流管的引流情况等；做好膀胱冲洗和引流管的护理。术后用生理盐水持续冲洗膀胱 3～5 日，以防止血凝块形成导致尿管堵塞。冲洗液的温度控制在 25～30℃，预防膀胱痉挛的发生。冲洗速度可根据尿色而定，色深则快，色浅则慢。确保管路通畅，若有血凝块堵塞管道导致引流不畅，可采取挤捏尿管、加快冲洗速度、施行高压冲洗、调整导管位置等方法。准确记录尿量、冲洗量和排出量，尿量＝排出量－冲洗量，同时观察记录引流液的颜色和性状；术后均有肉眼血尿，随冲洗持续时间的延长，血尿颜色逐渐变浅，如果颜色加深，应警惕有活动性出血，及时通知医师处理。

4. **心理护理** 尿频，尤其是夜尿，不仅给患者带来生活上的不便，且严重影响患者的睡眠；排尿困难与尿潴留又给患者带来极大的身心痛苦。所以要维护老年人的自尊，多关心老年人，鼓励其正常社交,解除不良情绪。向老年人说明药物治疗的重要性和手术治疗的必要性,帮助其树立战胜疾病的信心。

5. 健康教育

(1)指导患者防止受寒:寒冷往往会使病情加重。因此,患者一定注意防寒,预防感冒和上呼吸道感染等。

(2)避免饮酒:酒可使前列腺及膀胱颈充血水肿而诱发尿潴留。少食辛辣、刺激性食物,避免引起性器官充血,压迫前列腺,加重排尿困难。

(3)不可憋尿:憋尿会造成膀胱过度充盈,使膀胱逼尿肌张力减弱,排尿发生困难,容易诱发急性尿潴留,因此,一定要做到有尿就排。

(4)适量饮水:饮水过少不但会引起脱水,也影响排尿对尿路的冲洗作用,还容易导致尿液浓缩而形成结晶,故除夜间适当减少饮水,白天应多饮水。

(5)定期随访:随访的目的是评估疗效、尽早发现与治疗相关的副作用或并发症,并提出解决方案。根据患者接受治疗方式的不同,随访内容也不同。观察等待期的患者,在观察等待开始后每 6 个月~1 年随访 1 次。随访的目的主要是了解患者的疾病进展状况,是否出现临床进展以及 BPH 相关并发症或绝对手术指征,实时转为药物治疗或外科治疗。随访内容为初始评估的各项内容。对于药物治疗的患者,在服药后 6 个月进行第一次随访,之后每年 1 次。接受各类外科手术治疗后的患者,在手术后 1 个月时进行第一次随访,主要是了解患者术后总体恢复状况,告知患者术后早期可能出现的相关症状。术后 3 个月时可以评价治疗效果。术后随访期限为 1 年。

二、老年肾衰竭的评估与管理

(一)概述

肾衰竭是各种急性或慢性肾脏疾病引起的肾功能部分或者全部丧失,引起机体在排泄代谢废物和调节水、电解质、酸碱平衡等方面出现紊乱的临床综合征。肾衰竭可分为慢性肾衰竭(chronic renal failure,CRF)和急性肾衰竭(acute renal failure,ARF)。慢性肾衰竭是指因为长期的肾脏病变,肾小球滤过率下降及与此相关的代谢紊乱和临床症状组成的综合征。急性肾衰竭则是指各种原因引起的、临床表现为肾功能在数天或数周内迅速恶化、体内代谢产物滞留、肾小球滤过率下降以及由此引起的水、电解质及酸碱平衡紊乱的临床综合征。

近些年来,随着全球改善肾脏病预后组织(Kidney Disease: Improving Global Outcomes,KDIGO)指南不断更新,越来越强调早期诊断、早期干预,分别提出了慢性肾脏病(chronic kidney disease,CKD)和急性肾损伤(acute kidney injury,AKI)的概念,而原有的慢性肾衰竭和急性肾衰竭的概念仅仅是指 CKD 和 AKI 进入了肾脏功能损伤较严重的晚期阶段。

肾脏衰老表现在形态学改变、功能性改变和病理性改变。形态学改变包括肾实质减少。功能性改变包括肾脏血管阻力增加、肾血流量降低及肾小球滤过分数增加;病理性改变如肾小管萎缩、间质纤维化和肾小球硬化。随着年龄的增长,肾小球硬化、肾血管萎缩及肾血管硬化,肾小球滤过率(glomerular filtration rate,GFR)逐年下降,尿蛋白的发生率也会增高。有研究显示 40 岁以后,GFR 水平以每年 0.75%~1.00% 的速度下降,老年人常合并有高血压、糖尿病、心功能不全等,这些老年共病可进一步加速 GFR 的下降。由于肾脏在组织结构上的退化,导致衰老肾脏对外界刺激(如血管紧张素、高盐、氧化应激、缺血再灌注损伤)的预防能力减弱。同时,随着年龄的增长,肾脏储备功能也明显减退,这将导致老年人在遭受感染、创伤、大手术等打击时,发生 AKI 的风险显著增加。

老年人群肾衰竭的患病率明显高于中青年人群,普通人群中 CKD 的患病率为 10%~13%,但是 75 岁以上患病率接近 50%。CKD 的患病率随年龄的增高而逐渐增加。老年人不但具有更多 CKD 危险因素和更高的 CKD 患病率,同时老年 CKD 患者并发症多,发生心脑血管疾病和进展到终末期肾脏病的可能性更大。因此,肾衰竭严重影响老年人生存质量。

（二）病因与发病机制

衰老是所有物种生命的自然进程,肾脏衰老性改变通常始于 40 岁,50 岁左右为加速期,表现为肾单位逐渐丢失,肾小球硬化、肾小管萎缩及间质纤维化,肾小球、肾小管功能及血流动力学改变、水电解质紊乱等。由于肾脏在组织结构上的退化,导致衰老的肾脏对外界刺激的防御能力减弱,较年轻人,老年人更易出现肾功能衰竭。

1. 急性肾衰竭　急性肾衰竭病因众多,根据病因发生的解剖部位可分为肾前性、肾性和肾后性三大类。肾前性急性肾衰竭是指各种原因引起的肾实质血流灌注减少,导致肾小球滤过减少和肾小球滤过率降低。肾性急性肾衰竭是指肾实质损伤,以肾脏缺血和肾毒性药物或毒素导致的急性肾小管坏死最为常见。肾后性急性肾衰竭系急性尿路梗阻所致,梗阻可发生在从肾盂到尿道的尿路中任何部位。老年急性肾衰竭常见原因包括肾脏缺血、肾毒性药物以及感染及创伤等（表 3-14）。有研究提出老年人医院内获得性急性肾损伤的发生率为 54%,明显高于社区获得性急性肾损伤。老年人急性肾损伤以肾前性为主,与感染、低血容量、肿瘤、心力衰竭、肾毒性药物、手术及肾脏疾病等因素相关。

表 3-14　老年急性肾损伤的常见原因

病因	常见情况
肾脏供血不足	失血、脱水引起血容量不足
	肾动脉或静脉血栓
	心力衰竭
	极度低血压、休克
	肝功能衰竭（肝肾综合征）
药物毒性	抗生素:新霉素、庆大霉素等氨基糖苷类药物
	非固醇类消炎药:吲哚美辛、布洛芬等
	降压药
	抗肿瘤药物
感染	泌尿系统、呼吸系统及胆道等部位的感染,导致严重脓毒症及感染性休克
尿路梗阻	前列腺肥大、尿结石、肿瘤
其他	变态反应、造影剂

2. 慢性肾衰竭　慢性肾衰竭最常见的原因就是糖尿病肾病和高血压性肾动脉硬化。老年人因为慢性肾小球肾炎所致的慢性肾功能衰竭者明显减少,而继发性疾病导致的慢性肾衰竭显著增多。传统的肾脏疾病,如膜性肾病、肾淀粉样变性、骨髓瘤肾损害、干燥综合征及其他继发性间质 - 小管性肾炎等,都好发于老年人,引起老年人的肾功能衰竭。

慢性肾衰竭通常进展缓慢,呈渐进性发展,但在某些诱因下短期内可急剧加重、恶化。因此,在临床上一方面需要积极控制渐进性发展的危险因素,延缓病情进展;另外一方面需要注意短期内是否存在急性加重、恶化的诱因,从而消除可逆性诱因,最大程度争取肾功能有一定程度的好转。慢性肾衰竭渐进性发展的危险因素包括高血糖、高血压、蛋白尿、低蛋白血症及吸烟等。此外,贫血、高脂血症、营养不良等也在慢性肾衰竭进展中起着一定作用。

慢性肾衰竭的发病机制尚未完全阐明,目前认为进展的机制可能与肾单位高灌注及高滤过、肾单位高代谢、肾组织上皮细胞表型转化的作用、细胞因子和生长因子促纤维化的作用等相关。

（三）护理评估

1. 临床诊断

（1）急性肾衰竭：急性肾损伤诊断标准：48h内血肌酐上升＞3mg/L，或较基线水平增加50%和尿量＜0.5mL/（kg·h），持续时间＞6h（排除梗阻性肾病或脱水状态）。急性肾衰竭相当于急性肾损伤3期的诊断（表3-15）。

表3-15 急性肾损伤的分期标准

分期	48h血肌酐标准	48h内尿量标准
1期	绝对升高≥3mg/L或相对升高≥50%	＜0.5mL/（kg·h）（时间＞6h）
2期	相对升高＞200%～300%	＜0.5mL/（kg·h）（时间＞12h）
3期	相对升高＞300%或在≥3mg/L基础上急性升高≥5mg/L	少尿[＜0.3mL/（kg·h）]（≥24h）或无尿≥12h

（2）慢性肾衰竭：慢性肾脏病是各种原因引起的肾脏结构或功能异常，持续时间＞3个月，并对健康造成影响（表3-16）。依据肾小球滤过率可以将慢性肾脏病分为1～5期（表3-17）。慢性肾衰竭一般是指慢性肾脏病5期。

表3-16 慢性肾脏病的诊断标准（以下改变持续＞3个月）

项目	诊断标准
出现肾脏损伤标志	蛋白尿（尿蛋白排泄率≥30mg/24h，尿蛋白肌酐比≥30mg/g）
	尿沉渣异常
	肾小管功能异常导致的电解质和其他异常
	肾脏病理异常
	影像学检查提示的肾脏结构异常
	肾移植病史
GFR下降	GFR＜60mL/（min·1.73m²）

表3-17 慢性肾脏病分期标准

分期	肾小球滤过率/[mL/（min·1.73m²）]	特征
1	≥90	肾损伤指标（+），GFR正常或升高
2	60～89	肾损伤指标（+），GFR轻度下降
3a	45～59	GFR轻到中度降低
3b	30～44	GFR中到重度降低
4	15～29	GFR重度降低
5	＜15（或透析）	终末期肾病

2. 临床表现 无论是急性还是慢性肾衰竭，当肾功能损害程度较重且持续时间较长时，临床上均会出现以代谢产物潴留，水、电解质、酸碱平衡紊乱为主要表现的临床综合征，几乎累及全身各个脏器系统。

（1）急性肾衰竭：由于病因不同，临床表现也不尽相同，其中急性肾小管坏死是急性衰竭常见的类型，典型的临床表现可分为三个阶段。①起始期：发生在机体因为低血压、缺血、脓毒血症或肾毒性药物打击的初期，这个阶段还没有发生明显的肾实质的损伤，应该积极纠正可逆因素。随着肾小管上皮细胞下降，将进入少尿期。②少尿或无尿期：尿量骤减或逐渐减少伴有肾小球滤过率的急剧下降,其中每日尿量<400mL 为少尿,<100mL 为无尿,完全无尿者少见且预后差。此期一般持续 7~14 天,很少超过 4 周,但老年人肾脏储备功能差,肾功能恢复较慢,少尿期时间偏长。少尿期可以出现水、电解质、酸碱平衡紊乱及心肺功能不全等临床表现。③恢复期:肾小管损伤后再生修复阶段,但此时肾小管浓缩功能尚未恢复,导致患者尿量增多,每日尿量可达 2 500mL 以上,3~5d 达高峰,肾小球滤过功能多在 3~6 个月内恢复,但不少老年患者的肾小球滤过率难以恢复至基线水平,常遗留有不同程度肾损伤。

(2) 慢性肾衰竭:主要有如下临床表现:①水、电解质、酸碱平衡紊乱:其中以代谢性酸中毒、高钾血症、低钠血症最为常见。有时可表现出食欲缺乏、呕吐、乏力、深长呼吸等,甚至导致死亡。水钠平衡紊乱常表现为水钠潴留、皮下水肿、血压升高、心力衰竭等。老年人如果长期低钠饮食伴食欲缺乏、呕吐,则容易出现低钠血症。②高钾血症:通常发生在肾小球滤过率<25mL/(min·1.73m^2)时。以下情况可增加肾衰竭时高钾血症的风险:摄入含钾食物或药物、酸中毒、感染、出血、输血及服用保钾利尿药物等。③心血管疾病:是肾衰竭患者的主要并发症和常见死亡原因,老年人发生率更高。主要表现有高血压和左心室肥大、尿毒症心肌病及心包炎、充血性心力衰竭、冠状动脉粥样硬化及周围血管病变等。④贫血和凝血功能障碍:肾衰竭患者的出血倾向主要与尿毒症毒素及血小板功能障碍有关。贫血的病因主要有促红细胞生成素缺乏、尿毒症毒素对骨髓微环境的抑制、红细胞寿命缩短等,老年人由于营养不良及造血功能差,贫血往往出现较早。⑤其他:体液过多、心功能不全可引起肺水肿或胸腔积液,尿毒症毒素诱发的肺泡毛细血管渗透性增加、肺充血可引起尿毒症肺水肿。常见消化系统症状有食欲减退、恶心、呕吐、腹胀、腹泻,严重者可发生消化道出血。皮肤改变包括弥漫性皮肤棕色色素沉着、皮肤瘙痒,老年人及透析患者尤为常见。

3. 评估项目

(1) 血液检查:评估贫血情况,评估出、凝血风险,血液生化指标可以评估肾功能、糖脂代谢异常、电解质酸碱平衡及紊乱情况。

(2) 尿液检查:包括尿量、尿比重、尿蛋白及尿沉渣分析,有助于明确病因,应监测尿液渗透压、尿糖、尿酸化功能的变化。

(3) 影像学检查:肾脏超声可以检测肾脏大小及对称性、肾皮质薄厚及回声,鉴别病因。

(4) 肾活检:有助于病因诊断,明确病理类型,指导治疗方案的选择。

4. 常见护理诊断

(1) 体液过多:与急性肾衰竭所致的少尿有关。

(2) 营养失调:低于机体需要量,与食欲下降、限制蛋白质摄入、透析和原发疾病有关。

(3) 有感染的危险:与机体抵抗力下降等有关。

(4) 焦虑、恐惧:与起病急、病情重、恢复慢有关。

(四) 护理管理

1. 急性肾衰竭

(1) 饮食护理:早期适当限制钠、钾、磷和蛋白质的摄入对急性肾损伤的老年患者有益。限制蛋白质摄入为 0.6~0.8g/(kg·d),有利于没有透析的患者保持氮平衡、控制代谢性酸中毒和磷的正常排泄。

(2) 用药护理:对老年人必须使用的药物,应严格按照肌酐清除率调整药物用量,并定期检测尿常规和肾功能,严密观察患者的反应,发现肾中毒迹象时立即告知医生停用或者更换药物。

(3) 透析护理:老年急性肾损伤的患者透析治疗采取个体化方案,根据其容量状态和溶质清除情况判断。对心血管功能不稳定的老年人,连续性肾脏替代治疗可以实现平稳超滤和中小分子有效清除。透析患者蛋白质摄入可适当放宽,血液透析者为 1.0~1.2g/(kg·d),腹膜透析患者为 1.2～1.4g/(kg·d)。

（4）健康指导：老年急性肾衰竭重在预防。在做大手术前后、进行造影剂检查前均应预防和治疗失水。禁食前通过静脉补液，术后根据中心静脉压进一步补液。要慎用或禁用肾毒性药物。在恢复期，老年人容易发生感染，要做好环境、营养、卫生等方面的护理。对卧床和虚弱的患者，应定时翻身拍背、保持皮肤清洁、做好口腔护理等。同时遵医嘱定期门诊随诊观察。

2. 慢性肾衰竭　治疗原发疾病及去除导致肾功能恶化的因素是预防和治疗的重要措施；进行营养不良的预防和干预是首要措施；针对性用药和肾脏的替代疗法可减轻各种并发症并提升生活质量。

（1）饮食护理：保证足够热量、优质低蛋白、必要时加用必需氨基酸、限盐限水等。CKD1-2期患者，无论是否患有糖尿病，推荐蛋白摄入量 0.8～1g/(kg·d)。从 CKD3 期起至没有进行透析治疗的患者，推荐蛋白摄入量 0.6～0.8g/(kg·d)。血液透析和腹膜透析患者蛋白质摄入量为1.0～1.2g/(kg·d)。在低蛋白饮食中，50% 的蛋白质应为高生物价蛋白，如蛋、瘦肉、鱼、牛奶等。无论应用何种饮食治疗方案，都必须摄入足够热量，一般在 125.6～146.5kJ/(kg·d)。水钠的摄入应注意不要过度限水、限盐，容易造成血容量不足或低钠血症，应给予老年人个性化的摄入方案。

（2）用药护理：导泻剂从小剂量开始，逐渐增加，以免出现水、电解质和酸碱平衡紊乱。使用血管紧张素转换酶抑制药（ACEI）治疗高血压时应慎重，在非透析治疗阶段，如果血肌酐 >300μmol/L 或在短期内上升大于原来的 50%，最好停用 ACEI，对血肌酐未达标而使用 ACEI 的人，应加强肾功能监测。如果患者有瘙痒的症状，在使用抗组胺药时，注意药物引起老年人嗜睡和认知功能损害。

（3）肾脏替代疗法护理：对老年人透析指征较为宽松，目前倾向于在疾病的中早期开始透析治疗。肾移植是治疗的最佳选择，老年肾移植受者急性排斥反应发生率相对较低，并且可从合适的免疫抑制剂治疗中受益。老年人肾脏替代治疗出现相关并发症时应密切监测并采取措施。

（4）心理护理：关于是否接受肾脏替代疗法，应该由老年人及家属成员参与，由肾脏病相关的医护专家共同指导并提前告知治疗相关的优缺点，共同商讨后，尊重患者和家属的选择。治疗过程中说服家属尽量给予支持，增加与老年人的沟通。当决定退出透析后要做好临终关怀，尽量减轻疼痛和痛苦。

（5）健康指导：①饮食指导：饮食干预在推迟透析、提高生存率和生活质量方面均有重要的意义，应指导患者严格按照饮食原则摄取营养。②就诊指导：应该尽早到肾病专科就诊，以便早期识别 CRF 的晚期改变，尽快选择合适的肾脏替代治疗方案。③用药指导：老年人发生慢性肾衰竭后，避免经肾脏排泄的药物在体内蓄积，应遵医嘱调整。肾毒性药物包括氨基糖苷类、万古霉素、环孢素、非甾体抗炎药等，要教会老年人及其家属识别目前使用药物的不良反应，如促红细胞生成素治疗可导致铁缺乏、高血压和血栓形成等。

3. 肾衰竭并发症的护理

（1）纠正电解质和酸碱平衡紊乱：纠正代谢性酸中毒主要是给予碳酸氢钠 3～10g/d，严重者须静脉给药，当出现重度代谢性酸中毒（[HCO_3^-] <12mmol/L），且积极治疗难以纠正者，应实施血液透析治疗。高钾血症的处理措施包括限制钾的摄入、纠正酸中毒、葡萄糖酸钙对抗钾离子心肌毒性、利尿药增加钾的排泄，当血钾大于 6.5mmol/L 同时伴有少尿或无尿者，需考虑透析治疗。

（2）容量管理：容量平衡在维持肾功能稳定方面至关重要，对于血容量不足引起的肾功能损伤，需要进行液体复苏，以保证有效的肾脏灌注压。对于老年患者，建议平均动脉压 >65mmHg，中心静脉压维持在 8～12cmH$_2$O。推荐应用等张晶体液进行液体复苏。在平均动脉压和中心静脉压均达标的情况下，仍有少尿者建议采用利尿治疗，以保证尿量＞40mL/h。利尿药首选袢利尿药，可单次给药或持续泵入，推荐小剂量应用，逐步加量。利尿效果不佳者，可联合使用其他类利尿药。对患者的出入量应该进行准确的记录。

三、老年人尿失禁评估与管理

（一）概述

尿失禁（urinary incontinence，UI）是多种因素导致的一种综合征，以膀胱不能维持其控制排尿的功能、尿液不自主地流出为典型特征。2003年国际尿控协会（International Continence Society，ICS）将尿失禁定义为一种可以得到客观证实、不自主的经尿道漏尿的现象，并由此给患者带来社会活动的不便和个人卫生方面的困扰。老年人最常见的尿失禁类型包括急迫性尿失禁、压力性尿失禁和混合性尿失禁。其中，压力性尿失禁是女性尿失禁中最常见的类型。

尿失禁是老年人中最为常见的健康问题，不同性别、种族的人群尿失禁发生率随着年龄的增加而增高，其中老年女性的患病率高于男性。研究显示，全世界2 500万例尿失禁患者中，60岁以上患者占15%～30%。我国老年人尿失禁患病率为15.0%～41.1%，老年女性为21.0%～73.9%。由于很多患者对尿失禁缺乏正确认识或羞于启齿，使得尿失禁问题没有得到应有的重视，其实际患病率可能比临床统计的还要高。诸多研究显示尿失禁问题对于老年人生活质量、身心状态都有一定影响。尿失禁虽然对大多数老年人的生命无直接威胁，但是其所造成的身体异味、反复尿路感染及皮肤糜烂等，是导致老年人发生抑郁等心理问题的原因之一。因此，尿失禁是老年人群中常见且最容易忽略的疾病，被认为是当今老年人的失能隐疾之一。尿失禁也会给患者及其家庭、卫生保健人员以及社会带来沉重的经济负担和精神负担，严重影响老年患者及其照护人员的生命质量。因此，早期识别、正确诊断和及时防治老年性尿失禁具有重要的临床意义。

（二）病因与发病机制

无论在哪一个年龄阶段，控尿功能不但依赖于下尿路功能和神经支配的完整性以及盆底肌肉、膀胱颈和后尿道周围筋膜以及韧带对尿道的支持，同时也与泌尿系统外的因素（如精神状态、四肢的活动能力）有关。

老年人常伴有行动不便、反应缓慢、年龄相关的下尿路解剖和功能改变以及易患一些影响神经生理完整性的疾病等，以上种种原因是老年人发生尿失禁的易发因素。尿失禁并不是正常衰老的一部分，尿失禁发生在任何年龄都是不正常的。但是年龄与性别是老年人发生尿失禁的危险因素。且高龄已被证实是老年人尿失禁患病的独立危险因素。年龄增长对老年人发生尿失禁的影响，可能与老年人随着年龄的增长盆底肌肉韧带松弛、尿道括约肌退行性变化、逼尿肌收缩力减弱或者无收缩等有关。而女性由于尿道的特殊生理结构，比男性更容易发生尿失禁，老年女性盆底器官发生脱垂可压迫尿道或者引起尿道脱垂，使正常的盆底结构发生改变，对膀胱的储尿和排尿功能造成影响。尤其是绝经后女性，由于雌激素的下降引起尿道黏膜和黏膜下血管萎缩，使尿道闭合能力减弱，此外女性的多次或者不良分娩也会造成器官的损伤而发生尿失禁。

也有研究发现，身体功能下降、认知功能障碍、生活自理能力降低和焦虑抑郁是老年人发生尿失禁的危险因素。身体功能下降的老年人，对身体的控制力减弱，容易发生尿失禁。而认知功能障碍已被证实是造成尿失禁最为密切的原因之一，患有认知功能障碍的老年人因神经中枢功能的退化，使其控尿能力减弱，增加发生尿失禁的风险。

（三）护理评估

1. 临床诊断　　正确地诊断老年患者是否存在尿失禁，尿失禁临床类型及其病因有赖于详细地了解患者的病史、排尿记录、特殊体格检查及相关的实验室及影像学检查。在询问病史时，应重点了解有无引起尿失禁的暂时性病因和膀胱尿道功能性损伤的病因。

2. 临床表现　尿失禁可以根据症状持续时间、临床表现或生理上的异常进行分类。在临床上，目前倾向把尿失禁分为暂时性尿失禁和下尿路疾病所致的尿失禁，后者也称持续性尿失禁（persistent urinary incontinence）。

（1）暂时性尿失禁：主要是泌尿系统以外的因素导致的，约占老年性尿失禁的1/3。引起暂时性尿失禁的常见原因有谵妄、活动能力受限、感染、尿排出量过多和药物的影响。谵妄时，由于患者有一过性的神志不清，导致尿失禁，神志恢复后，症状缓解，故此类患者无需特殊处理。活动能力受限导致老年患者不能到达厕所引起的失禁，这种可以通过改变如厕方式来改善。泌尿系统感染引起的失禁，在感染控制后，可以得到改善。

（2）持续性尿失禁：暂时性尿失禁的急性疾患得到处理后，即可得到改善。如果暂时性尿失禁的原因已经明确并经纠正后，尿失禁仍持续存在，应考虑持续性尿失禁，多为下尿路疾病所致。主要分为急迫性尿失禁、压力性尿失禁、充盈性尿失禁和混合型尿失禁：①急迫性尿失禁（urge urinary incontinence）：不能控制的尿急、尿频、夜尿增多。与逼尿肌不自主收缩或逼尿肌过度活动有关；可能与增龄相关或继发于神经系统疾病（如卒中、脊髓损伤）、局部膀胱刺激（结石、炎症、肿瘤）及特发性逼尿肌过度活动。其中膀胱过度活动（overactive bladder, OAB）是老年性尿失禁患者最常见的病因。临床表现为急迫性尿失禁的综合征：尿频、尿急，尿急感来得很快。夜间多尿和尿失禁常见。排尿后残余尿量一般不多，一般残余尿量 > 50～100mL 提示有出口梗阻。②压力性尿失禁（stress urinary incontinence）：压力性尿失禁是老年女性中第二位常见的尿失禁类型。临床表现为在腹压增高时（如喷嚏、咳嗽、笑、弯腰，或者站起时）出现不自主的尿液自尿道外口漏出（同时没有膀胱收缩）。主要原因是盆底肌肉松弛所致，其次为固有括约肌缺失，这通常是由于操作性创伤或尿道萎缩等所致。研究显示与女性压力性尿失禁较明确相关的因素有年龄、生育、盆腔脏器脱垂、肥胖、种族和遗传因素；可能相关的危险因素有雌激素水平下降、子宫切除术、吸烟、高强度体育锻炼、便秘、肠道功能紊乱、咖啡因摄入和慢性咳嗽等。男性压力性尿失禁主要见于前列腺术后患者。③充溢性尿失禁（overflow urinary incontinence）：与逼尿肌收缩功能减退或膀胱出口梗阻有关。膀胱出口梗阻是老年男性第二位常见的尿失禁病因。常见的导致出口梗阻的原因为良性前列腺增生、前列腺癌和尿道狭窄。在老年女性，出口梗阻少见，其常见原因是以前因尿失禁手术后或阴道前壁膨出而致的尿道扭曲。因梗阻而有尿失禁的患者临床多表现为排尿后的尿点点滴滴。因此，其主要临床表现为排尿期症状（梗阻症状），如排尿踌躇、费力、尿线变细、尿流无力、终末滴沥、排尿时间延长、尿潴留及充溢性尿失禁等。如果发生继发性逼尿肌过度活动，男女性均可表现为急迫性尿失禁综合征。④混合性尿失禁：老年人常可同时有多种类型尿失禁表现。

3. 评估项目

（1）腹部检查：明确腹部是否存在包块以及膀胱充盈情况。

（2）会阴部检查：通过直肠检查评估括约肌的自主收缩强度、有无直肠膨出、是否存在粪便嵌塞、有无前列腺结节、会阴感觉及球海绵体肌反射是否正常。女性会阴部检查应评估外生殖器有无盆腔器官脱垂及程度，双合诊了解子宫位置、大小和盆底肌收缩力，还应观察局部皮肤状况，外阴部有无长期感染所引起的异味、皮疹。

（3）临床压力试验：在膀胱充盈和会阴部松弛时，嘱患者用力咳嗽，检查是否有尿液流出。

（4）神经系统及运动系统的功能评估：明确是否存在认知障碍、帕金森病、活动受限等情况。

（5）尿液分析：如存在大量白细胞及亚硝酸盐试纸阳性提示可能存在尿路感染。

（6）残余尿量测定：排尿后可通过膀胱超声或者一次性导尿测定残余尿量，残余尿量随年龄增加而增加，一般不会超过 100mL，超过 200mL 时提示异常。

（7）尿动力学检查：指一系列检查手段，其中包括尿流率测定、膀胱充盈期容积、压力测评、压力-流率测定及同步盆底肌电图测定。尿动力学检查能通过定性及定量参数对下尿路功能及功能障碍进行客观描述，有助于明确尿失禁的原因，获得下尿路功能障碍的其他情况，预测治疗结果及不良反应等。该项检查对设备和检查人员技术的要求较高。尿动力学属于有创性检查，患者通常无需常规行尿动力学检查。有尿路感染者应接受治疗后再进行此检查。

（8）排尿日记：一般记录3～7d，记录指标包括尿失禁发生的时间、频率、失禁时流出的尿量及失禁时有无尿意、诱因等。

4. 常见护理诊断

（1）压力性尿失禁：与老年退行性变化（尿道括约肌松弛）、肥胖、手术等因素有关。

（2）急迫性尿失禁：与老年退行性变化、局部膀胱刺激（感染、结石、炎症、肿瘤）、中枢或周围神经病变、液体（酒精、咖啡因、饮料）摄入过多等有关。

（3）反射性尿失禁：与老年退行性变化、脊髓损伤、肿瘤或感染引起的反射弧水平以上的冲动的传输障碍有关。

（4）有皮肤完整性受损的危险：与尿液刺激局部皮肤、辅助用具使用不当等有关。

（5）社会交往障碍：与尿频、异味引起的不适、困窘和担心等有关。

（四）护理管理

1. 行为干预

（1）调节生活方式：饮食合理，增加富含纤维的食物治疗便秘，在有并发症的老年尿失禁患者中，便秘会导致膀胱排空困难或导致谵妄，从而诱发或加重尿失禁。对于尿失禁的老年人，应给予饮食指导，多吃蔬菜水果，增强肠蠕动，避免便秘。控制液体摄入，帮助老年人制定饮水计划，每日饮水量应保持在1 500～2 000mL，平均分配到各个时间段内，避免一次性摄入过多，睡前应限制饮水，以免夜尿增多。同时，避免咖啡因、酒精和碳酸类饮料的摄入；控制体重，保持正常体重是预防尿失禁发生的重要因素，对于病态肥胖及中度肥胖的女性，减轻体重是降低尿失禁发生率的重要手段；戒烟、避免腹压增加的动作以及剧烈运动。合理安排老年人的日常生活，注意关闭门窗，屏风遮挡，请无关人员回避，保证老年人小便时有安全的环境和充足的时间。协助生活自理能力下降的老年人在小便时保持舒适的体位，使老年人以习惯姿势排尿。无法自行如厕者，应提供给老年人一些辅助工具，如拐杖、助行器等，提供便盆、尿壶、便椅等用品供床上或床边使用。

（2）行为疗法：是以人为中心，通过制订个性化的治疗方案来改变患者的行为方式。国际尿失禁学会推荐老年失禁患者首先应尝试行为疗法，主要包括定时排尿、提示排尿、盆底肌训练及膀胱训练。①定时排尿：相邻两次排尿之间固定的预定时间间隔称为定时排尿，对于压力性尿失禁患者，定时排尿有助于减少膀胱储尿量，可加强患者行为，重建排尿模式。当膀胱内尿量减少时，即使腹压增加，漏尿量也较少。此方法还适用于由于认知或运动功能障碍导致尿失禁的患者，同时也是针对大容量感觉减退膀胱的首选训练方法（如糖尿病周围神经病变导致的糖尿病膀胱）。②提示排尿：照护人员口头向患者提供如厕的信息，起到积极强化的作用。应结合生活方式和行为干预。也有相关的研究提示，在条件允许的情况下，超声辅助提示排尿可以改善老年患者的尿失禁，每次排尿量和残余尿量体积之和的平均值为排尿的最佳膀胱内尿量。使用超声设备定期检测患者膀胱内尿量，当监测的尿量体积达到最佳膀胱内尿量时，提示患者如厕排尿。③盆底肌锻炼：是压力性尿失禁患者和以压力性尿失禁为主的混合性尿失禁患者的常用治疗方法，旨在通过锻炼盆底肌肉力量，以改善患者症状。具体方法：嘱患者快速有力地收缩盆底肌，并维持至少3s，然后快速放松肌肉，维持放松状态2～6s；依次重复收缩与放松动作；连续做15～30min，每天重复3遍，可在3种不同体位下（站立位、坐位、仰卧位）完成，持续3个月或更长时间。④膀胱训练：用于急迫性和混合性尿失禁患者，旨在通过控制尿急和减少排尿次数,对自身行为进行修正,从而增加膀胱容量,改善膀胱过度活动,使患者重新获得控尿能力。具体方法:结合排尿日记,鼓励患者有意识地逐渐延长排尿间隔;提醒患者不要过早对尿意做出反应,在出现尿意时可通过更换体位、压迫会阴、收缩盆底肌、转移注意力、消除外界刺激等延长储尿时间。在第一周时,出现尿意后可延长 5min 再排尿,第二周延长 10min,第三周延长 20min,依次逐渐延长至两次排尿间隔 3~4h。注意训练过程中不可延长过快,以免加重下腹胀满和疼痛症状。

2. 皮肤护理　注意患者会阴部清洁卫生,每日用温水擦洗,保持会阴部皮肤清洁干燥。定期变换体位、减轻局部受压、加强营养,预防失禁相关性皮炎、压力性损伤等皮肤问题的发生。根据患者病情、性别、活动性、经济状况等结合产品特点,选择合适的护理用具,并指导患者及其照护者正确使用护理用具。临床常用的尿失禁护理用具主要有以下三类。①吸收型尿失禁用品:包括一次性护理垫、纸尿裤、失禁内裤,是最普遍且易于使用的护理用具。可以有效处理尿失禁的问题,不会对尿道造成侵入性损害,但频繁使用和不正确的穿戴会导致漏尿、压力性损伤、失禁性皮炎等,长时间使用也可能会使患者产生依赖心理,不利于膀胱功能的恢复。②外用收集型尿失禁用品:对于男性患者,尿套和保鲜袋是最常用的外用收集型失禁用品。尿套可保持阴茎及会阴部皮肤的清洁干燥,但透气性差,长时间尿液刺激容易导致尿路感染,易引起瘙痒、糜烂;保鲜袋接尿法简单可行,成本低,易于观察尿液的颜色、性状和量等,使用时应注意松紧适宜,以防发生糜烂、皮肤瘙痒、感染、湿疹等问题。③内置型尿失禁用品(导尿管):导尿术是临床尿失禁患者常用的护理方法,尤其适用于急性期或合并尿潴留的患者。留置导尿术是临床常用的传统导尿方法,还可用于监测出入量,但长期留置导尿时会增加尿路感染的风险。因此,导尿时必须严格遵守无菌操作,留置尿管期间定期消毒尿道口和周围皮肤,并尽量缩短导尿管留置的时间。清洁间歇性导尿术无需长期留置尿管,可降低尿路感染和肾结石的发生率,而且可使膀胱规律性充盈与排空,接近生理状态,有利于保持膀胱容量和恢复膀胱的收缩功能,帮助患者建立排尿反射,适用于神经源性膀胱功能障碍患者。

3. 用药护理　了解尿失禁相关药物的作用和不良反应,给予患者正确的用药指导和教育。急迫性尿失禁常用抗胆碱药,如托特罗定、奥昔布宁、索非那新,这类药物容易引起口干、视物模糊和便秘等不良反应。α-肾上腺素受体激动剂可以用于治疗压力性尿失禁,能增加尿道阻力,但是可能引起心悸、失眠、血压升高、头痛等不良反应,故对高血压、心血管疾病、甲状腺功能亢进者不宜使用或慎用。

4. 手术护理　手术方法不断更新,根据患者具体情况选择不同手术方法。术前应该进行尿动力学检查,全面评估老年人膀胱和尿道的功能状态,制订出切实可行的治疗方案。对需要手术治疗的患者,做好相应的术后护理和术后康复指导。

5. 心理护理　尿失禁会给患者带来生活、卫生、社交及工作的影响,使患者产生各种负性情绪和心理问题,如不愿意参加社交、怕被人嘲笑、性格孤僻自卑等。要注意多与患者沟通,了解患者的心理,有针对性地进行教育和指导沟通。注重患者的感受,进行尿失禁护理操作时注意保护患者隐私,尊重患者的保密意愿,先征求患者同意后,才可以就其健康问题与其亲友或照护人员交谈。向患者及家属讲解尿失禁问题的处理方法,增强患者应对尿失禁的信心,同时用心聆听患者抒发困扰及愤怒情绪,帮助其舒缓压力,减轻焦虑情绪。目前认为科学、有效、积极的健康教育是改善尿失禁患者疾病认知水平和心理状态非常重要的策略。

6. 健康指导　向患者介绍尿失禁的可能原因及相应的治疗和护理方法,根据患者具体情况给予个性化的健康指导。①对于压力性尿失禁患者,嘱患者尽量避免尿失禁的相关诱因,减少腹压增加的动作,如大笑、咳嗽、剧烈运动等,减少饮用含咖啡因的饮料,控制体重,定时排尿,减少膀胱内尿量,并告知患者进行盆底肌训练的重要性,指导患者掌握正确的盆底肌训练方法。②对于急迫性尿失禁患者,应鼓励患者积极治疗原发病,解除病因,如积极治疗尿路感染,指导患者掌握膀胱训练、盆底肌训练的具体内容及方法,向患者解释相关药物可能存在的不良反应,可将老年人的卧室尽量安排在靠近厕所的位置,夜间应该有适宜的照明灯,避免老年人如厕过程中跌倒。③指导患者和家属基本的皮肤护理的方法,保护好皮肤,避免发生失禁性皮炎。

(吕　娟)

第六节　骨骼系统疾病的评估与管理

肌少症、骨质疏松和退行性骨关节病是常见的老年慢性疾病。随着人口老龄化的加速和预期寿命的延长,慢性疾病的患病率呈逐年升高的趋势,对全球卫生和社会保健系统带来重大挑战。本节从概述、病因与发病机制、护理评估及护理管理四个方面进行详细介绍,以期医养结合机构临床护理人员认识到疾病管理的重要性,并为我国慢性病管理策略的制订提供科学依据。

一、老年肌少症的评估与管理

(一)概述

肌少症是指与年龄相关的肌肉质量减少,同时存在肌肉力量和/或躯体功能下降。截至2021年底,我国老年人口达2.67亿,占总人口的18.9%,是全球老年人最多的国家。随着老年人口的增加,老年肌少症的问题日益突出,据推测全球约有5 000万人罹患肌少症,预计至2050年,肌少症的患病数将达5亿例。肌少症与活动障碍、跌倒、低骨密度及代谢紊乱密切相关,是老年人生理功能逐渐减退的重要原因和表现之一。肌少症会增加老年人的住院率及医疗花费,严重影响老年人的生活质量,甚至缩短老年人的寿命。目前肌少症已经越来越多地被用于预测疾病和不良事件结局。因此积极识别并管理老年肌少症,在减少不良结局如失能等的发生方面具有非常重要的意义。

(二)病因与发病机制

肌少症是增龄相关性疾病,是环境和遗传因素共同作用的复杂疾病,多种风险因素和机制参与其发生。

1. 运动减少　增龄相关的运动能力下降是老年人肌肉量和强度丢失的主要因素。长期卧床者肌肉强度的下降要早于肌肉量的丢失,活动强度不足导致肌力下降,而肌肉无力又使活动能力进一步降低,最终肌肉量和肌肉强度均下降。较多研究提示老年人进行阻抗运动能显著增加肌肉量、肌肉强度和肌肉质量。

2. 神经-肌肉功能减弱　运动神经元的正常功能对肌纤维的存活是必需的,在肌少症发病机制中α运动神经元的丢失是关键因素。研究发现老年人70岁以后运动神经元数量显著减少,α运动神经元丢失达50%,显著影响下肢功能。老年时期α运动神经元和运动单元数量的显著减少直接导致肌肉协调性下降和肌肉强度的减弱。在肌肉纤维数量上,对成人肌肉的研究发现,90岁时肌肉中Ⅰ型和Ⅱ型纤维含量仅为年轻人的一半。老年时期,由于星状细胞数量和募集能力下降,导致Ⅱ型纤维比Ⅰ型纤维下降更显著。

3. 增龄相关激素变化　胰岛素、雌激素、雄激素、生长激素和糖皮质激素等的变化参与肌少症的发病。患肌少症时,身体和肌细胞内脂肪增加,这与胰岛素抵抗有关。实验已证实老化肌细胞接受胰岛素作用后,蛋白生成能力明显降低。一些流行病学和干预研究提示雌激素可以预防肌肉量的丢失。男性睾酮水平随增龄每年下降1%,这在男性肌少症发病中起重要作用。很多研究显示老年男性低睾酮水平与肌肉量、强度和功能的下降均相关,体外实验也证实睾酮可剂量依赖地促进星状细胞数量增加,且是其功能的主要调控因子。此外,老年人维生素 D 缺乏非常普遍,多项研究证实维生素 D 缺乏是肌少症的风险因素,并且 1,25 双羟维生素 D[1,25-(OH)$_2$D]水平降低与肌肉量、肌肉强度、平衡力下降和跌倒风险增加相关。

4. 促炎性反应细胞因子　促炎性反应细胞因子参与老年人肌少症的发病,研究发现血 IL-6、TNF-α 和 C 反应蛋白水平与肌肉量、肌肉强度有关。荷兰老年人群的研究提示高水平 IL-6 和 C 反应蛋白使肌肉量和肌肉强度丢失风险增加。这些炎性反应细胞因子增高引起肌肉组织合成代谢失衡,蛋白分解代谢增加。老年人炎性反应细胞因子长期增高是肌少症的重要危险因素。

5. 肌细胞凋亡　肌肉活检显示老年人肌细胞凋亡显著高于年轻人,这是肌少症的基本发病机制,肌细胞凋亡与线粒体功能失常和肌肉量丢失有关。研究证实肌少症主要累及的 II 型肌纤维更容易通过凋亡途径而死亡。增龄、氧化应激、低生长因子以及完全制动等可触发 Caspase 依赖或非依赖的凋亡信号通路。

6. 遗传因素　遗传因素可以分别解释个体间肌肉强度、下肢功能和日常生活能力变异的 36%~65%、57% 和 34%。最近一项 1 550 例英国孪生子全基因 DNA 甲基化研究,发现一些基因 DNA 甲基化与肌肉量变异相关。

7. 营养因素　老年人营养不良和蛋白质摄入不足可致肌肉合成降低,老年人合成代谢率降低 30%,已有研究证实氨基酸和蛋白补充可直接促进肌肉蛋白合成,预防肌少症,推荐合适的饮食蛋白摄入量为每天每千克体质量 1.0~1.2g。

（三）护理评估

1. 临床诊断　目前可用于诊断和评估肌少症的主要参数为肌肉质量、肌肉力量和躯体功能,其中肌肉质量下降是核心元素。考虑基层医疗机构测量肌肉质量有困难,建议使用生物电阻抗分析(bio-impedance analysis,BIA)测量四肢骨骼肌量(appendicular skeletal muscle mass,ASM),综合医院可以通过双能 X 线吸收法(dualenergy X-ray absorptiometry,DXA)进行测量。

2. 临床表现　肌少症缺乏特异的临床表现,患者可表现为体重下降、走路速度变慢、行动不便、手部的握力下降,以及全身性的症状等。

（1）体重减轻:肌肉在人体所占的比重达到 40% 左右,在机体出现肌肉减少症时,首先表现出来的就是体重减轻。在非刻意减重情况下,老年人体重下降 5% 以上,可以考虑肌肉减少症的发生。

（2）走路速度变慢:肌肉减少症的患者主要是机体的骨骼肌质量和力量减少,导致活动不耐受,很难保持高速的运动,而行走需要大腿的肌肉力量去支持,肌肉减少症的患者在行走时的速度十分缓慢,肌肉减少症患者的 4 米行走速度常低于 0.8 米/秒,远低于正常老人的行走速度。

（3）行动不便:肌肉减少症患者从最初的走路速度缓慢到后期自理能力不断降低,自主地起身站立、翻身等都尤为困难,同时因为大腿的肌肉力量不能承担全身的重力,行走需要靠支撑,更不能独自上下楼梯、单脚支撑。

（4）手部的握力下降:患者不仅仅面临下肢肌肉的流失,上肢也会有无力的情况出现,因为肌肉不能持续供给力量,患者会出现拿不起东西的情况,轻度的仅仅是不能提起重物,而严重的连毛巾都不能拧干。

（5）全身性症状:肌肉减少症患者除了出现与肌肉减少和肌力有关的症状外,还可能导致骨质疏松、抵抗力下降、低蛋白血症以及意外事件的发生,最终出现并发症和死亡率的升高。

3. 可疑筛查　一般使用小腿围或简易五项评分问卷(Sarcopenia-Five,SARC-F)或肌肉减少症五条目联合小腿围(SARC-F Combined with Calf Circumference,SARC-CalF)量表先进行筛查。

（1）小腿围:使用非弹性带测量双侧小腿的最大周径,可以作为肌肉质量的替代指标。

《老年人肌少症防控干预中国专家共识（2023）》建议筛查肌少症小腿围界值为男性＜34cm，女性＜33cm。其依据是对 526 例 40 岁以上日本人的小腿围测量，并与双能 X 线吸收法（DXA）比对，预测肌少症的小腿围为男性 34cm（敏感度 88%，特异度 91%），女性 33cm（敏感度 76%，特异度 73%）。

（2）简易五项评分问卷（SARC-F）：该量表为自评量表，包括 5 项内容，均与老年人功能状态密切相关。总分 0～10 分，≥4 分为筛查阳性，提示存在肌少症风险，需进一步进行肌肉力量评估。其对肌少症诊断敏感度低，特异度高，可较准确识别躯体功能受损，且与不良临床结局相关。SARC-F 的优点是不依赖于监测仪器及界值、不受年龄和性别差异影响，是简单、快速、有效的筛查工具（表 3-18）。

表 3-18　简易五项评分问卷（SARC-F）量表

评估项目	具体问题	0 分	1 分	2 分
S（strength）：肌肉力量	举起或搬运 10 磅重物（约 4.5kg）	没有难度	有一定难度	难度较大、无法完成
A（assistance walking）：辅助行走	步行穿过房间	没有难度	有一定难度	难度较大、需要帮助、无法完成
R（rise from a chair）：座椅起立	从床上或椅子站起	没有难度	有一定难度	难度较大、没有帮助无法完成
C（climb stairs）：攀爬楼梯	爬 10 级台阶	没有难度	有一定难度	难度较大、无法完成
F（falls）：跌倒次数	过去一年内跌倒次数	0 次	1～3 次	≥4 次

注：以上 5 项总分相加，如 SARC-F 总分≥4 分提示存在肌少症风险，需进一步进行肌肉力量评估。

（3）肌肉减少症五条目联合小腿围（SARC-CalF）量表：该量表由 Barbosa-Silva 等于 2016 年将 SARC-F 量表与肌肉质量具有相关性的小腿围相结合而形成的一种肌肉减少症筛查工具。国内黄丽洁等于 2020 年汉化为中文版 SARC-CalF 量表（表 3-19）。前 5 项与 SARC-F 得分标准相同，第 6 个项目是小腿围度，男性小腿围＞34cm 得 0 分，≤34cm 得 10 分；女性小腿围＞33cm 得 0 分，≤33cm 得 10 分。总分 0～20 分，总分≥11 分表示肌少症筛查阳性。

表 3-19　肌肉减少症五条目联合小腿围（SARC-CalF）量表

评估项目	具体问题	0 分	1 分	2 分	10 分
S（strength）：肌肉力量	举起或搬运 10 磅重物（约 4.5kg）	没有难度	有一定难度	难度较大、无法完成	
A（assistance walking）：辅助行走	步行穿过房间	没有难度	有一定难度	难度较大、需要帮助、无法完成	
R（rise from a chair）：座椅起立	从床上或椅子站起	没有难度	有一定难度	难度较大、没有帮助无法完成	
C（climb stairs）：攀爬楼梯	爬 10 级台阶	没有难度	有一定难度	难度较大、无法完成	
F（falls）：跌倒次数	过去一年内跌倒次数	0 次	1～3 次	≥4 次	
calf circumference：小腿围度	小腿的最大周长	女性＞33cm 男性＞34cm			女性≤33cm 男性≤34cm

（4）步速测试：步行速度测试被认为是一种快速、安全、可靠的检测全身肌肉功能的方法，在实践中得到了广泛应用。步速已被证明可以预测肌肉减少症、残疾、认知障碍、跌倒和死亡

率增加等的不良后果。测试方法：以平时正常步速行走 4m 或 6m 直线距离的时间计算步速，取 3 次步速测量平均值。诊断界值为 1.0m/s。

4. **骨骼肌质量** 虽然磁共振成像（MRI）、计算机断层扫描（CT）、双能 X 线吸收法（DXA）和生物电阻抗分析仪（BIA）均可用于骨骼肌质量测定，但在亚洲最常使用的仪器是 DXA 和 BIA。采用多频 BIA 仪器与 DXA 测量的四肢骨骼肌质量结果最为接近。因此 AWGS 2019 推荐使用 DXA 或多频 BIA 结合身高校正测量肌肉质量。此外，有研究显示用体质指数（BMI）校正后的肌肉质量比未经校正的肌肉质量可以更好地预测老年人的临床不良结局，其诊断界值为男性 <0.789kg/BMI，女性 <0.512kg/BMI。

5. **肌肉力量** 《老年人肌少症防控干预中国专家共识（2023）》推荐使用握力计测定上肢握力作为肌少症肌肉力量评估诊断的首选指标。测量时左右手各测量 3 次，取最大值。因手部外伤、残疾、指关节炎等无法测握力时，可使用 5 次起 - 坐试验，记录从坐姿到起立 5 次所需的时间，作为测定肌肉力量的替代方法。握力计的诊断界值为男性 <28kg、女性 <18kg，截点值可根据人群、种族等的不同具体制订。

6. **躯体功能** 使用 6m 步速、简易体能状况量表（SPPB）、5 次起坐试验评估躯体功能。患者存在痴呆、步态障碍或平衡障碍时不能测定。步速测量：从移动开始以正常步速行走 6m 所需时间，中途不加速不减速，并至少测量两次，记录平均速度。肌少症步速诊断界值为 1.0m/s。SPPB≤9 分反映躯体功能下降。5 次起坐时间≥12s 为反映躯体功能下降的界值，并且可以替代步速。

7. **营养评估** 推荐使用微型营养评定法简版（Mini-Nutritional Assessment Short Form，MNA-SF）和营养风险筛查（Nutrition Risk Screening 2002，NRS 2002）工具对肌少症和有肌少症患病风险的老年人进行营养风险筛查。

8. **常见的护理问题**
（1）活动耐力下降：与肌力减退、肌肉质量下降等有关。
（2）营养不良：与蛋白质和氨基酸等摄取不足有关。
（3）有受伤的危险：跌倒、骨折。

（四）护理管理

1. **加强运动** 良好的生活方式可以促进骨骼肌代谢、维持线粒体的完整性。运动可以抑制蛋白质的分解，促进蛋白质的合成，还可以提高肌肉的耐力和质量，应鼓励和支持老年肌少症患者进行运动锻炼。对于合并慢性疾病的肌少症患者，例如肌少症合并慢性心力衰竭或慢性阻塞性肺疾病，运动前需充分评估患者的用药情况，心功能分级，肺功能情况，对心功能Ⅳ级或急性发作期的患者不建议运动，以卧床休息为主，待病情稳定后逐渐开始运动，缓慢增加活动量。肌少症的一线运动治疗方案为循序渐进的阻力训练，如哑铃、自由负重等能产生骨骼肌收缩的身体活动，可有效改善肌少症患者的肌肉力量、质量以及身体功能。

鉴于老年人对运动的坚持度较低，因此在制订运动方案时应与其本人的目标和意愿一致，同时考虑运动的强度、量以及进度，或将患者转诊给理疗师（physiotherapist，PT）或运动康复专家进行个体化抗阻运动。建议老年肌少症患者从少量活动开始，根据自身情况增加活动量及活动时间，一般每周 2～3 次，每次 40～60min 中 - 高强度运动以及 20～30min 抗阻运动，至少持续 12 周。医护人员、康复师、主要照顾者应积极鼓励患者坚持运动，告知运动的重要性及意义。

2. **营养补充** 随着年龄的增长，营养素缺乏是引起肌少症的一个重要原因。

（1）蛋白质：老年人蛋白质合成减少、分解增加，因此补充充足的蛋白质有利于减少肌少症的发生率。充足的蛋白质（富含亮氨酸的平衡氨基酸和肌酸）摄入可以增强肌肉力量。有证据表明，与单独营养或身体活动相比，营养（蛋白质）干预结合身体活动能提高步速和膝盖伸展力量。不推荐常规补充维生素 D,虽然维生素 D 缺乏在肌少症、低握力患者中较普遍,但目前有关维生素 D 对肌少症治疗效果的证据很少,需联合蛋白质等其他营养素共同补充才能发挥更好效果。

（2）微量营养素：患者微量营养素摄入也需要得到重视,镁在人体肌肉功能和新陈代谢的正常运转中有着重要作用,同时也影响蛋白质的合成。研究指出,和非肌少症人群相比,肌少症人群镁摄入量较低,因此推荐患者食用镁含量高的食物,如深绿色蔬菜、粗粮和坚果等。

3. 康复治疗　主要包括运动疗法和物理因子治疗,有氧运动和抗阻训练均能减少因年龄增加而导致的肌肉质量和肌肉力量的下降。对缺乏运动或受身体条件制约不能运动的老年人,可使用水疗、全身振动和功能性电刺激（functional electrical stimulation,FES）等物理治疗。此外,其他物理因子,如电磁场、超声等在肌肉减少的防治中也有一定作用。

4. 药物干预　用于防治肌少症的药物主要包括雄激素、生长激素及其他神经营养因子等,主要作用是维持肌肉所需的营养,提高肌肉功能,延缓骨骼肌衰老。但是目前药物治疗尚未被相关指南广泛推荐,因此不作为主要治疗手段。

二、老年骨质疏松的评估与管理

（一）概述

骨质疏松症（osteoporosis,OP）是一种以低骨量和骨组织微结构破坏为特征,导致骨质脆性增加和易于骨折的代谢性疾病。骨质疏松症是一种与增龄相关的骨骼疾病,随着年龄增长发病率增高。2018 年 10 月 19 日,国家卫生健康委员会疾病预防控制中心在媒体沟通会上指出骨质疏松症已经成为我国 50 岁以上人群的重要健康问题,中老年女性骨质疏松问题尤为严重。据预测,至 2050 年,我国骨质疏松性骨折患者人数将达 599 万,相应的医疗支出高达 1 745 亿元。老年人,无论男性、女性都可能患骨质疏松症。老年性骨质疏松症的病理特征是骨矿含量下降,骨微细结构破坏,表现为骨小梁变细、骨小梁数量减少、骨小梁间隙增宽。由于男性峰值骨量高于女性,出现骨丢失的年龄迟于女性,而且雄激素水平的下降是"渐进式",而非"断崖式",故老年男性骨丢失的量与速度都低于老年女性,老年男性骨质疏松的程度轻于女性。女性围绝经期和绝经后 10 年内,骨代谢处于高转换状态,进入老年期后,破骨细胞和成骨细胞的活性都下降,骨代谢处于低转换状态,故老年女性骨质疏松症是低转换型。老年男性骨质疏松症也是低转换型,但雄激素缺乏所致的老年男性骨质疏松症可以是高转换型。

（二）病因与发病机制

正常性成熟后骨的代谢主要以骨重建（bone remodeling）形式进行。更年期后男性的骨密度（bone mineral density,BMD）下降速率一般慢于女性,因为后者除增龄外,还有雌激素缺乏因素的参与。凡使骨吸收增加和（或）骨形成减少的因素都会导致骨丢失和骨质量下降,脆性增加,甚至发生骨折。

1. 骨吸收因素

（1）性激素缺乏：雌激素缺乏使破骨细胞功能增强,骨丢失加速,这是女性绝经后骨质疏松症的主要原因,而雄激素缺乏在老年男性 OP 的发病中起了重要作用。研究表明,雄激素在男性峰值骨量形成、骨量维持和骨代谢方面起主导作用。男性可做血中睾酮水平测定,对于伴有睾酮低下者,雄激素补充疗法有使用价值,可改善骨质疏松。

（2）活性维生素 D 缺乏和甲状旁腺素（PTH）增高：由于高龄和肾功能减退等原因致肠钙吸收和 1,25-$(OH)_2D$ 生成减少,PTH 呈代偿性分泌增多,导致骨转换率加速和骨丢失。

（3）细胞因子表达紊乱：骨组织的白细胞介素（IL）-1、IL-6 和肿瘤坏死因子（TNF）增高,而护骨素（osteoprotegerin,OPG）减少,导致破骨细胞活性增强和骨吸收增加。

2. 骨形成因素

(1) 峰值骨量降低：青春发育期是人体骨量增加最快的时期，约在 30 岁达到峰值骨量 (PBM)。PBM 主要由遗传因素决定，并与种族、骨折家族史、瘦高身材等临床表象，以及发育营养和生活方式等相关联。性成熟障碍致 PBM 降低，成年后发生 OP 的可能性增加，发病年龄提前。PBM 后，OP 的发生主要取决于骨丢失的量和速度。

(2) 骨重建功能衰退：可能是老年性 OP 的重要发病原因。成骨细胞的功能与活性缺陷导致骨形成不足和骨丢失。

3. 骨质量下降　骨质量主要与遗传因素有关，包括骨的几何形态、矿化程度、微损伤累积、骨矿物质与骨基质的理化和生物学特性等。骨质量下降导致骨脆性和骨折风险增高。

4. 不良的生活方式和生活环境　高龄、吸烟、制动、体力活动过少、酗酒、跌倒、长期卧床、长期服用糖皮质激素、光照减少、钙和维生素 D 摄入不足等都是 OP 的危险因素。蛋白质摄入不足、营养不良和肌肉功能减退是老年性 OP 的重要原因。危险因素越多，发生 OP 和 OP 性骨折的概率越大。

（三）护理评估

1. 临床诊断　骨质疏松症的诊断基于全面的病史采集、体格检查、骨密度测定、影像学检查及必要的生化测定。临床上诊断老年骨质疏松症应包括两方面：确定是否为骨质疏松症和排除继发性骨质疏松症。

2. 临床表现　初期通常无明显的临床表现，不易被发现，但随着病情进展，会逐渐出现腰肌酸软、腰背疼痛，四肢隐痛、乏力，驼背或脊柱变形，身高变矮甚至发生骨折等。部分患者可无临床症状，仅在发生骨质疏松性骨折等严重并发症后才被诊断。

3. 健康史

(1) 遗传因素：多种基因（如维生素 D 受体、雌激素受体、β 肾上腺素能受体的基因）的表达水平和基因多态性可影响骨代谢，另外，基质胶原和其他结构成分的遗传差异与骨质疏松性骨折的发生有关。

(2) 性激素：性激素在骨生成和维持骨量方面起着重要的作用。老年人随着年龄的增长，性激素功能减退，激素水平下降，骨的形成减慢，吸收加快，导致骨量下降。

(3) 甲状旁腺素（parathyroid hormone，PTH）和细胞因子：PTH 作用于成骨细胞，通过其分泌的细胞因子（如 L-6）促进破骨细胞的作用。随着年龄的增加，血 PTH 逐渐增高，骨髓细胞的护骨素（OPG）表达能力下降，导致骨质丢失加速。

(4) 营养成分：钙是骨矿物中最主要的成分，维生素 D 可促进骨细胞的活性，磷、蛋白质及微量元素可维持钙、磷比例，有利于钙的吸收。这些物质的缺乏都可使骨的形成减少。

(5) 生活方式：体力活动是刺激骨形成的基本方式，故长期卧床及活动过少的老年人易发生骨质疏松。此外，吸烟、酗酒，高蛋白、高盐饮食，大量饮用咖啡，光照减少均是老年人骨质疏松的易发因素。可使用中国人骨质疏松症简明生存质量量表评定患者生活质量。

4. 身体评估

(1) 身体功能：对骨质疏松症患者进行疼痛、关节活动范围、肌力、平衡功能、心理状态五项身体功能的评估。疼痛评定推荐使用视觉模拟评分进行；关节活动范围评定建议使用量角器进行；肌力评定建议使用徒手肌力检查法进行；平衡功能的评定推荐使用 Berg 平衡量表进行；心理状态评定建议使用汉密尔顿焦虑量表和（或）汉密尔顿抑郁量表进行。

(2) 骨折：骨质疏松性骨折是骨质疏松症的严重后果，特别是髋部骨折，具有高致死率及致残率。因此，临床上需注意识别骨质疏松性骨折危险因素，筛查高危人群，尽早防治骨质疏松症，减少骨折发生。世界卫生组织（WHO）推荐的骨折风险预测工具（FRAX）根据患者临床危险因素及股骨颈骨密度建立模型，用于评估患者 10 年髋部骨折及主要骨质疏松骨折（椎体、前臂、髋部或肩部）的概率。老年人群常因轻微活动或创伤诱发骨折，如打喷嚏、弯腰、负重、挤压或摔倒等。脊柱压缩性骨折可导致胸廓畸形，使肺活量肺最大换气量下降，心血管功能障碍，引起胸闷、气短、呼吸困难，甚至发绀等表现。

（3）跌倒：跌倒是骨质疏松性骨折的独立危险因素，跌倒的危险因素包括环境因素和自身因素等，特别是对于老年骨质疏松症患者，应重视对以下跌倒相关危险因素的评估及干预。①环境因素：如光线昏暗、路面湿滑、地面障碍物、地毯松动、卫生间未安装扶手等；②自身因素：如年龄老化、肌少症、视觉异常、感觉迟钝、神经肌肉疾病、缺乏运动、平衡能力差、步态异常、既往跌倒史、维生素 D 不足、营养不良、心脏疾病、体位性低血压、抑郁症、精神和认知疾患药物（如安眠药、抗癫痫药及治疗精神疾病药物）等。

5. 心理社会状况　除了机体的不适，身体外形的改变会进一步加重老年人的心理负担，严重挫伤老年人的自尊心。老年人可能因为外形改变而不愿进入公共场合，也会因身体活动不便或担心骨折而拒绝锻炼，从而不利于身体功能的改善。骨折会给老年人及家属带来重大的心理压力。研究显示，髋部骨折发生后，由于肢体的疼痛、活动障碍、昂贵的住院费用、家庭因素以及对康复效果的不确定感等均会影响老年人的心理状况，从而导致抑郁的出现。医护人员应当高度重视老年人骨折术后的心理状况，功能指导的同时也要给予相应的心理疏导，从而提高患者早期康复锻炼的依从性。

6. 筛查工具　对于≥65 岁女性和≥70 岁男性，《中国老年骨质疏松症诊疗指南》（2018）推荐直接进行双能 X 线吸收检测法（DXA）进行骨密度检测。对于＜65 岁绝经后女性和＜70 岁男性，且伴有脆性骨折家族史或具有骨质疏松危险因素人群，建议采用国际骨质疏松基金会（International Osteoporosis Foundation，IOF）骨质疏松风险—一分钟测试题、亚洲人骨质疏松自我评估工具（Osteoporosis Self-assessment Tool for Asians，OSTA）和（或）筛查设备即定量超声（quantitative ultrasound system，QUS）或骨放射吸收法（radiographic absorptiometry，RA）进行骨质疏松风险初筛。根据初筛结果选择高风险人群行 DXA 或定量 CT（quantitative computed tomography，QCT）检查。

7. 常见的护理问题

（1）慢性疼痛：与骨质疏松、骨折及肌肉疲劳等有关。

（2）躯体移动障碍：与骨痛、骨折引起的活动受限有关。

（3）情境性低自尊：与椎体压缩引起的身长缩短或驼背有关。

（4）潜在并发症：骨折。

（四）护理管理

1. 调整生活方式　对骨质疏松症高风险的人群，需注意调整饮食、运动等生活方式。

（1）饮食：保证一定量的绿色蔬菜和水果的摄入，水果、蔬菜能碱化尿液，从而减少尿钙排出，有助于预防骨量下降。少盐多醋，过多摄入含食盐高的食物会使尿钙排出量增加，机体钙质减少，易发生骨质疏松。食醋可以通过增加机体对钙的吸收而预防骨质疏松。

（2）运动：规律运动，可以改善肌力，提高机体灵活性及规避风险的反应性，降低跌倒风险。在慢性期应选择性地对骨质疏松症好发部位的相关肌群进行运动训练，如通过仰卧位抬腿动作做腹肌训练，采用膝手卧位做背肌训练等。

（3）戒烟限酒：吸烟可引起骨胶原合成发生变化、肠钙吸收减少、干扰肾上腺皮质激素和性激素的代谢，还可能会对抗雌激素的作用，加重绝经后妇女骨量下降。饮酒可减少肠道钙吸收，增加尿钙排泄。

2. 补充钙剂和维生素 D　补充钙剂和维生素 D 通常被提倡作为治疗骨质疏松症的重要辅助手段。结合我国营养学会及居民膳食营养素参考摄入量建议，老年人群每日的钙摄入量应为1 000～1 200mg，维生素 D 摄入量为 800～1 200IU。每日膳食能提供大约 400mg 元素钙，因此还应额外补充钙剂 500~600mg/d。不建议间歇性服用大剂量维生素 D。一项针对健康人群的系统评价发现,一般健康老年人(>60岁)在一定范围内摄入高剂量钙(2 000~2 500mg/d)不增加脑血管疾病风险。对于接受骨质疏松保护治疗的绝经后妇女和老年男性,如果膳食摄入量低于 700mg/d,建议也给予钙补充。对于因肝、肾疾病导致维生素 D 羟化受阻的骨质疏松症患者,建议首选具有活性的维生素 D。但是对于老年男性骨质疏松症患者,单纯只通过补充钙剂和(或)维生素 D 并不能降低老年骨质疏松症患者的骨折风险,需要与抗骨质疏松症药物(如钙剂、双膦酸盐类、性激素类等)联合。增加日晒时长及面积,促进体内维生素 D 的合成。

3. 负重和有氧运动 负重运动对骨密度有好处,建议定期进行负重锻炼,根据患者个人情况量身定制。物理治疗是骨折后康复的重要组成部分。肌肉加强和平衡训练和运动干预可以通过提高自信心和协调性以及保持骨量来减少跌倒。常见的有氧运动包括快走、游泳、骑自行车、健身操、广场舞、瑜伽、慢跑等,在进行有氧运动时,心率变异率控制在 30% 以内,每次时间≥30min。在心肺功能和四肢关节功能无异常的情况下,建议老年人参与各种娱乐性的体育活动,与伙伴们协同进行,既能共同愉快地坚持各种活动,又能提高对周围环境的适应性。美国国家骨质疏松基金会(National Osteoporosis Foundation,NOF)《骨质疏松症康复指南》指出:适当的运动可以改善身体机能、骨量、肌肉力量和平衡,还可以降低跌倒的风险,应根据患者的初始情况,提供完整的运动建议,包括骨骼负重有氧运动、姿势训练、肌肉骨骼渐进式阻力训练、平衡训练、关节和韧带的拉伸。

4. 抗骨质疏松症药物的使用

(1)抗骨质疏松症药物治疗的适应证:①有脆性椎体或髋部骨折史。②主要承重部位的骨骼及桡骨远端 1/3 的 DXA 骨密度 T 值≤2.5。③骨密度未达到骨质疏松症诊断标准,但 FRAX 工具计算未来 10 年髋部骨折概率≥3% 或任何重要骨质发生脆性骨折概率≥20%。④继发性骨质疏松症。

(2)抗骨质疏松症药物:可以根据其作用分为三类,包括促进抑制骨吸收药物、骨形成药物及其他类药物。①抑制骨吸收药物:包括双膦酸盐、降钙素、雌激素、选择性雌激素受体调节剂和核因子 Kappa-B 受体活化因子配体抑制剂,其中双膦酸盐是目前临床上应用最为广泛的抗骨质疏松症药物,分为口服和静脉两种剂型。②骨形成药物:代表性药物为甲状旁腺素类似物(parathyroid hormone analogue,PTHa)特立帕肽,可以刺激成骨细胞活性,增加骨密度,降低椎体和非椎体骨折风险,疗程不宜超过 2 年,停药后可序贯使用骨吸收抑制剂。③其他机制类药物:主要为活性维生素 D 及其类似物、维生素 K_2(四烯甲萘醌)。活性维生素 D 及其类似物适用老年人、肾功能减退以及 1a 羟化酶缺乏或减少的患者。治疗期间应监测血钙和尿钙,特别是同时补充钙剂者;肾结石患者慎用。

5. 减轻或缓解疼痛 骨质疏松引起疼痛的原因主要与腰背部肌肉紧张及椎体压缩性骨折有关,故通过卧床休息使腰部软组织和脊柱肌群得到松弛可显著减轻疼痛。休息时应卧于加有薄垫的木板或硬棕床上,仰卧时头不可过高,在腰下垫一个薄枕。必要时可使用背架、紧身衣等限制脊柱的活动度。也可通过洗热水浴、按摩、擦背以促进肌肉放松。同时,应用音乐治疗、暗示疏导等方法对缓解疼痛亦很有效。对疼痛严重者可遵医嘱使用镇痛药、肌肉松弛剂等药物,对骨折者应通过牵引、介入或手术方法最终缓解疼痛。

6. 健康教育 教育内容包括告知患者骨质疏松症的疾病特征,骨骼充分机械负荷的重要性,不活动的危险,跌倒的危险因素和预防跌倒的方法,并且必须提供有关积极的生活方式、药物治疗、安全运动、家庭环境的风险和应对疼痛的信息和建议,以及增加骨折或摔倒风险的因素和消除方法。患者也应该了解自己机能的可能性和局限性。其他方面包括如何在脊柱上施加机械负荷,如何举起物体和弯腰,以及如何使用辅助设备。

三、老年退行性骨关节病的评估与管理

（一）概述

退行性骨关节病（degenerative osteoarthropathy）又称骨关节炎、肥大性关节炎，是由于关节软骨发生退行性变，引起关节软骨完整性破坏以及关节边缘软骨下骨板病变，继而导致关节症状和体征的一组慢性退行性关节疾病。其特点是软骨破裂、软骨下骨硬化、骨刺、关节畸形和滑膜炎症，表现为关节疼痛和关节活动受限。65 岁以上的老年人经 X 线检查确诊为退行性骨关节病的患者约为 80%。

（二）病因与发病机制

1. 病因 主要的发病危险因素包括年龄、性别、肥胖、遗传易感性、关节结构及力线异常、创伤、长期从事反复使用某些关节的职业或剧烈的文体活动、吸烟以及存在其他疾病等。年龄是与骨关节炎最密切相关的危险因素，超过 75 岁的人中有 80% 以上受到骨关节病的影响。女性发生概率是男性的 2 倍，尤其是 50 岁以后女性的患病率显著增加，特别是膝关节骨关节病。肥胖是另一个重要危险因素，而且是可以改变的危险因素。

2. 发病机制 骨关节病是外界多种因素对易感个体作用的结果。生物机械学、生物化学、炎症基因突变及免疫学因素都参与了发病过程。这些因素引发级联退行性反应，最终导致患者出现关节软骨的特征性改变，并影响到所有关节结构。

（三）护理评估

1. 临床诊断 骨关节病的诊断需根据患者病史、症状、体征、X 线表现及实验室检查做出临床诊断。近年来的研究发现，超声检查可以较清晰地显示股骨滑车及股骨踝关节软骨的形态学变化，超声半定量评估软骨退变的一致性良好，对于膝关节骨关节炎的诊断效果较好。

2. 临床表现

（1）关节疼痛：骨关节病最常见的临床表现，发生率为 36.8%～60.7%。疼痛在各个关节骨关节病中均可出现，其中以膝、髋和指间关节最为常见。初期为轻度或中度间断性隐痛，休息后好转，活动后加重。重度骨关节病可以出现持续性疼痛或夜间痛。关节局部可有压痛，在伴有关节肿胀时尤其明显。关节活动受限常见于髋、膝关节。患者在疾病中期可出现关节绞锁，晚期关节活动受限加重，最终导致残疾。此外，部分患者可出现关节僵硬的症状，多发生于晨起时或较长时间未活动后，表现为关节僵硬及发紧感，活动后可缓解。关节僵硬持续时间一般较短，常为几分钟至十几分钟，极少超过 30min。

（2）关节僵硬：关节活动不灵活，特别在久坐或清晨起床后关节有僵硬感，不能立即活动，要经过一定时间后才感到舒服。这种僵硬和类风湿性关节炎不同，时间较短暂，一般不超过 30min。但到疾病晚期，关节不能活动将是永久的。

（3）关节内卡压现象：当关节内有小的游离骨片时，可引起关节内卡压现象。表现为关节疼痛、活动时有响声和不能屈伸。膝关节卡压易使老年人摔倒。

（4）关节肿胀、畸形：膝关节肿胀多见，因局部骨性肥大或渗出性滑膜炎引起，严重者可见关节畸形、半脱位等。手关节畸形可因指间关节背面内、外侧骨样肿大结节引起，位于远端指间关节者称 Heberden 结节，位于近端指间关节者称为 Bouchard 结节，部分患者可有手指屈曲或侧偏畸形，第一腕掌关节可因骨质增生出现"方形手"。中到重度髋、膝关节骨关节病患者也可能出现步态异常。

（5）功能受限：各关节可因骨赘、软骨退变、关节周围肌肉痉挛及关节破坏而导致活动受限。此外，颈椎骨性关节炎脊髓受压时，可引起肢体无力和麻痹，椎动脉受压可致眩晕、耳鸣导致出现复视、构音障碍或吞咽障碍，严重者可发生定位能力丧失或突然跌倒。腰椎骨性关节炎腰椎管狭窄时，可引起下肢间歇性跛行，也可出现大小便失禁。

（6）关节负重：创伤或机械性磨损导致，比如出现关节内骨折后对位不良、长期负重工作引起的关节劳损、运动致使的扭伤导致关节受力不均等，在膝关节还包括有半月板破裂后修复不良所引起。长期进行重体力劳动的老年人群体，由于负重大、时间长，致使活动多的膝和脊柱等部位常年磨损，关节软骨失去了正常的光滑性而变得粗糙，同时关节周围的关节囊、韧带、肌腱也出现劳损、关节周围出现增生等。

3. 高危人群　骨关节病好发于膝、髋、手等关节。根据危险因素早期识别骨关节病高危人群，针对可改变的危险因素进行早期干预有助于延缓骨关节病发病和疾病进展。骨关节病的高危人群主要包括年龄在 40 岁及以上、女性、肥胖或超重、有创伤史等。膝关节骨关节病的高危人群还包括存在膝关节周围肌肉萎缩、长期从事负重劳动等特殊职业、家族中有骨关节病患者、位于高风险地区或肠道菌群紊乱等危险因素者。髋关节骨关节病的高危人群还包括存在髋臼发育不良、股骨颈凸轮样畸形、长期从事负重劳动等特殊职业或家族中有骨关节病患者等危险因素者。手部骨关节病的高危人群还包括存在长期从事特殊手部劳动、处于围绝经期、家族中有骨关节病患者或肠道菌群紊乱等危险因素者。此外，具有关节外伤史的人群也是骨关节病的高危人群，如膝关节前十字韧带或半月板损伤后，膝关节骨关节病风险升高 4～6 倍。

4. 影像学检查　首选 X 线检查，必要时可行 CT、MRI 及超声等检查进一步明确退变部位、退变程度以及进行鉴别诊断。影像学检查在诊断骨关节病、评估骨关节病严重程度和预后以及辅助进行鉴别诊断等方面发挥重要作用。骨关节病受累关节在 X 线片上的三大典型表现为非对称性关节间隙变窄、关节边缘骨赘形成以及软骨下骨硬化和（或）囊性变。尽管 X 线检查不能直接显示软骨或软组织的情况，但关节间隙可以用于推测软骨损伤严重程度。MRI 不但能发现早期的软骨病变，而且能观察到半月板、韧带等关节结构的异常。

5. 心理社会状况　骨性关节炎主要表现为反复或持续的关节疼痛、功能障碍和关节变形，给老年人的日常生活及心理健康带来很大的危害。疼痛使老年人不愿意过多走动，社会交往减少；功能障碍使老年人的无能为力感加重，产生自卑心理；疾病的迁延不愈使老年人对治疗失去信心，产生消极悲观的情绪。

6. 常见的护理问题

（1）慢性疼痛：与关节退行性病变引起的关节软骨破坏及骨板病变有关。

（2）躯体移动障碍：与关节疼痛、畸形或脊髓压迫引起的关节或肢体活动困难有关。

（3）有受伤的危险：与关节破坏导致的关节功能受限有关。

（四）护理管理

1. 减轻疼痛　对患骨关节炎的老年人来说，减轻关节的负重和适当休息是缓解疼痛的重要措施，可使用手杖、拐杖、助行器站立或行走。疼痛严重者，可采用卧床牵引限制关节活动。膝关节骨关节炎的老年人除适当休息外，可通过上下楼梯时抓扶手、坐位站起时手支撑扶手的方法减轻关节软骨承受的压力，膝关节积液严重时，应卧床休息。另外，局部理疗与按摩综合使用，对任何部位的骨关节炎都有一定的镇痛作用。

2. 运动疗法　运动训练能加强机体肌组织和骨组织的活性，增加其功能和稳定性，有效增加其力量，不但可以减缓肌萎缩的快速发展，减轻关节的疼痛，是治疗早、中期老年退行性骨关节病的有效方法。针对老年退行性骨关节病的症状，临床医生、康复治疗师或监护人员应当为患者制订因人而异的运动处方，并将肌力训练和有氧运动训练相结合。运动疗法应根据患者不同阶段或症状轻重，施以有效的运动方式和训练强度。在老年退行性骨关节病发作的急性期，停止锻炼，待症状缓解后可选择对关节冲击力小的柔和运动，如散步、慢跑、太极拳等。

3. 用药护理　如关节经常出现肿胀，不能长时间活动或长距离行走，X 线平片显示关节面退变,则可在物理治疗的基础上加用药物治疗。药物治疗是骨关节病疼痛管理的重要手段之一,包括非甾体抗炎药(non-steroidal anti-inflammatory drugs,NSAIDs)类药物、其他镇痛药物、缓解骨关节病症状的慢作用药物、抗焦虑药物以及中药等。2019 年美国风湿病学会(American College of Rheumatology,ACR)发布的指南强推荐膝关节骨关节病患者首选外用 NSAIDs 作为膝关节骨关节病疼痛的一线治疗药物,尤其适用于合并胃肠疾病、心血管疾病或身体虚弱的患者。对于长期、慢性、广泛性疼痛和(或)伴有抑郁的骨关节病患者,可以使用度洛西汀等抗焦虑药物,在短期内达到缓解疼痛、改善关节功能的目的。但应用时需考虑安全性问题并注意药物不良反应,包括口干、胃肠道反应等。总之,骨关节病的药物治疗也应遵循阶梯化与个体化原则,应根据骨关节病患者病变的部位及病变程度,内外结合,选择最合适的药物治疗方案。

4. 针灸疗法 经络学把该病变责于脾、肾、胃、肝、胆等脏器经络感受风寒、筋脉痹阻或气血虚弱,失于滋养而致。中医把通经络、行气血、荣经络作为治疗大法。针刺作用于人体穴位,可使体内电解质电离并产生位移电流,效应稳定并可抵达深部组织,通过改善人体血液和淋巴循环,加强局部组织的供氧,加快病理产物的清除,有利于炎症病灶的消散和吸收。有研究提出可以针对老年退行性膝关节炎的病理病因采用针刺配合肌力训练,两者联合能有效地增强患者膝关节肌力,增大关节活动度和缓解疼痛,并能有效控制老年退行性膝关节炎的进展。

5. 手术护理 随着骨关节病的不断加重,在基础治疗和药物治疗无效的情况下就需要进行手术治疗。手术治疗作为阶梯化治疗的最后一层,分为两类,即修复性治疗(关节镜手术、软骨修复手术、力线矫正手术等)和重建治疗(关节置换术),手术方案需依据患者病变部位、病变程度、一般情况以及自身意愿综合考虑。术后护理因不同部位的关节而有所区别。全髋关节置换术后患肢需皮牵引,应保持有效牵引,同时要保证老年人在牵引状态下的舒适和功能。膝关节置换术后患肢用石膏筒或托固定,应做好相关护理,如抬高患肢,略高过右心房水平,冬天用护架撑被,避免重物压迫,随时观察伤口渗血及足趾的血液循环,如有紫绀、苍白、皮温降低、按压后回血缓慢等情况应及时放松绷带。

6. 心理护理 首先为老年人安排有利于交际的环境,如床距窗户较近,窗户的高度较低,房间距老年人活动中心较近等,增加其与外界环境互动的机会。其次,主动提供一些能使老年人体会到成功的活动(如广场舞、保健操),并对其成就给予诚恳的鼓励和奖赏,加强老年人的自尊,增强其自信心。另外,为老年人分析导致无能为力的原因,协助使用有效的应对技巧,鼓励学会自我控制不良情绪都是切实可行的措施。

7. 健康指导 结合老年人的自身特点,用通俗易懂的语言介绍本病的病因、不同关节的表现、X 线平片结果、药物及手术治疗的注意事项。告知患者如何保护关节、防潮保暖,防止关节受凉受寒。尽量应用大关节而少用小关节,如用屈膝屈髋下蹲代替弯腰和弓背;用双脚移动带动身体转动代替突然扭转腰部;选用有靠背和扶手的高脚椅就座,且膝髋关节成直角。避免从事可诱发疼痛的工作或活动,如长期站立等,减少爬山、骑车等剧烈活动,少做下蹲动作。增强自理能力,对于肢体活动受限的老年人,应根据其自身条件及受限程度,运用辅助器具或特殊的设计以保证或提高老年人的自理能力。如门及过道的宽度须能容许轮椅等辅助器具通过;室内地板避免有高低落差的情形,地板材质应以防滑为重点等。用明显的标记督促老年人定时、定量、准确服药,并告知药物可能有的副作用。患者必要时可在医生指导下选择合适的行动辅助器械,如手杖、拐杖、助行器、关节支具等,也可选择平底、厚实、柔软、宽松的鞋具来辅助行走。

(邬 青)

第七节　老年人其他系统疾病的评估与管理

糖尿病、胃食管反流是老年人常见的慢性疾病,随着生活方式的改变和老龄化进程的加速,疾病患病率呈逐年升高的趋势,做好疾病的评估与管理对于老年人预后及并发症防治有极其重要的作用。本节从概述、病因与发病机制、护理评估及护理管理四个方面对疾病进行介绍,让临床护理人员掌握疾病的管理,从而改善患者的生活质量,降低再住院率。

一、老年糖尿病的评估与管理

(一)概述

老年糖尿病(diabetes mellitus,DM)是指年龄≥60 岁(WHO 界定≥65 岁)老年人由于胰岛素分泌和(或)作用的缺陷所引起的以慢性高血糖为特征的一种代谢性疾病,与遗传、环境和免疫等多种因素有关。由于长期的碳水化合物、脂肪以及蛋白质代谢紊乱,引起多系统损害,导致眼、肾、神经、心脏、血管等组织器官慢性进行性损害及功能减退、衰竭;病情严重或应激时可发生急性严重代谢紊乱,如糖尿病酮症酸中毒(diabetic ketoacidosis,DKA)、高渗高血糖综合征(hyperglycemic hyperosmolar syndrome,HHS)。根据国际糖尿病联盟(IDF)2021 年统计数据,全球糖尿病患者数达 5.36 亿,患病率为 10.5%,且患病率随年龄增加而上升。2019 年我国老年糖尿病患者数量约为 3 550 万,居世界首位,占全球老年糖尿病患者数量的 1/4。IDF 预测,2030 年我国老年糖尿病患者数量将达 5 430 万,增长率达 52.96%,老年糖尿病的高发病率严重影响患者生活质量和寿命,并发症是致残致死的主要原因。

(二)病因与发病机制

老年糖尿病患者的病因和其他年龄段糖尿病患者相同,主要是由于胰岛素分泌缺陷和 / 或胰岛素作用缺陷导致。凡是能影响胰岛素分泌及作用的因素都可能引发糖尿病。现代医学对糖尿病病因及发病机制尚未完全明确,可能与遗传、环境等原因有关。

1. 遗传因素　糖尿病与遗传因素密切相关,是一种遗传性疾病。老年糖尿病大多为 2 型糖尿病(type 2 diabetes mellitus,T2DM),遗传倾向较强,有家族史的老年人群中糖尿病发病率增高。但大量的 T2DM 的遗传本质尚未明了,故仍有待于进一步研究。

2. 环境因素　随着社会进步、生活节奏加快,环境因素在 T2DM 的发病机制中地位越来越明显,故对 T2DM 患者进行生活方式的管理成为 T2DM 管理的重点工作。环境方面的危险因素主要包括以下三个方面。

(1)生活条件:经济水平,我国经济发达地区的糖尿病患病率高于中等发达地区和不发达地区。城市高于农村,在不发达地区和中等发达地区这一差别尤为明显,其他还包括环境污染、化学物质。

(2)自身因素:年龄增长,肥胖,肠道菌群失衡,社会心理因素,激素水平失衡等。

(3)不健康生活方式:不均衡的膳食,吸烟,睡眠时间不足,缺少运动等。

(三)护理评估

1. 临床诊断　目前常用糖尿病诊断标准和分类有 WHO 1999 年标准和美国糖尿病学会(ADA)2013 年标准,我国根据《中国 2 型糖尿病防治指南(2020 年版)》进行诊断(表 3-20 和表 3-21)。

2. 临床表现

(1)起病隐匿且症状不典型:多数老年糖尿病患者临床表现不典型,仅有 1/4 或 1/5 老年患者有多饮、多尿、多食及体重减轻的症状,多数患者是在例行查体或治疗其他疾病时发现患有糖尿病。

表 3-20　糖尿病诊断标准

诊断标准	静脉血浆葡萄糖或 HbA1c 水平
有典型糖尿病症状（包括烦渴多饮、多尿、多食、不明原因体重下降）	
加上随机血糖	≥11.1mmol/L
或加上空腹血糖	≥7.0mmol/L
或加上葡萄糖负荷后 2h 血糖	≥11.1mmol/L
或加上 HbA1c	≥6.5%
无糖尿病典型症状者，需改日复查确认	

注：随机血糖指不考虑上次用餐时间，一天中任意时间的血糖，不能用来诊断空腹血糖受损或糖耐量异常；空腹状态指至少 8h 没有进食热量；糖化血红蛋白需在符合标准化测定要求的实验室进行检测。

表 3-21　糖代谢状态分类

糖代谢分类	空腹血糖（mmol/L）	餐后 2h 血糖（mmol/L）
正常血糖	<6.1	<7.8
空腹血糖受损（IFG）	≥6.1，<7.0	<7.8
糖耐量减低（IGT）	<7.0	≥7.8，<11.1
糖尿病	≥7.0	≥11.1

（2）易发生低血糖：自身保健能力及依从性差，可使血糖控制不良或用药不当，引起低血糖的发生。

（3）并发症多：老年人易合并各种慢性非感染性疾病，如心脑血管病、缺血性肾病、白内障等。

（4）并发症多：老年糖尿病患者易并发皮肤、呼吸、消化、泌尿生殖等各系统的感染，感染可作为首发症状出现。老年糖尿病患者还易并发各种大血管或微血管症状，如冠心病、高血压、脑卒中、糖尿病肾脏病变、糖尿病视网膜病变、皮肤瘙痒等。

3. 评估项目

（1）血糖控制水平：包括血糖控制平均水平（糖化血红蛋白）、血糖波动情况（幅度大小和影响因素）、血糖变化特点（空腹或餐后血糖升高为主，短期还是长期高血糖）、影响血糖控制的因素（包括饮食和运动情况、已有降糖治疗方案）、低血糖发生风险等。

（2）生化指标：合并高血压、血脂异常、高尿酸血症和肥胖老年人应定期进行体重、血压测定，鼓励患者学会自己监测桡动脉、足背动脉搏动和测量脉率。每年到医院检测空腹血糖、血脂四项、血尿酸，同时测定肝、肾功能等血液指标，有条件者可测定血清白蛋白、电解质和同型半胱氨酸水平。这些指标有助于为患者调整食谱、制订综合治疗方案。

（3）并发症和脏器功能：通过眼底检查、足部 10g 尼龙丝检测、尿白蛋白肌酐比值测定、颈动脉/下肢动脉 B 超检查等，进行糖尿病并发症早期筛查，了解是否存在糖尿病并发症及损伤程度。

4. 常见护理问题

（1）血糖控制不达标：与知识缺乏、自我管理能力低等有关。

（2）有酮症酸中毒、非酮症高渗性昏迷及乳酸性酸中毒的危险：与血糖急剧升高有关。

（3）有低血糖的危险：与降糖药、运动、饮食等不当有关。

（四）护理管理

1. 健康教育　开展具有老年人群特色的糖尿病防治知识教育是改善患者疾病整体控制水平的重要举措。老年人随着年龄的增长，记忆力、听力及理解力减退，以集中讲座、视频教育及宣传手册等为主的教育形式未必适合老年人。护理人员应根据老年糖尿病患者的疾病特点、性格特征、认知情况、理解和反应能力等为其提供个体化、多样化且有老年人特色的健康教育方法，以提高老年患者参与健康教育的积极性和教育效果。可采取漫画科普、看图对话及游戏训练等形式对老年糖尿病患者进行健康教育。

（1）漫画科普：将漫画与科普结合，用生动幽默的故事情节吸引患者，减少枯燥乏味感，可以更直观、有效地提高患者对疾病的认识。

（2）看图对话：糖尿病看图对话教育是由国际糖尿病联盟推出的实用性较强的教育工具，将糖尿病患者面临的疾病问题以图片的形式直观地呈现在患者面前，教育形式更加形象化、趣味化，使不同文化程度、认知能力的患者都能最大化地吸收糖尿病相关知识，尤其适用于视力不佳、认知能力弱的老年 T2DM 患者。

（3）游戏训练：将健康教育知识与虚拟现实技术、跳棋、词组联想等相结合，以帮助老年患者增加学习兴趣、锻炼记忆力、提高反应力及注意力等。

2. 自我管理　糖尿病自我管理包括饮食控制、运动锻炼、规律服药、足部护理及血糖监测。制订患者自我管理的计划应由浅入深、从易至难，根据其诊疗经历、治疗需求、理解能力、自我操作水平提供个体化的管理方案。对新诊断患者入门教育时，先要求"四会"，即会生活（饮食和运动）、会检测血糖、会用药及会就诊。在随诊中不断鼓励和教育老年患者，逐步提高自我管理能力。良好的自我管理有助于控制患者的血糖，延缓糖尿病并发症的发生和发展，有效提高患者的生活质量。

3. 饮食管理　在临床护理实践中，应及时根据患者的病情、身体状况调整饮食计划，通过制订个体化饮食处方，以满足其生理需求并降低机体代谢负担。与非老年 T2DM 患者相比，老年 T2DM 患者胰岛素分泌水平较低、血浆黏稠度升高、糖原代谢异常、蛋白质丢失较多，且患者活动减少、能量消耗降低，对能量物质的总体需求减少。因此，常规糖尿病饮食往往无法满足老年患者的营养需求。老年 T2DM 患者应提高蛋白质的摄入[一般 1.2～1.5g/（kg·d）]，控制脂肪和碳水化合物的摄入。合并吞咽功能异常者可采用"菜肉饭混合匀浆膳"法进食。该方法可在防止患者出现噎食、呛咳的同时兼顾升糖指数。合并肾病者需严格限制蛋白质摄入[建议减至 0.6～0.8g/（kg·d）]并选用优质蛋白以减轻肾脏负担。合并痛风者，蛋白质每日摄入不宜超过 1g/kg，且需严格限制高嘌呤食物摄入，同时控制热量和脂肪的摄入。

4. 运动治疗

（1）作用：规律运动不仅有利于血糖控制、增加胰岛素的敏感性、减轻体重及减少并发症的发生，同时可以改善预后。

（2）适应证：鼓励所有糖尿病患者进行运动锻炼，年老体弱者也应该进行适宜的活动锻炼。

（3）运动方案：应循序渐进，综合考虑老年患者疾病和耐受情况，制订个体化方案。可从中低强度的近距离活动（如快走、乒乓球及拉伸操等）开始，随后可酌情增加运动时间和频率。运动频率至少每周 3 次，运动时间每次 20～45min，最长不超过 1h，累计 150min/周以上为宜。运动形式应该包括有氧运动和抗阻运动等。

1）有氧运动：应以中等强度为主。通俗来讲，中等强度锻炼后说话能连贯，微微出汗，不能唱歌，稍感疲惫感，轻度肌肉酸痛，休息后可消失，次日精力充沛。对于老年人，快走是国内外目前最常用的有氧运动方式。

2）抗阻运动：指机体通过骨骼肌收缩克服外加阻力进行主动运动达到增加肌肉力量和肌肉耐力的方法，抗阻运动以无氧代谢供能为主，可作用于单独的肌肉群。抗阻运动对老年糖尿病患者影响的研究也是越来越多，主要原因是越来越多的医务工作者意识到要根据老年人特点来制订合理的抗阻运动计划。抗阻运动对心肺功能的要求较低，更符合老年人身心特点。推荐糖尿病患者每周进行 2～3 次抗阻运动，每次有效的抗阻运动所带来的效应会持续 48～72h。

（4）运动注意事项

1）由于运动会影响血糖，对于血糖波动较大者，应本着血糖"宁高勿低"的原则，如果运动过程中出现不适反应要警惕低血糖的发生，以预防低血糖为首要原则，运动准备时随时携带葡萄糖水或糖块。如运动前血糖 <5.6mmol/L，应进食碳水化合物后再开始运动。对于注射胰岛素的老年人，大剂量（高强度、大于 1h）的运动通常需要减少 50% 的胰岛素剂量；如果是短时间低强度的运动，胰岛素剂量可不作调整。

2）运动宜在餐后 1～3h 内进行，应循序渐进，初期运动时间应控制在 10～15min 以内，待身体适应后再将运动时间提高到 30min/ 次以上。运动前及运动后均应进行 5～10min 热身运动和整理运动，以减少肌肉拉伤及关节扭伤的发生。运动时注意安全，结伴运动，以便出现问题时同伴进行呼救。

3）下列几种情况应暂停运动疗法：①血糖大于 16.7mmol/L，伴尿酮体阳性；②明显的低血糖症（血糖低于 4.0mmol/L）或者血糖波动大；③急性感染如发热时，或血压超过 180/120mmHg；④少量活动就感觉胸闷、气喘的患者；⑤对于合并严重糖尿病肾病、心功能不全、脑卒中、眼底病变者，应咨询专科医师后选择合适的运动。

（5）运动过程中注意下列情况的处理

1）低血糖：若出现心慌、头晕、手抖、出冷汗、意识障碍等提示可能有低血糖的发生。应立刻测末梢血糖，若血糖低于 3.9mmol/L，或无血糖仪情况下，立即口服 15～20g 糖块或糖水，3～5min 后血糖仍低于 3.9mmol/L 或上述症状无明显改善，再口服同等量的食物。以下情况需送医院抢救：①进食后血糖难以纠正；②出现意识障碍者；③无法进食或发生严重低血糖者。

2）冠心病：应警惕心血管病发作，如出现胸闷、胸痛，甚至放射至颈部、胳膊、后背及上腹部，气喘、出汗等症状，立即停止活动，舌下含服硝酸甘油、速效救心丸或硝酸异山梨酯片，若症状持续 30min 以上仍不缓解，或疼痛剧烈难以耐受时，应立即送患者到医院就诊。

3）高血压：如出现头晕、头痛等症状应停止运动，并测量血压，若血压升高明显可口服降压药。如有四肢活动不灵、嘴角歪斜、意识不清、恶心等，应警惕脑血管病，应立即送医院就诊。

5. 血糖监测

（1）血糖监测意义：血糖监测是了解血糖控制状态，促进血糖控制达标的必要措施。根据病情有计划地进行血糖监测，有利于患者自我管理、调整降糖方案，促进血糖控制在理想范围内。多点或连续血糖监测是老年人自我了解血糖控制情况和提高血糖管理水平的必要措施。病情不稳定的患者了解其血糖变化情况，有助于识别隐匿性高血糖或低血糖，降低急慢性并发症。

（2）血糖监测模式：血糖监测以三餐前（空腹）、餐后 2h 及晚睡前的 7 点血糖为标准模式，结合并记录每餐摄入食物和餐后运动情况，分析血糖变化影响因素并纠正不利于血糖控制的生活习惯。根据患者血糖控制情况、治疗需求和自我管理能力，"7 点血糖"可采取多种组合（表 3-22）。早、晚餐前血糖简单反映每日基础血糖（模式 1）；三餐前和夜晚睡前血糖可较全面反映全天的基础血糖（模式 2），与 HbA1c 相关性最好；"7 点血糖"能代表患者每日基础血糖和受饮食影响的餐后血糖变化情况（模式 3）；有夜间低血糖发生风险患者还可增加凌晨 3 点左右的血糖检测（模式 5）。连续血糖监测仪能全面反映 3～14d 血糖变化情况（模式 6）。血糖控制相对稳定的患者可选择模式 1，每周 1～2d 观察血糖变化，以便发现问题及时调整治疗。模式 1 也适合自己操作有困难的老年患者，可以到社区医疗站进行血糖监测。病情变化或合并急性、重症疾病时，根据病情和医疗条件选择模式 2、3、6，便于及时观察血糖变化和调整治疗。临床工作中，护理人员应根据患者血糖控制情况和治疗需求对患者进行个体化指导。

表 3-22　糖尿病患者自我血糖监测（SMBG）不同模式及检测意义

模式	监测模式类型	监测意义	监测时点选择
1	基点血糖监测	观察每日血糖的 2 个基点，为平常血糖监测模式，尤其 2 次 /d 注射预混胰岛素的患者	早、晚餐前
2	常用血糖监测点	观察每日血糖的基础水平，有无低血糖风险	三餐前 + 晚睡前
3	全天血糖监测点	了解不同治疗状态下每日血糖变化情况	三餐前 +2h 血糖 + 晚睡前
4	可选择的监测点	了解不同餐次的饮食与降糖药的因果关系	非同日轮换进行不同餐前和餐后 2 小时血糖的配对血糖监测
5	必要时增加的点	了解凌晨有无低血糖和特殊情况时血糖变化	凌晨 2～3 点或特殊需要时
6	特殊情况选用	详细了解血糖变化情况，用于新诊断时、血糖波动大、急症救治时，常规血糖检测对调整治疗有难度的患者	24h 连续血糖监测仪 CGM

6. 药物治疗　由于老年人肝、肾功能减退，药物代谢缓慢，血药浓度易蓄积，容易发生低血糖。常用降糖药的选择如下。

（1）双胍类：对于肾脏功能好的老年人，因二甲双胍降糖疗效确切，且兼顾安全性和耐受性，尤其是低血糖发生率低，故为老年患者首选。

（2）α- 葡萄糖苷酶抑制剂：代表药如阿卡波糖、伏格列波糖片等，作用机理为减慢肠内糖类的消化和吸收，与第一口饭同时服用，降餐后血糖。优点为低血糖发生率低，对体重不影响或稍增加；缺点为有胃肠道反应（腹胀、排气多），老年人常用。

（3）DPP4 抑制剂（格列汀类）：使葡萄糖依赖的胰岛素分泌增加和胰高血糖素分泌减少，优点为不影响体重，耐受性好。

（4）磺脲类：磺脲类药物除具有降糖速度快及幅度大的特点外，还会增加体重。老年人由于肝脏代谢药物能力下降、机体耐受力和血糖调节能力有限，应慎用该类药物。格列奈类药物以降低餐后血糖为主，低血糖风险在相同降糖效果前提下较磺脲类更为安全。

（5）噻唑烷二酮类药物：在有充血性心力衰竭及骨折史患者中谨慎应用。

（6）胰高糖素样肽 -1 受体（GLP-1R）激动剂：老年 T2DM 合并动脉粥样硬化性心血管病或心力衰竭者优先选择，且用药后需关注药物副作用（包括胃肠道反应、低血糖等）。

临床护理人员需认识到老年 T2DM 患者规范用药指导与管理的重要性，及时向患者及其家属讲解用药方法、注意事项及药品储存等知识，加强对患者服药依从性的监督，及时处理药物不良反应，促进医、护、患联动配合。

7. 并发症防治

（1）糖尿病酮症酸中毒及高渗性高血糖状态：糖尿病酮症酸中毒是糖尿病患者常见的急性并发症之一，单纯的高渗性昏迷多见于老年糖尿病患者和以往无糖尿病病史的患者，因意识障碍涉及多学科、多专业，且老年人家属往往不能提供准确的病史而增加了诊治的困难，如不及时有效治疗，其病死率可高达 40%。应定期监测血糖，了解血糖控制水平；遵医嘱用药，不要随意增减或停用药物。对有可能或已发生酮症酸中毒、高渗性昏迷的老年患者，应密切观察并记录其生命体征、24h 液体出入量、神志等变化，如有异常，及时报告医生处理。急救配合与护理：立即开放两条静脉通道，准确执行医嘱，确保液体和胰岛素的输入；患者绝对卧床休息，注意保暖，给予持续低流量吸氧；加强生活护理，应特别注意皮肤、口腔护理；昏迷者按昏迷常规护理。

（2）低血糖：防治低血糖，患者教育和饮食管理最重要。注意调整饮食结构和进餐顺序，控制主食量（粗细搭配）、低脂、低盐，进餐时前 10min 仅进食汤菜，随后开始摄入主食，进食速度宜慢，可降低胃肠对糖类食物的消化吸收速度，减少餐后胰岛素释放；老年患者应避免过多饮酒，尤其空腹饮酒会增加低血糖风险。

（3）大血管病变和微血管病变：糖尿病大血管病变包括心脑（动脉）血管和多发外周强直性脊柱炎所致脏器缺血性病变引发的功能不全。老年糖尿病患者合并大血管病变的总体治疗原则是早期评估、危险因素综合控制、因人施治权衡效益风险，减少脏器损伤，降低致残、致死率。微血管病变最常见的为糖尿病肾病，特征性病理生理改变是肾素-血管紧张素-醛固酮系统过度激活，使肾小球囊内压增高、系膜细胞和足细胞损伤，最终导致肾小球硬化。糖尿病肾病是老年患者需透析治疗肾衰竭的主要病因，也是糖尿病患者死亡原因之一。

（4）糖尿病足：起病隐匿，病程长，尤其是合并外周动脉疾病时，初始通常无明显症状，容易被患者忽视，延误治疗，导致疾病进一步发展。因此，糖尿病患者应定期进行足部检查和各种评估，尽早发现和识别各种危险因素，是预防足部并发症的第一步。未发生足溃疡的老年T2DM 患者应尽量避免相关危险因素，定期、主动进行相关检查，早期识别糖尿病足并采取预防措施。已发生糖尿病足溃疡者需接受全面评估，推荐采用糖尿病足感染国际糖尿病足工作组分级作为感染情况的评估工具并按照 Wagner 分级选择相对应的处置方式，包括清创引流、改善营养状况及控制血糖等。

二、老年胃食管反流病评估与管理

（一）概述

胃食管反流病（gastro esophageal reflux disease，GERD）是因胃内容物反流入食管、咽、喉、肺引起不适症状和（或）并发症的一种疾病。GERD 可以根据反流是否导致食管黏膜糜烂、溃疡，分为：①糜烂性食管炎（erosive esophagitis，EE）：食管有炎症组织学改变，由于胃食管反流引起的食管黏膜损伤，包括反流屏障，食管对反流物的清除及黏膜对反流物攻击的抵抗力。②非糜烂性反流（nonerosive reflux，NER）：客观方法证实有反流，但通过内镜检查未见组织学改变，发生原因有食管裂孔疝、胃酸分泌增多、胃排空延迟及消化功能紊乱等。

老年人因膈肌、韧带松弛，食管裂孔疝的发生率较高，所以 GERD 的发生率明显升高，其中反流性食管炎发病率更高。有研究表明，老年 GERD 患者发生率随着年龄的增加症状将逐渐加重，美国、日本及欧洲等国家及地区的流行病和临床研究发现，老龄化在 GRED 的发病过程中确实是一个不容忽视的危险因素。

（二）病因与发病机制

GERD 病因复杂，发病机制至今尚未完全阐明，目前公认的发病机制是在食管抗反流防御机制减弱的基础上，胃十二指肠反流物对食管黏膜的攻击作用所致。

1. 食管下括约肌压力降低　食管下括约肌（low esophageal sphincter，LES）是食管下端和胃连接处的高压区，宽 1～3cm。静息压为 10～30mmHg（1mmHg＝0.133kPa），比胃内压高 5～10mmHg，可阻止胃内容物逆流入食管。LES 舒张，允许食物进入胃内。食物进入胃后 LES 收缩，防止胃内容物反流。LES 压力的降低是引起胃食管反流的重要原因，LES 压力越低，反流越严重。导致 LES 压降低的因素包括：①贲门失弛缓症术后；②某些激素：如缩胆囊素、胰高血糖素、血管活性肠肽等；③药物：如茶碱类、黄体酮等，部分老年人群合并心血管及呼吸道疾病，可能长期口服钙通道阻滞剂、硝酸酯类或茶碱类药物，此类药物会造成 LES 松弛，从而诱发或加重反流症状；④食物：如进食辛辣食物、巧克力等。导致 LES 相对降低的因素包括：①腹内压增高：如妊娠、腹水、呕吐、负重劳动等；②胃内压增高：如胃扩张、胃排空延迟等。老年人肌肉松弛，肌张力降低，加之肥胖、便秘及胃排空延迟等，胃内压增加，加重抗反流屏障的破坏，使胃食管反流增加。

2. 食管对胃反流物的廓清能力障碍　正常情况下，食管通过推进性蠕动、分泌大量唾液、

黏膜表面 HCO_3^- 离子以及重力作用清除胃酸。当食管的蠕动幅度减弱、消失或出现病理性蠕动时，其消除反流物的能力下降。反流入食管的胃酸等不能及时有效地清除，加重对食管黏膜的损伤，进而破坏食管屏障，最终影响食管动力。当某些疾病，如硬皮病、黏膜炎症等，导致食管肌肉或支配肌肉运动的神经受损，可因蠕动障碍引起食管廓清能力的下降。

3. 食管黏膜屏障作用下降　反流物进入食管后，食管借助由上皮表面黏液、不移动水层和表面 HCO_3^-、复层鳞状上皮等构成的上皮屏障，以及黏膜下丰富的血液供应构成的后上皮屏障，发挥其抗反流物对食管黏膜损伤的作用。因此，任何导致食管黏膜屏障作用下降的因素，如长期吸烟、饮酒以及抑郁等，将削弱食管黏膜抵御反流物损害的功能。

4. 反流物对食管黏膜的攻击作用　在食管抗反流防御机制减弱的基础上，反流物刺激和损害食管黏膜，其中胃酸与胃蛋白酶是反流物中损害食管黏膜的主要成分。当胃内 pH ＜ 4.0 时，胃蛋白酶被激活，引起黏膜损害。pH 值越低，胃酸暴露时间越长，黏膜损害越严重。反流液中还常混有胆汁、胰酶及十二指肠液，这类物质引起的食管黏膜损害称为碱性反流性食管炎。酸和胆酸在食管黏膜的损害中具有协同作用，胆酸破坏黏膜的紧密连接，使胃酸和胃蛋白酶造成黏膜深部严重损伤。

（三）护理评估

1. 临床诊断　典型的临床症状，如烧心与反酸，以餐后、弯腰或平卧时诱发或加重需考虑 GERD 的可能。凡有削弱 LES 功能的机械、体液、药物、神经因素的患者应考虑本病。老年人发生食管溃疡、食管狭窄、巴雷特食管（Barrett's esophagus）等并发症较高，应定期内窥镜检查随访。

2. 临床表现　胃灼热和反流是 GERD 最常见、最主要的症状，对于诊断 GERD 有很高的特异性。具体症状如下。

（1）胸骨后烧灼感或疼痛：多在进食后 1h 发生，常在弯腰、咳嗽、用力排便、头低仰卧位或侧卧时诱发。疼痛部位在胸骨后或剑突下，可放射至颈、肩背、耳部和上肢，由反流物刺激食管引起。常与心绞痛难以区别，应予重视。

（2）反流症状：表现为反酸、反食、反胃、嗳气等。反酸常伴胃烧灼感，多在胸骨后烧灼感或烧灼样疼痛之前出现。餐后症状明显或加重。

（3）吞咽困难：初期因食管痉挛，出现间歇性吞咽困难。后期因食管瘢痕形成狭窄，出现永久性吞咽困难。严重食管炎或食管溃疡者可有咽下疼痛。

（4）食管以外的症状：表现为咳嗽、哮喘、声嘶，咳嗽多在夜间，呈阵发性，伴有气喘。

（5）严重者可致食管糜烂出血：胃液反流可引起误吸，长期胃食管反流也可致食管黏膜上皮肠化生。

与年轻人相比，GERD 老年人症状可不典型（表 3-23），胃灼热或反酸发生率降低；而厌食、消瘦、呕吐、贫血和吞咽困难等症状的发生率却随年龄增长而显著升高。

表 3-23　GERD 的症状

典型症状	非典型症状
胃灼热（白天或夜间）	呕吐
反流、反食或反胃（白天或夜间）	胸痛（心前区）
反酸	呼吸道症状（咳嗽、喘息、慢性鼻窦炎）
恶心，嗳气（呃逆）*	耳、鼻、喉症状（声音嘶哑、咽部疼痛）
消化缓慢，早饱*	早醒
上腹疼痛*，腹胀*	夜间觉醒、噩梦

注：* 可以认为是与 GERD 相关的症状，对 PPI（泵离子抑制剂）治疗有效并症状有所改善。

3. 评估项目

（1）健康史

1）消化系统及相关疾病病史：老年人GERD继发于食管裂孔疝者较多，并存胃溃疡者较多。在老年人GERD中，有些常见并发症的治疗药物，可加重GERD。

2）并发症：糖尿病并发神经病变致胃肠自主神经受累，进行性系统硬化症使食管平滑肌受累，均可引起食管、胃肠道蠕动减弱，导致GERD的发生。在GERD患者中常见的其他并发症还有心血管疾病、代谢综合征和睡眠呼吸暂停等。

3）危险因素：①年龄：一般认为GERD的发病随年龄的增加而增长，老年人GERD患病率增高的原因与年龄增长的退行性改变相关。尤其是女性，40～60岁为发病高峰年龄；②超重和肥胖：为GERD及糖尿病等并发症的常见风险因素。有研究发现BMI与GERD症状发生的频率有显著的正相关性；③吸烟、饮用浓茶及有些饮料：可降低食管下括约肌的压力，而碳酸饮料是GERD患者在睡眠期间出现胃灼热的一个风险因素；④高脂肪的摄入：可延缓胃的排空，带来较高的GERD和反流性食管炎风险；⑤部分药物：如钙通道阻滞剂、抗胆碱药和非甾体抗炎药可能对GERD及其治疗有负面影响，抗生素、钾补充剂等可能引起上消化道损伤并加重反流样症状或反流诱导的损伤；⑥其他：体力劳动、家族史、心身疾病、饱餐、社会因素等均与GERD的发生有关。

4）心理社会状况：GERD特点是病情慢性迁延反复，容易加重患者思想负担，降低遵医行为水平。老年人由于进食及餐后的不适，会对进餐产生恐惧；同时老年人因担心癌变而产生焦虑等负性情绪。评估老年人的心理反应，是否对进食有恐惧情绪；因为在食物选择方面有限制，可能会减少患者与亲朋好友共同进餐的机会，影响正常的社交活动；评估家属对老年人治疗疾病的态度、照顾程度和心理支持；了解老年人治疗疾病的经济承受力等。

（2）实验室和其他辅助检查

1）X线钡餐检查：对不能接受内镜检查者可将食管钡餐造影检查作为食管反流病的初始检查，但敏感性低。

2）内镜检查及活组织病理检查：内镜检查是诊断反流性食管炎最准确的方法，可判定反流性食管炎的严重程度，是评价内膜损伤的最佳方法，同时结合病理活检，可明确是否为巴雷特食管；同时检查胃和十二指肠，以排除引起胃内压升高的因素。按Kahrilas分型，内镜下反流性食管炎分为4级。1级：一至数个充血渗出的非融合性病变；2级：充血、糜烂、渗出、融合，但未环周一圈；3级：环周一圈；4级：食管病变可为溃疡、狭窄、Barrett食管，局部组织增生，息肉形成。

3）其他：①食管酸灌注（Bernstein）试验，可区分胸痛为食管源性还是心源性；②食管测压试验，可确定食管下括约肌的基础压力及动态变化；③24h食管pH监测，是唯一可以评估反流症状相关性的检查，可明确胃食管反流的程度、食管清除反流物的时间及胸痛与反流之间的关系，有助于持续症状（典型或不典型）的患者确诊GERD；④其他，还有多通道食管腔内阻抗技术、泵离子抑制剂试验（经验治疗）等。

4. 常见护理问题

（1）疼痛：与反酸引起的烧灼及反流物刺激致食管痉挛有关。

（2）营养失调：低于机体需要量，与厌食和吞咽困难导致进食减少有关。

（3）咳嗽、喘息：与GERD有关。

（4）潜在并发症：消化道出血、食管狭窄、癌变。

（四）护理管理

GERD的治疗采用循序渐进的方法，核心原则是生活方式干预，通过内科保守治疗就能对一般老年人达到治疗目的，经内科治疗无效重症患者，可采用抗反流手术治疗。治疗的主要目标是缓解症状,改善患者生活质量,治愈食管炎以及预防或治疗 GERD 相关的并发症。具体护理措施如下。

1. 疼痛管理 餐后散步或采取直立位,睡眠时可将头侧床垫垫高 15～20cm,这对平卧反流是行之有效的方法。将枕头垫在背部以抬高胸部,这样借助重力作用,促进睡眠时食管的排空和饱餐后胃的排空。避免睡前饱餐和右侧卧位,避免反复弯腰及抬举动作。

2. 饮食管理 为减轻与进餐有关的不适,要保证老年人营养物质的摄入,需要从以下几方面进行护理。

(1)进餐方式:协助老年人采取高坐卧位,给予充分的时间,并告诉老年人进食速度要慢,注意力要集中,每次进食少量食物,在一口完全咽下后再给另一口。应以少量多餐替代多量的三餐制。

(2)饮食要求:常规给予低脂肪饮食,出现吞咽困难给予半流质或流质饮食,必要时禁食。为防止呛咳,食物的加工宜软而烂,可将食物加工成糊状或肉泥、菜泥、果泥等。烹调应以煮、炖、蒸为主,少吃和不吃油炸食品。适当增加蛋白质摄入,如瘦肉、牛肉、豆制品、鸡蛋清等。

(3)饮食禁忌:胃容量增加会导致胃反流,因此应避免进食过饱。避免进食降低食管括约肌的食物,如巧克力、碳酸饮料、浓茶、烟酒、咖啡;睡前 2h 不要进食任何食物,特别是水果、酸奶等酸性或不易消化的干果类。

3. 胃灼热、反酸的护理

(1)指导患者调整饮食结构、戒烟酒、肥胖患者减重。

(2)改变不良睡姿,如避免将两上臂上举或枕于头下,因为这样可引起膈肌抬高,胃内压力增加,从而使胃液反流而上。

(3)穿着宽松舒适衣物。

(4)加强口腔护理,反流后及时漱口,防止口腔溃疡发生。

4. 用药护理 抑酸是 GERD 治疗的主要手段。治疗 GERD 最常用的药物包括以下几种。

(1)抑制胃酸分泌药

1)H_2 受体拮抗剂(H_2 receptor antagonist,H_2RA):如西咪替丁、雷尼替丁、法莫替丁等。H_2RA 能减少 24h 胃酸分泌 50%～70%,但不能有效抑制进食刺激引起的胃酸分泌,因此适用于轻、中症患者。

2)质子泵抑制剂(proton pump inhibitor,PPI):包括奥美拉唑、泮托拉唑、兰索拉唑、雷贝拉唑和埃索美拉唑等。这类药物抑酸作用强,因此对本病的疗效优于 H_2RA,特别适用于症状重、有严重食管炎的患者。

(2)促动力药:如多潘立酮、西沙必利、甲氧氯普胺等。这类药物可能通过增加 LES 压力、改善食管蠕动功能、促进胃排空,从而达到减少胃内容物食管反流及减少其在食管的暴露时间。由于这类药物疗效有限且不确定,因此只适用于轻症患者,或作为与抑酸药合用的辅助治疗。在用药过程中要注意观察药物的疗效,同时注意药物副作用,对于多潘立酮,由于可引起心电图上 QT 间歇延长等安全性问题,不推荐使用;如服用西沙必利时注意观察有无严重心律失常及腹泻的发生;甲氧氯普胺可出现焦虑、震颤和动作迟缓等反应,应避免应用。

(3)黏膜保护剂:如硫糖铝等,使用硫糖铝时应警惕老年人便秘的发生。避免使用降低 LES 压力的药物,如抗胆碱能药物、地西泮、肾上腺能抑制剂、前列腺素 E 等。对合并心血管疾病的老年人应适当避免服用硝酸甘油制剂及钙通道阻滞剂,合并支气管哮喘则应尽量避免使用茶碱及多巴胺受体激动药,以免加重反流。慎用损伤黏膜的药物,如阿司匹林、非甾体抗炎药等。提醒老年人服药时保持直立位,适当饮水,避免因服药所致的食管炎及其并发症。

5. 心理调适 教会老年人及照护者减轻胃部不适的方法和技巧,耐心细致地向老年人解释引起胃部不适的原因,减轻其恐惧心理。与家人协商,为老年人创造参加各种集体活动的机会，如家庭娱乐、朋友聚会等，增加老年人的归属感。

6. 健康指导

（1）健康教育：根据患者的文化程度、接受能力和知识需求对疾病相关知识选择不同的教育内容。告知老年人胃食管反流病的原因、主要的临床表现及并发症、实验室检查结果及意义，使老年人明确自己的疾病类型及严重程度。

（2）生活指导：改变饮食习惯及生活方式是保证治疗效果的核心。指导老年人休息、运动、饮食等各方面的注意事项，避免一切增加腹压的因素，如腰带不要束得过紧、注意防止便秘、肥胖者要采取合适的方法减轻体重等。

（3）用药指导：①老年人服药时需保持直立位，至少饮水 150mL；②指导老年人掌握促胃肠动力药、抑酸药的种类、剂量、用法及用药过程中的注意事项；③服药前仔细阅读说明书或详细咨询医生，尤其是容易造成食管黏膜损伤的药物，如非甾体抗炎药、氯化钾、奎尼丁、四环素等。避免使用降低食管下段压力的作用，如阿托品、地西泮、异丙基肾上腺素、二羟丙茶碱等。

（薛　花）

第四章　老年人心理护理

　　老年人心理健康是实现积极老龄化社会的基础，也是缓解人口老龄化压力，建立和谐社会的需要。一般认为老年人心理健康包括性格健全，开朗乐观；情绪稳定，善于调适；社会适应良好，能够积极应对应激事件；有一定的社交能力，人际关系和谐；认知功能基本正常。

　　个体在进入老年期后，心理上出现了哪些变化或具有哪些特点？机构老年人又会遇到哪些特殊的心理问题？如何帮助老年人应对焦虑症、抑郁症等精神心理问题？这些是养老与护理相关的政策制定者、从业者及研究者需要解决的重要问题，也是本章的主要内容。

第一节　老年人心理健康概述

　　老年人的健康深受老化影响，老化既包括生理上的衰退，也包括心理上的改变。如何针对老年人心理特点，提高老年人的心理健康水平，使他们身心愉快地安度晚年，已成为社会和学界普遍关注的问题。本节将从老年人的感知觉、记忆、语言与思维、智力发展、需要、动机与意志、情绪与情感等方面阐述老年人心理特点及其影响因素，并提出维护与促进老年人心理健康的方法。

一、老年人心理特点及影响因素

（一）老年人心理特点

　　1. 老年人的感知觉　随着年龄增长，人的生理机能出现不同程度的退行性改变。各种感觉器官的功能逐渐变得不敏锐，感觉阈限升高，感受性下降，出现与年龄相适应的特点及变化规律。其中，受老化影响最明显的是视觉和听觉。知觉随着感觉衰退而相应地衰退，但因知觉有过去知识和经验的参与，一般比感觉衰退较晚、较轻。

　　（1）视觉：受老化影响最明显的感知觉之一，老年人在视敏度、视觉适应、颜色视觉和深度视觉方面均出现显著改变。研究表明，由于大脑视觉细胞和网膜细胞生理功能的改变，瞳孔逐渐变小，人的视敏度在 60 岁以后便出现急剧衰退，不仅影响阅读、辨认商品标签等日常生活活动，还可能影响道路标识识别等行为，增加老年人出行的风险。老年人的明暗感受性也随着年龄的增长而降低，视觉适应所需的时间延长，适应困难逐渐增大。例如，在遭遇强光刺激后，老年人从眼花到恢复正常视觉的时间远超青年人。人的颜色视觉从青年期开始减弱，70 岁时颜色知觉有明显变化，但直到 90 岁时这种变化才达到影响正常生活的程度。相较于对红色、黄色的感受能力，老年人对蓝色、绿色的感受能力下降更为明显。与青年人相比，老年人深度视觉改变也十分显著，在空间关系、物体大小、运动速度判断等方面更容易出现偏差，导致行动上的失误。例如，老年人在下台阶时，可能对台阶的高度判断不准确，导致踏空或摔倒。

　　（2）听觉：另一个明显受老化影响的感知觉。老年人的听力损失是一种双耳渐进性听力损失，65 岁以上的老年人中有 1/3 存在听力损失。最常见的老年听力损失为重听，也就是人们常说的"耳聋"或"耳背"。随着年龄的增长，老年人感知高频声音的感受器和神经出现萎缩。因此，老年人对高频声音的听力丧失较大，尤其是 2 500Hz 以上的声音，而对低频声音的听力丧失则不明显。例如，老年人在听音调低的音乐时，常常可以听出优美的旋律，而听音调高的音乐时，却不易听出音调的变化，因此感到音乐单调、乏味。在这方面，老年男性听力的丧失大于老年女性。

老年人对各种声音的辨别阈限随年龄的增长而增高，特别是 50 岁以后，阈限值的增高更为明显。例如，一位 40 岁的成年男性听一个 10dB 8 000Hz 的高频声音，他可以听到一个响度。而同样频率的声音，想要达到同样的响度，一位 70 岁的老年人则需要 60dB；当响度一致时，70 岁的老年人听一个 500Hz 的低频声音所需要的分贝数（35dB）也高于 40 岁的成年男性所需要的分贝数（5dB），但这个差别比听高频声音的差别小。此外，噪声对人的听力产生的消极作用，要大于年龄带来的消极作用。在噪声环境中，老年人的听力阈限比安静环境平均提高 5～20dB。

随着听力的损失，老年人对言语的感知能力和理解能力呈下降趋势。研究显示，个体的言语感知能力和理解能力在 20～50 岁保持基本稳定，50 岁以后两者均出现均明显下降。其中，50～70 岁时言语知觉能力下降 20%，80 岁时言语理解能力下降 25%。此外，老年人言语知觉和理解力同时受到疾病、遗传、环境等因素的影响，存在较大的个体差异。

（3）味觉：成年人大约有 1 万个味蕾。进入老年期后，人的味蕾数量明显减少，一般最早发生在舌尖，随年龄增长逐渐蔓延到舌后部。有研究表明，75 岁老年人的味蕾数量约为 30 岁青年人的 2/3。由于味蕾萎缩，老年人的味觉感受性减退，对咸、甜、苦和酸等刺激物的感受性明显下降。特别是高龄老年人，对咸、甜的感觉显著下降，导致吃饭时口味较重，盐、糖的摄入量过多，易诱发高血压、糖尿病等疾病。味觉的多样性也随着年龄的增长而减退。相较于青年人，老年人往往只能尝出食物中的几种味道，并且对咸味更为敏感。

影响老年人味觉的因素是多方面的，除了年龄以外，还包括性别、不良嗜好、健康状况、食物的种类和温度、味觉疲劳等。男性、吸烟、健康不佳、常吃温度过高/过低或单一种食物等，都可导致老年人味觉迟钝，辨别各种味道的能力下降，因而常常感到饮食无味。

（4）嗅觉：嗅觉的改变从青年时期起就开始出现，50 岁以后出现微弱的衰退，70 岁以后显著衰退。常见的嗅觉改变为嗅觉阈限增加和气味的辨别能力变差。老年人由于嗅觉能力的减退，嗅觉适应也比青年人要慢一些。影响老年人嗅觉能力下降的原因较多，除了嗅神经中的神经纤维和细胞数量随年龄的增长而减少外，病毒感染、鼻息肉、鼻腔肿瘤和颅内病变等原因也会造成嗅觉减退。

在对食品的鉴别中，视觉、味觉和嗅觉是同时起作用的。食品的颜色、温度、外形和食品的松软程度等特性，对于鉴别食物的品种、质量、味道都有辅助作用。因此，一般来说嗅觉减退对老年人的正常生活影响不大，老年人根据丰富的生活经验，依靠这些辅助信息，就可以弥补味觉和嗅觉功能的不足。

（5）皮肤觉：人的触觉随着年龄增长逐渐减退，55 岁以后急剧衰退，对刺激皮肤的感受性下降，定位准确性降低。老年人对冷暖的温度觉没有显著改变，但对高温和低温的感知力随着年龄增长出现不同程度的下降，反应迟钝，无法敏锐感知，易发生意外烫伤或冻伤。

老年人的痛觉也逐渐钝化，但身体各部位痛觉的钝化快慢不一，前额和手臂的钝化一般比腿部更为严重。老年人的痛觉感受性存在个体差异。有的老年人对痛觉非常敏感，有的老年人对疼痛的耐受性较高，这与其神经类型和健康状况有关。需要注意的是，老年人的痛觉有转移性的特点。当感觉到体内某一部位疼痛时，不一定就是那个部位的脏器出现了问题，有可能是其他部位的问题通过神经系统转移或代偿转移而来的疼痛。

2. 老年人的记忆　记忆存在正常老化现象，即从成年早期开始，人的记忆就随着年龄的增长而出现生理性减退。由于注意分配不足,对于信息的编码精细程度及深度均下降,老年人的记忆易受到干扰或抑制。尤其是在信息的主动提取方面,老年人的记忆障碍表现得尤为明显,有时甚至会出现错构或虚构的情况。但是,老年并不意味着绝对的记忆衰退,记忆受生理因素、健康状况、记忆训练、社会环境等多种内外因素的交互作用,需要根据老年人的情况具体分析,综合评估。

(1)初级记忆与次级记忆:老年人初级记忆保持较好,次级记忆减退较明显。初级记忆是人们对于刚刚看过或听过的,当时还在脑子里留有印象的事物的记忆;次级记忆是对于已经看过或听过了一段时间的事物,经过复述或其他方式加工编码,由短时储存转入长时储存,进入记忆仓库,需要时加以提取,这类记忆保持时间长。初级记忆随年龄增长改变较缓慢,老年人一般保持较好,与青年人差别不大;而次级记忆随年龄增长减退显著,且年龄差异较大。

(2)再认与回忆:老年人再认功能保持较好,回忆活动减退明显。再认指当人们对于看过、听过或学过的事物再次呈现在眼前,能立即辨认出这些感知过的事物;回忆指先前感知过的事物没有出现在眼前时,个体能够完全依赖对记忆系统信息的提取而将其再现出来。回忆的难度大于再认,因此其年龄差异大于再认的年龄差异。老年人再认能力完好,但回忆能力较差,表现为能认出熟人,但叫不出名字;记得某个词组是在哪篇文章中出现过,但想不起词组的意思。

(3)意义记忆与机械记忆:老年人意义记忆保持较好,机械记忆衰退明显。意义记忆指靠理解其内在意义而保持的记忆;机械记忆指靠机械重复的方法来死记硬背,如记人名、地名、数字等。记忆减退是有阶段性的,不同性质的记忆出现老化的时间不同。意义记忆出现减退较晚,一般到60~70岁时才开始减退;相反机械记忆减退时间较早,40岁时就开始减退,70岁时减退已非常明显。老年人的意义记忆比机械记忆减退得慢,表现为他们对有逻辑联系和有意义的内容,尤其是一些重要的事情或与自己的专业、职业、先前的经验及知识有关的内容,记忆保持较好,说明信息储存的效果取决于目前的信息与过去经深度加工后保存的信息能否建立迅速、准确的联系。

(4)有意记忆与无意记忆:老年人以有意识记忆为主,无意识记忆为辅。有意记忆是事先有明确识记目的并经过努力、运用一定的方法进行识记,而无意记忆则相反。老年人无意记忆能力下降,因此在记忆时以有意记忆占主导地位,无意记忆则很少应用。

3. 老年人的语言和思维　语言是思维的工具或形式,思维是语言的内容。老年人的思维和语言表现出以下特点。

(1)语言:人的语言能力从60岁以后开始逐渐下降,75岁以后急剧衰退。老年人的视听觉、手指关节、肌肉等生理衰退,给老年人的听、说、读、写等语言技能造成了一定的障碍。老年人信息加工效率低,语义加工和语法加工退化,主要表现为语言表达能力衰退,出现语言重复次数多、语调偏低、语速缓慢等特点。此外,老年人常常沉浸在自己的语言世界中,出现独特的语言特点,即"唠叨"。唠叨是指人们对某一现象或事物以一种或多种类似的语言反复地、间断地、较长时间地叙述表达,具有重复性、长时性、迁移性、不自主性和性别差异性的特点。

(2)思维:思维是人类认识过程的最高形式,是更为复杂的心理过程,但由于老年人记忆力的减退,无论在概念形成、解决问题的思维过程还是创造性思维和逻辑推理方面都受到影响,而且个体差异很大。老年人思维衰退出现较晚,特别是与自己熟悉的专业有关的思维能力在年老时仍能保持。但是,老年人由于在感知和记忆方面的衰退,在概念、逻辑推理和解决问题的能力有所减退,尤其是思维的敏捷度、流畅性、灵活性、独创性以及创造性比中青年时期要差。

老年人思维弱化及障碍的表现形式为:①思维迟钝、贫乏:对有些事情联想困难,反应迟钝,语言缓慢。有些老年人学习和思考减少,导致词汇短缺,联想易间断,说话常突然中止;

②思维奔逸：指联想的速度加快，数量增多，内容生动、丰富。如对青壮年时期的事情联想迅速，说话漫无边际，滔滔不绝；③强制性思维：不自主地偶发毫无意义的联想，或者反复出现而又难以排除的思维联想；④逻辑障碍：主要表现为对推理及概念的紊乱，思维过程繁杂曲折，内容缺乏逻辑联系。

4. 老年人的智力发展　智力的构成非常复杂，主要包括注意、记忆、想象、思维、观察、实践操作和环境适应等方面的能力，是一种整体的、综合的能力。1967 年，美国心理学家雷蒙德·卡特尔（Raymond Cattell）和约翰·霍恩（John Horn）将智力归纳成两类，即"流体智力"和"晶体智力"。流体智力又译为液态智力，是一种逻辑思维能力和解决新问题的能力，包括分析新异问题、识别这些问题的模式和关系、运用逻辑推导这些问题的能力，独立于已获得的知识。晶体智力又译为晶态智力，是使用知识、经验和技能的能力，主要通过词汇量和一般知识表现出来。老年人智力发展表现为以下两个方面的特点。

（1）老年人智力发展呈现不平衡趋势：流体智力衰退较早、较快，晶体智力衰退较晚、较慢。流体智力主要与人的神经系统的生理结构和功能有关，成年后流体智力随年龄增长而减退较早，在 65 岁左右开始明显下降。晶体智力与后天的知识、文化及经验的积累有关，受到老化的影响较小或较晚，直到 70 岁或 80 岁以后才出现减退，且减退速度较缓慢。随着年龄增长，个体人生经历不断丰富，相应的知识与词汇量也不断累积，因此可能出现晶体智力提高的现象。

（2）老年人智力发展具有高度可塑性：1976 年，德国著名发展心理学家保尔·巴尔特斯（Paul B. Baltes）提出"毕生发展观"这一理念，认为发展是一个人与他的环境毕生相互作用的结果，因此就算是老年期也可以获得发展。该理论指出老年人的智力发展有很大的可塑性。老年人在实际生活中解决各种复杂问题的效果仍处于很高的水平，甚至在不少方面超过中青年人。这是由于现实生活中解决问题所需要的往往不是单一的智力成分，而是包含社会经验等非智力因素的综合分析及敏锐判断。研究表明，老年期智力与多方面因素相关，包括生理状态、疾病与健康、性别、营养、教育、社会环境等方面因素。因此，坚持用脑有利于在老年期保持较好的智力水平和社会功能，日常活动与锻炼对智力也有明显的促进作用。

5. 老年人的需要、动机与意志

（1）需要：美国心理学家亚伯拉罕·马斯洛（Abraham H. Maslow）于 1954 年提出人类基本需要层次理论，并于 1970 年进行完善补充。马斯洛认为人有生理需要、安全需要、爱与归属需要、尊重需要、求知需要、审美需要及自我实现需要共七个层次的需要，而老年期各层次的需要又有其独特的内涵。总体来说，中国老年人对生理与安全需要最高，其次是爱与归属、尊重等其他需要。老年人的生理与安全的需要表现为对生活保障与安宁的要求。他们希望生活稳定、身体健康，老有所养、老有所依，普遍关注养老保障、患病就医等问题。另外，老年人希望从家庭和社会获得更多精神上的关怀，并且仍有很强的参与社会活动、融入各种团体的要求，以满足其爱与归属的需要。尽管老年人的社会角色与社会地位有所改变，但他们对于尊重的需要并未减退，要求社会能承认其价值，维护其尊严，尊重其人格，在家庭生活中也要具有一定的自主权。老年人还有一定程度自我实现的需要，希望能为社会和他人贡献余热，做一些力所能及的事，使自己的价值在生活中得到充分体现。

（2）动机：总体来说，老年人的动机随着年龄的增长而下降。老年人动机的特点包括：①整体性：无论是满足自身健康的需要还是社会交往的需要，老年人动机往往是有机的整体，某一动机的形成是各个方面的需要共同促成的。例如，他们会通过休闲娱乐活动来满足延年益寿的生理动机，同时这些休闲娱乐活动也能同时满足老年人社会交往及成就动机；②复杂性：个人的行为无法与动机一一对应，同样的行为背后可能由不同的动机来推动，同样的动机可能引发不同的行为。例如，有的老年人参加休闲娱乐活动是为了自我实现，获得成就感，有的老年人则是为了社会交往,获得归属感。同样是为了保持健康、延年益寿,有的老年人选择参与体育锻炼,有的老年人则选择购买保健品与营养品;③普遍性:处于同一年龄阶段的老年人通常具有相同的动机,如60～70岁的老年人大多具有体育锻炼的动机、兴趣爱好的动机和交往的动机,他们希望能够保持身心健康,满足兴趣爱好,维持社会交往;④差异性:不同老年人动机的种类和强弱程度不同,受年龄、性别、健康状态、文化与教育背景等因素的影响。

(3)意志:人的一生中无可避免地遇到困难与挫折。在应对困难与挫折的过程中,个体形成了稳定的意志品质,包括坚韧、果断、自制力强等积极品质,以及执拗、优柔寡断等消极品质。老年人的意志品质具有比较明显的两极化特点。同样面对疾病、贫困、孤独等因素,意志坚定的老年人通过坚韧、果断意志品质等战胜困难,进而使得这些良好的意志品质更加深刻,而一些意志薄弱的老年人则可能在困难面前犹豫、退缩,导致失败或挫折,因而意志更加消极。一般来说,受身心状态、经济水平和家庭功能等因素的影响,老年人的意志较中青年时期薄弱。

6. 老年人的情绪与情感 老年人积极的情绪情感包括愉快感、自主感、自尊感等;而常发生的消极情绪包括紧张、害怕、孤独感、无用感、失落感以及焦虑、抑郁等。一般来说,老年人的情绪变化特点表现为以下三个方面。

(1)积极与消极情绪表现出不同的变化趋势:老年人的情绪并不会随着年龄增长而呈现简单的下降趋势,孤独、悲伤、忧郁等负性情绪并不是伴随衰老而来的情感变化。但是,随着老年人生理、心理上的老化,各种疾病的出现,社会交往与社会功能的改变,以及子女离家、丧偶、亲友去世等负性生活事件的冲击,老年人经常会产生消极的情绪体验和反应。与青年人相比,老年人在情绪反应的总量上有所降低,主观报告出来的消极情绪体验更少,尤其是愤怒情绪。也有研究显示,老年人可能会体验到更多的积极情绪,生活满意度和主观幸福感更高,并且对情绪的控制更好。

(2)情绪体验并不随年龄的增长而降低:老年人情绪体验的强度和持久性并不随年龄的增长而降低。虽然由于经验的影响,老年人对于熟悉事物的适应性较高,但是老年人碰到激动的事件,仍然能像年轻人一样爆发出强烈的情绪,而且一旦被激发,就需要较长的时间来恢复平静。

(3)情绪表达方式较为含蓄,情绪体验不易外露:随着年龄的增长,老年人在性格方面往往有一个由外向到内向转变的倾向。因此,情绪表达方式上较为含蓄,这与老年人长期的生活经验有关。老年人遇事往往思虑周全,考虑到事情的前因后果、方方面面,一定程度上减缓了老年人活动的倾向性,并促使他们采用更缓和的表达方式。久而久之,老年人逐渐形成了内向的性格,情绪表达日趋含蓄。

7. 老年人的人格 人格又称个性,包括个体的兴趣、气质、性格等带有倾向性的、本质的、比较稳定的心理特征。在老化的过程中,人格仍保持较高的稳定性和连续性,改变相对较小。老年人的人格变化表现为:①自我中心性:性格由开始的固执己见和盲目自信最后发展到专横任性和顽固不化;②猜疑心:由于视力和听力感觉器官的老化,造成老年人对外界事物的认识模糊和反应迟钝,往往容易陷入胡乱猜测、嫉妒、偏见、暴躁等偏激情感之中;③保守性:老年人由于学习能力和活动能力的降低,讨厌或难以接受新鲜事物,但非常注重以前的习惯或想法,守旧思想较为严重;④情绪性:随着老年人对外界事物的关心程度日趋淡漠,对自己的注意却日益集中,性格变得敏感、情绪化和神经质;⑤沉溺过往:不能正确地认识生活现状,每天只是沉溺于对往事的回忆之中。对于"当年之勇",也就是自己过去的成就不厌其烦地整日挂在嘴上。

相对来说,人格的变化受出生时代的影响及社会文化因素的影响更大一些。例如,许多老年人被认为是个性保守、古板、顽固,这虽然与老年人接受新观念、新事物的速度减缓有一定联系,但究其根本原因,是由于时代与社会的飞速发展,引起了知识结构与观念的迅速更新造成的。一些人格的显著改变，如偏执、多疑、冷漠、倒退、强迫等，则往往与病理生理过程有密切的联系。

（二）老年人心理健康的影响因素

老年期是人生历程中的最后一个转折。在这一时期，不仅机体衰老加快，疾病增多，面临着死亡的考验和挑战，而且老年人的职业状况、家庭结构、婚姻形态、经济境遇等方面都在发生变化。这些变化对老年人的感知觉、记忆、语言、思维、智力、情绪、情感、人格等不同层次的心理都将产生影响。老年人由于不同的生活环境、生活经历、经济条件、社会地位和个性特征，形成其独特的心理特点，这些心理特点往往带有负面性质，影响老年人的心理健康。总的来说，老年人的心理健康受到生理因素、社会因素和其他因素的影响。

1. 生理因素　身体衰老是引发老年人心理变化的导火索，是其心理变化最直接、最首要的影响因素。生理的衰老和死亡的临近，往往会对老年人的心理产生冲击性、持久性的影响。

（1）衰老：进入老年期后，除了皮肤皱褶、发须变白、行动迟缓等外在的衰老表现外，人体的各种组织和器官也发生老化，如机体细胞数量减少，器官功能逐渐衰退等，称为生理衰老。生理衰老可能会影响老年人的心理感受与心理状态，并导致与之有关的心理机能发生老化，即出现心理衰老。老年人的心理衰老不仅表现在与个体生理机能关系紧密的感知觉能力变化上，而且也反映在记忆、思维、智力、情绪等心理功能上，甚至还会影响到个体的人格、人际交往及社会适应等。生理与心理的衰老给老年人的生活带来极大不便，老年人深感苦恼和焦虑。

（2）疾病：随着年龄的增长，人体组织与器官不断老化，各个系统机能全面衰退，老年人对环境的适应能力及对疾病的抵抗力下降，容易罹患各种疾病，即所谓的"年老多病"。患病老年人易产生担忧、恐惧等心理。严重的疾病甚至导致老年人卧病不起，生活无法自理，更使得老年人产生孤独、悲观、绝望等心理。

（3）死亡威胁：死亡是人类最后的归宿，也是老年期的下一站。由于身体日渐衰老和疾病增多，老年人逐渐感受到与日俱增的死亡威胁，自然而然会产生害怕、恐惧、悲观等情绪反应。尤其是高龄老年人，甚至因担心"死亡将至"而盲目求医用药，反而可能影响身心健康。

2. 社会因素　个体在老年期将面临退休、丧偶等一系列的生活事件，由此带来社会角色转变，家庭结构和家庭关系变迁，经济状况、婚姻状况和社会环境变化，对老年人的心理状态也产生重要影响。

（1）社会角色的转变：到了一定年龄后，老年人将面临离退休这一人生重要的转折点。离退休意味着个体社会角色的转变，也带来社会地位和人际关系的改变，以及生活重心的转移。刚刚退休的老年人常常不能在短时间内适应退休状态，由于找不到合适的事情做而自我价值感降低。清闲令他们缺乏充实感，进而产生抵触情绪和发泄性的行为反应。严重角色适应不良的老年人甚至会引发离退休综合征，出现焦虑、抑郁、悲哀、恐惧等消极情绪，以及坐卧不安、行为重复等偏离常态的行为。

（2）家庭结构与家庭关系：离退休后，老年人从社会转向家庭，家庭成为他们的主要活动场所，是其物质、精神和日常生活的主要依托。因此，家庭环境的好坏将直接影响老年人的心理。家庭环境包括家庭结构和家庭关系。

1）家庭结构：随着社会经济的发展，人们的生活方式和价值观念尤其是育儿观发生转变，家庭结构也逐渐核心化。家庭结构从传统的联合家庭逐渐过渡为核心家庭，导致家庭规模逐渐缩小，家庭分化。年轻人婚后不再与老年人共同居住，不仅使老年人的日常生活照料难以获得子女的帮助与支持，而且老年人期待的团团圆圆、热热闹闹、含饴弄孙、天伦之乐也无法实现。因此，老年人可能产生寂寞、孤独等消极情绪，形成孤僻的性格，倍尝思念儿孙之苦。

2）家庭关系：主要是指老年人与子女晚辈之间的关系。家庭关系是与老年人社会情感关系密切的重要因素，良好的家庭关系以及代际支持对老年人的心理健康有着积极的影响，和睦的家庭关系能使老年人精神愉快,情绪稳定,心理健康状况良好;反之,家庭关系紧张、矛盾激烈的家庭,老年人情绪不佳,心理健康状况较差,易发生焦虑症、抑郁症等精神心理疾病。

(3)经济状况:经济状况不仅直接关系到老年人的衣食住行和医疗保健,还对其自我价值评价和心理状态产生影响。如果老年人经济状况比较好,能够自给自足,对子女的经济依赖少,那么他们的自尊感就会比较强,失落感、无用感就会比较弱。相反,如果经济水平较差,没有独立的经济来源或可靠的经济保障,老年人容易产生自卑感,为生计发愁,甚至引发焦虑和抑郁情绪。

(4)婚姻状况:婚姻状况对于老年人的身心健康有着巨大的影响。幸福的婚姻令人快乐、产生安全感和归属感,不幸福的婚姻则让人悲伤和痛苦。由于老化引发的生理和心理上的失衡、衰老和疾病等现象,都可以通过和谐的老年婚姻关系进行调整和应对,减少或减轻各种不利影响。离婚、丧偶和再婚是老年人遇到的主要婚姻问题。其中,丧偶对老年人心理的影响是最严重和剧烈的。有研究表明,老年丧偶者在配偶去世后头6个月的死亡率比老年人平均死亡率高40%。丧偶后,老年人的心理变化复杂,悲伤和孤独感最为突出。许多老年人悲痛欲绝,整日以泪洗面,不思饮食,还会出现抑郁、悲哀等负面情绪,甚至因过度悲伤而患病。长期丧偶的老年人常常倍感孤独、寂寞,觉得被世界遗忘和抛弃。部分离婚和丧偶的老年人会有再婚的想法,而再婚后也会遇到很多问题,例如如何适应对方的生活习惯、如何面对双方的子女等,这些对老年人的心理都会产生困扰。

(5)社会环境:社会风气、文化环境、社会福利与保障等对老年人的心理状态也会产生一定的影响。整个社会都应该关注老年群体,形成爱护、尊重老年人的良好社会风气与文化环境,这有利于老年人积极心理的形成。良好的社会福利与保障是老年人生理和心理健康的重要保证。作为居家养老的重要补充,社会养老机构的数量、质量和相关制度的不断完善,将有力地保障老年人安度晚年,对老年人的心理产生积极影响。此外,社会政策、社会变迁等也会影响老年人的心理状态。

3.其他　老年人的受教育程度、职业性质等也会对其心理状态产生影响。有研究显示,受教育程度越高的老年人,其心理健康水平越高;从事脑力劳动的老年人心理健康优于从事体力劳动的老年人。

二、老年人心理健康维护与促进

(一)老年人心理健康的标准

心理健康指人的基本心理活动的过程内容完整、协调一致。具体而言,即认知、情绪、意志、行为、个性完整,有正常的调控能力,能适应社会的发展。目前关于心理健康尚无统一的标准。

美国心理学家马斯洛(Abraham H. Maslow)和密特尔曼(Bela Mittelman)提出十条心理健康标准,包括:①有充分的安全感;②充分了解自己,并能对自己的能力做出恰当的估计;③有切合实际的目标和理想;④与现实环境保持接触;⑤能保持个性的完整与和谐;⑥具有从经验中学习的能力;⑦能保持良好的人际关系;⑧适度的情绪控制;⑨在不违背集体意志的前提下,有限度地发挥个性;⑩在不违反社会道德规范的情况下,能适当满足个人的基本需要。

我国老年心理学家吴振云等提出了老年人心理健康的五条标准,包括:①性格健全,开朗乐观;②情绪稳定,善于调适;③社会适应良好,能应对应激事件;④有一定交往能力,人际关系和谐;⑤认知功能基本正常。

国家卫生健康委在2022年9月发布的《中国健康老年人标准》中明确提出,健康老年人应满足九个标准(附录2),其中心理健康相关的标准包括:认知功能基本正常,乐观积极、自我满意,积极参与家庭和社会活动,以及社会适应能力良好。

（二）老年人心理健康维护与促进的方法

1. 树立正确健康观，正确认识和评价衰老、疾病与死亡　衰老、疾病与死亡是每个人都必须面对的自然法则，是不以人的意志为转移的客观规律。因此，老年人应树立正确的健康观，正视自己在生理、心理上的各种老化现象，根据自己的身心条件合理安排生活与活动；保持乐观、豁达的心态，养成良好的生活方式。定期体检，发现疾病后积极采取适当的求医行为与疾病抗争。正确认识死亡，对死亡做好充分的思想准备。只有树立积极、不逃避的心态，才能从容面对死亡，避免恐惧。

2. 采取积极的生活方式，适度参与脑力与体力活动　老年人应建立良好的生活习惯和健康的生活方式。规律且适度的饮食、休息与活动有助于老年人维持正常生理功能，保持代谢平衡，促进身心健康。适量的脑力活动可以使脑细胞不断接受信息刺激，延缓脑的衰老和脑功能的退化。体育锻炼可增强消化、血液、神经等系统的功能，提高反应性和灵活性，使人精力充沛，思维敏捷，情绪乐观稳定。

3. 适时调整角色行为，做好离退休的心理调节　正确认识和评价自己的角色转变，及时进行角色行为调整。离退休是影响老年人生活的重大转折点，容易导致心理上的孤独、失落、自卑、抑郁等不良情绪。因此，老年人需要正确认识生命历程，树立新的人生价值与目标；以积极的心态面对这一生活事件，在心理和生活方式等各方面提前做好退休的准备，消除失落感。

4. 妥善处理家庭关系，维持和睦的家庭氛围　老年人的主要生活环境是家庭，主要关系对象为配偶和子女。老年人需要建立和维系健康的婚姻关系，做到相互信任、相互照顾、相互慰藉和共享资源。处理好家庭关系，面对与子女之间存在的价值观、生活方式等方面的"代沟"，求同存异，相互包容，促进家庭成员的情感沟通，维持和睦、欢乐的家庭氛围。

5. 加强人际交往，建立和维持良好的社会关系网络　老年人应根据自身情况积极参与各项社会活动，如参加各类文体活动、利用专长参与志愿服务等，扩大自己的人际交往；发掘并培养新的兴趣与爱好，如参加围棋社、书法协会等，建立和维持良好的社会关系网络。如此不仅可以满足自己精神与情感的需要，还可以与社会保持联系，获取一定的知识与信息，有助于老年人智能的发展。

6. 保持情绪稳定，及时宣泄不良情绪　良好的情绪和心理状态对健康有重要意义，可以延缓个体的衰老。老年人要学会察觉自己的情绪，及时发现自己的不良情绪；采用冷处理、转移注意力和保持理性等方法来适度控制情绪；采用自我暗示法、放松法、音乐疗法等调节情绪；必要时可合理宣泄情绪，保持良好心态，维持心理平衡。

第二节　机构老年人心理问题与护理

随着经济的发展、家庭结构及生活方式的改变，机构养老作为传统居家养老的有力补充，已经逐渐成为当代老年人养老的一种新趋势。由于生理的衰老，加上离退休、丧偶等生活事件的冲击，老年人容易出现心理适应不良，进而引发一系列心理问题。尤其是居住在养老机构中的老年人，他们远离自己熟悉的家庭与社区环境，长期生活在相对封闭的院舍中，更易出现心理问题，亟须养老与护理专业人士的帮助与指导。

一、机构老年人常见心理问题

（一）失落感

失落感是一种由多种消极情绪组成的情绪体验，对老年人身心健康产生危害。失落感一般表现为沉默寡言，无所适从，心事重重，情绪低落；或急躁易怒，情绪不稳定。

造成机构老年人失落感的原因可能包括：①老年人随着体力与精力的下降，常常感到自己老了，力不从心，"这也不行，那也不行"，由此产生失落感；②离退休带来社会角色与功能的转变，老年人因为无法继续为社会做贡献或感受到"人走茶凉"等人情冷暖而失落；③随着儿女长大成人，老年人在家庭中的地位发生改变，从家庭事务的主宰者变为附庸者，甚至因为入住养老机构而无法参与家庭决策，由此产生"儿女不需要自己了"之类的感受；④社会交往活动减少，社会关系圈缩小，尤其是入住养老机构后由于社交隔离，老年人缺少与社会的正常互动；⑤老年人认为自己已经完成工作任务，儿女也已长大成人，自己对国家和社会的义务已尽，自己生存的意义不大了。以上原因都可能造成机构老年人产生失落感。

（二）孤独感

孤独感是一种主观的心理感受，指个体的亲密需要得不到满足，或者人际关系网络出现某种质或量的重要缺陷时，产生的一种负向、不愉快、消极的心理感受或状态。孤独感是机构老年人常见的心理问题，表现为自我评价过低、生存意识消极、经常对他人不满及抱怨。

入住养老机构意味着离开自己熟悉的家人、邻居和朋友，老年人常常难以及时与子女进行情感交流，亲情纽带的力量逐渐减弱。住进陌生、封闭的养老机构导致老年人的人际交往活动愈发受限，社交圈不断萎缩直至消失。有的老年人甚至认为入住养老机构是被家庭和社会抛弃的表现。这些都会使老年人产生心理上的封闭状态。生理和心理上的老化带来的反应迟钝、记忆力减弱、听力和视力下降，随之而来的语言功能下降，也可使老年人产生与社会隔绝及孤独感。再加上养老生活原本就百无聊赖，老年人无需操心自己的日常饮食，也不需要操持日常琐事，心中的苦闷与孤独常常无法排解，小小的孤单感可累积成为深深的孤独感。

出现孤独感的老年人会加强对自我行为的约束、强化自我内心的封闭，逐渐地疏远周边，与周围人保持距离，长此以往会形成孤独的生活习惯和行为模式，并将默默地承受孤独带来的痛苦。研究表明，孤独感能使人陷入精神恐惧之中，也可使人的思维麻痹，思考能力下降。陷入孤独时，老年人的大脑会加速老化，认知能力减退，还容易出现高血压、阿尔茨海默病、睡眠障碍等躯体问题，甚至影响寿命。

（三）自卑感

自卑感是由于个体对自我评价较低而引起的一种消极心理状态，令人产生无助、躲避、害怕及胆怯心理。老年人由于退休后经济收入减少，社会地位下降，感到不再受人尊敬和重视，因而产生自卑心理。一般可表现为发牢骚、埋怨，指责子女或过去的同事和下属，或是自暴自弃。

入住养老机构后，老年人需要重新建立人际关系，自我价值较难实现，容易出现性格和行为的改变。一旦提出的要求不被满足，或提出的意见被否定，就会产生不被认同和尊重的感受。另外，大部分养老机构为老年人提供的房间缺少人性化设计和对老年人隐私的基本保护。老年人的生活起居甚至自己的隐私部位都暴露在别人的视野中，老年人因感到自己的生活空间被剥夺，引发不安、羞耻与自卑感。此外，机构老年人多数处于带病生存状态，肢体功能与生活自理能力均受影响，需要依靠他人的辅助才能满足基本的日常需求，可能由此导致自我厌弃和评价过低。

（四）抑郁和焦虑

抑郁和焦虑是机构老年人常见的心理问题。抑郁是一种复合性负性情绪，常会使人处于一种消沉、沮丧、失望、无助的状态，给生活和健康带来诸多负面影响。焦虑是个体面对即将来临、可能会造成不明伤害和危险的情境时所产生的恐惧、不安、烦闷、紧张和无助等令人不愉悦的复杂情绪状态。

养老机构的老年人以丧偶和日常生活不能自理者居多。生活环境的突然改变常常令老年人无所适从，难以适应新的生活。人际交往贫乏，专业心理支持缺乏，心理问题无法得到有效处理，焦虑、抑郁情绪更为明显。研究显示，我国机构老年人中有三分之一到二分之一的老年人存在焦虑、抑郁情绪，严重者甚至可发展为焦虑症或抑郁症。关于抑郁、焦虑的相关内容详见本章第三节。

二、机构老年人心理护理

（一）引导老年人正确认识衰老，树立积极的人生观

照护人员要引导老年人正确面对老年期的生理心理变化和环境变化，采取正视和接受的态度，保持心理平衡。例如，照护人员可以引导老年人正确认识衰老，使其认识到衰老就像日升日落、花开花败一样，是每个人都要经历的一个自然的、正常的、不可避免的过程。因此，老年人要顺其自然，以平和的心态对待衰老。鼓励老年人对生活要充满信心，尽量做到心胸开阔，情绪乐观。照护人员可以指导老年人勇于面对生活中的负性事件，顺其自然，知足常乐，树立积极乐观的人生观。

（二）关心老年人的情感需要，给予亲情的抚慰

老吾老以及人之老。照护人员对待每一位老年人时要如同对待自己的亲人一样，不仅要照顾他们的日常生活需要，让老年人如同在自己家中一样自在、舒适，还要发自内心地关心他们、爱护他们，满足他们的情感需要，使其感受到家人般的温暖，获得情感上的支持和慰藉。同时，老年人最关心在意的就是血缘亲情。照护人员要尽量做好老年人子女和家属的思想工作，鼓励他们多利用电话、微信、网络等与老人语音或视频沟通；设置合理的探视机制，鼓励他们经常来探望老年人，以满足老年人对亲情的渴望。

（三）扩大老年人社会交往，提升自我价值

照护人员要积极了解老年人的过去，熟悉老年人的特长与优势，充分利用老年人的特长，有计划地在机构内开展各类文体活动，帮助老年人扩大社交圈子，提高归属感。例如，照护人员可以组织歌舞表演、象棋比赛、书法小组等文体活动，不仅可以帮助老年人强身健体，还有助于调剂晚年生活，陶冶情操，丰富精神世界。照护人员还可以鼓励有特长的老年人带领大家一起开展活动，如让会太极的老年人教大家太极拳，满足其自我实现的需要，以此找到人生新的价值，提高老年人自我价值感。照护人员可以鼓励老年人不断学习新事物、新方法、新工具，不断进取，总结经验，增长智慧，并通过交流影响和帮助晚辈以及身边的人。例如，鼓励或指导老年人通过互联网结识新朋友，开启自己的线上新生活。

（四）保护老年人的隐私，提高安全感与自尊感

照护人员需要注意保护老年人的生活空间，给予其安全感也有助于提升老年人的自尊。照护人员每次进入老年人的房间都要敲门，征得同意后方可进入。为老年人提供服务前做好解释工作，避免老年人产生生活空间被侵犯的感觉。若老年人出现了排尿或排便失禁等涉及个人隐私的问题时，照护人员应注意保护老年人隐私。若老年人居住的是公共房间，需及时拉上床帘，避免老年人隐私曝光。另外养老机构在设计老年人房间时，尽可能采取人性化设计，做好老年人隐私的保护措施。

以人为本，尊重为上。照护人员应根据老年人的感知特点，从老年人的具体实际出发，充分尊重老年人感知的特殊性，做到不偏见，不歧视；给予老年人决策的机会，可以在允许的范围内，让老年人自己安排自己的生活，如一天的活动或饮食安排；在做决定前先征询老年人的意见，也可以开会讨论，大家集思广益，满足其自尊感。

（五）关注老年人心理问题，及时排解与疏导

照护人员应给予老年人热情的关怀，耐心的引导，帮助老年人积极面对各种生活中的问题，树立正确对待疾病的态度和信心。照护人员应及时关注老年人的心理变化情况，注意倾

听老年人的心声，了解他们的心理需要。照护人员可以向老年人讲述和示范各种情绪调节法，如自我暗示法、情绪转移法、环境调节法、适度发泄法等心理调节方法；也可以邀请心理工作者定期来为老年人开展心理护理，及时进行必要的心理疏导。

（六）提供适当的医疗服务与康复护理指导

养老机构应完善机构的配套设施，尽可能丰富老年人的生活，及时分散他们的精力，排解老年人心里的苦闷与孤独。研究发现，养老机构独居老年人心理健康水平较低，心理状况不佳，可能与养老机构生活照料、医疗服务不够完善有关。因此，适当的医疗服务、康复护理对养老机构合并慢性病、日常活动受限的老年人非常重要。养老机构可以通过设立慢性病康复门诊，或采用医养结合的模式，为入住的老年人提供基本的医疗服务和康复训练指导，进一步提高机构老年人的生活质量。

（张婧珺）

第三节　老年人常见心理问题与护理

国家卫生健康委于 2022 年发布《中国健康老年人标准》，指出健康老年人在躯体、心理、社会三方面都趋于相互协调与和谐的状态。老年人因各种生理机能逐渐衰退，又面临社会角色的改变、慢性或重大疾病等生活事件，若适应不良，可导致焦虑、抑郁等精神心理问题，损害老年人身心全面健康，降低其生命质量，甚至导致自杀等，应该引起足够的重视并有针对性地开展身心护理。

一、老年人的焦虑与护理

焦虑障碍（anxiety），表现为广泛持续性焦虑、紧张及反复发作的恐惧情绪障碍，伴有自主神经系统症状和运动性不安等特征。

相比于年轻人，老年人随着年龄增长、身心健康水平下降、经济实力降低，加之丧偶、子女不在身边等原因，更易导致焦虑。研究表明，约有 7.77% 的老年人患有老年焦虑障碍。老年焦虑常表现为对晚年生活缺乏自信心和安全感，过度紧张、恐惧、担心，伴有睡眠障碍、坐卧不安、易怒等症状。尽管老年人能够感受到焦虑对生活带来的影响，但自身难以控制，存在明显的社会功能障碍及躯体症状，治疗及护理难度较大，已严重危害了老年人的身心健康。

（一）老年人焦虑的原因

1. 遗传因素　焦虑症患者近亲患病率为 15%，远高于正常居民的 5%；双卵双生子的同病率为 25%，单卵双生子为 50%。焦虑症是环境因素与个人易感素质共同作用的结果，而易感素质由遗传决定。

2. 生物因素　焦虑症常表现为交感和副交感神经系统活跃亢进，体内肾上腺素和去甲肾上腺素上升。神经递质学说认为躯体变化的表现形式决定于交感和副交感神经能是否平衡。乳酸学说认为乳酸过高引起的代谢性酸中毒导致的一系列生化改变更易产生焦虑情绪。随着年龄增长，老年人高血糖、高血压、脑卒中等慢性疾病发病率增加。女性在停经前后，易肺肾不足，心肺阴虚，产生焦虑，从而引起心慌、失眠、脱发等症状。

3. 人格因素　焦虑特质人格常伴有自卑、自信心不足、胆小怕事、谨小慎微、对轻微挫折或身体不适容易紧张、焦虑或情绪波动等特征。广泛性焦虑障碍往往与冗长的压力、消极的应对方式、自知力差有关。惊恐障碍往往与节奏快、压力大的生活方式有关，常见于 A 型人格，在大脑或躯体持续疲劳后发生。

4. 社会因素　生活方式的改变，如老年人退休、离异、丧偶、子女不在身边、因病躯体功能下降、恢复期大量体能消耗、手术和用药以及需要依靠家人照顾等，都会引发焦虑。

（二）老年人焦虑的特点与临床表现

1. 老年人焦虑的特点　老年焦虑是一种发生在老年期的，表现为与现实处境不相称的、没有明确对象和具体内容的担心和恐惧，并伴有显著的植物性神经症状、肌肉紧张和运动不安等特征的神经症性障碍。其特点主要有以下五点。

（1）存在明显的诱因：如随着年龄的增长，对死亡的恐惧、对身体功能下降的担忧、离退休生活环境发生改变、缺少家人陪伴支持等。

（2）自身无法有效辨别并正确表述情感体验：常常用"我浑身难受，吃不好，睡不着"等句子来表达，不会用"我内心很烦躁，心神不宁，很担心"等来表达。

（3）常与各种慢性躯体疾病共存：慢性躯体疾病如糖尿病、脑血管疾病等和长期服用药物均会导致焦虑的发生并影响其治疗。

（4）经常看病住院，但多次相关检查无异常：有点小毛病就感到特别痛苦，过度依赖医生和家人，缺乏安全感。莫名担忧，杞人忧天，担忧自己的病治不好。

（5）起初只表现为焦虑情绪，长期累积便会导致焦虑症：焦虑症和焦虑情绪并非一致，但焦虑情绪如不排解，长期累积会引发焦虑症，导致老年人身体免疫力低下，严重影响老年人的正常生活。

2. 老年人焦虑的临床表现　焦虑情绪常常表现为心情烦躁、注意力无法集中、紧张不安、爱发脾气等。焦虑症是以焦虑为中心症状，呈急性发作形式或慢性持续状态，并伴有自主神经功能紊乱为特征的一种神经症，可分为急性焦虑和慢性焦虑两大类。临床表现包括以下三个方面。

（1）生理方面：躯体不适常是老年焦虑症最初出现的症状，主要涉及内脏器官和自主神经系统，常伴有面色苍白或潮红、易出汗、四肢麻木、肌肉紧张、震颤、头痛、心悸、脉速、胸闷气短、食欲不振、口干、腹泻、尿频等。还会出现失眠、入睡困难、睡眠时间短、易惊醒、醒后不易入睡、多梦等睡眠障碍。

（2）心理方面：经常持续感到恐惧，紧张，坐卧不安，莫名担忧，整天提心吊胆，感到坏事即将发生。当急性焦虑发作又称惊恐障碍发作时，可出现对外界刺激反应过激，意识不清，担心晕倒，注意力不集中，记忆力下降，睡眠障碍。

（3）行为方面：因注意力无法集中而出现小动作增多、东张西望、坐卧不安，惶惶不可终日，易激惹，对外界事物缺乏兴趣等表现，导致社交障碍。言语和动作行为怪异、过激，甚至在情绪激动偏激时伴有自杀念头。

（三）老年人焦虑的护理评估

老年人焦虑的评估主要采用量表和访谈相结合、定量与定性相结合的方法进行，定量评估常用量表如下。

1. 广泛性焦虑量表（the Generalized Anxiety Disorder 7-item Scale，GAD-7）　该量表由 Spitzer 等于 2006 年编制，用于评估个体过去 2 周焦虑症状的发生频率。共 7 个条目，采用 Likert 4 级评分法，从"完全不会"到"几乎每天都有"分别计 0～3 分，总分为 0～21 分，得分越高代表焦虑越严重。6～9 分为轻度焦虑、10～14 分为中度焦虑、15 分以上为重度焦虑（附录 3）。

2. 焦虑自评量表（Self-rating Anxiety Scale，SAS）　该量表由王征宇等于 1984 年汉化，用于评估有焦虑症状个体的主观感受。共 20 个条目，采用 Likert 4 级评分法，从"没有或很少时间"到"绝大部分或全部时间"分别计 1～4 分，其中条目 5、9、13、17、19 为反向计分，总分 20～80 分。各条目之和乘以 1.25 后取整数部分作为标准分，满分为 100 分，得分越高代表焦虑越严重。50～59 分为轻度焦虑，60～69 分为中度焦虑，69 分以上为重度焦虑（附录 4）。

定性评估常用访谈法，访谈前通过查阅相关文献和专家论证形成访谈提纲，确保知情同意后，在安静的环境中对老年人进行关于焦虑体验的深入访谈。访谈时间控制在 30 分钟以内，全程录音。访谈过程中注意记录老年人回答要点及非语言行为，如表情、动作。访谈后撰写反思笔记，排除混杂因素。

（四）老年人焦虑的护理

1. 常规护理 ①睡眠护理。创建良好的睡眠环境，加强对老年人心理护理，及时帮助其调整情绪，使其保持愉悦心情，养成规律的作息习惯；②饮食护理。与老年人共同制订饮食计划，日常饮食应以低糖、低脂、高蛋白、高维生素为原则，既要控制总量，又要能够满足身体基本需要，确保机体正常代谢；③运动护理。与老年人共同选择合理有效的运动方式，例如散步、慢跑、太极拳、瑜伽、游泳、打球等；④安全护理。密切观察老年人情绪变化，加强安全检查，避免危险物品。

2. 用药护理 遵医嘱给予抗焦虑药物治疗，如利眠宁、多虑平等。向老年人解释药物治疗的作用、效果和必要性，介绍药物名称、剂量、服用时间，嘱咐老年人遵医嘱按时用药，不可自行随意改变剂量，教会老年人及其家属判断不良反应，一旦出现头晕、心悸、无力、冒冷汗等不适症状，立即呼叫医护人员。

3. 心理护理 ①建立良好的护患关系，给予支持性心理护理。耐心倾听老年人的诉说，了解其焦虑的感受和体验，对其痛苦保持尊重和理解，不批判不评价；②指导老年人开展焦虑控制训练，减轻焦虑。了解焦虑来源，给予其社会支持，提高焦虑应对能力；③帮助老年人学会自我疏导。正确认识疾病的病因、症状并接纳其对自身生活带来的影响。帮助老年人树立起消除焦虑心理的信心，充分调动其主观能动性，运用注意力转移法，及时消除焦虑。保持心态稳定，知足常乐，不大喜大悲。客观地意识到岁月不饶人，正确对待身体的变化，定期体检，认识到生老病死是自然规律，对于出现的各种变化做到平和接受，认真过好每一天；④帮助老年人学会自我放松。教会老年人应用意向引导、深呼吸、正念视觉放松法等消除焦虑，如让老年人闭上双眼，在脑海中创造一个优美恬静的环境，想象在波光粼粼的海边，鱼儿不断跃出水面，海鸥在天空飞翔；自己光着脚丫，走在凉爽的海滩上，海风轻轻地拂着自己的面颊。

4. 健康教育 ①制订健康宣教计划。全面收集老年人信息，对老年人病情进行全面评估，制订针对性教育计划，在实施过程中动态调整和完善教育计划；②定期向老年人及其照护人员介绍老年焦虑症的相关理论知识，包括发病率、常见原因、常见症状、各种并发症、防治措施、注意事项等；③督促老年人养成良好的生活习惯。按时服药，合理饮食，规律作息，增强老年人的治疗信心，提高其治疗依从性。

二、老年人的抑郁与护理

抑郁障碍（depression）是最常见的精神障碍之一，也是导致老年人残疾和生活满意度降低的常见原因。中国老年人抑郁障碍的患病率近年来呈上升趋势，高于其他年龄段人群。老年期抑郁的定义有广义和狭义之分。广义的老年期抑郁障碍（late life depression，LLD）定义为：年龄60岁及以上人群中出现的抑郁障碍。严格而狭义的老年期抑郁障碍定义为首次发病于60岁以后，以时长持续至少两周的抑郁心境为临床表现的一种精神障碍。老年期抑郁障碍易被忽视，因为这些症状与老年人所患的其他慢性疾病或者健康问题并存，所以常得不到有效的诊治。临床相关抑郁障碍仍然有40%～60%的患者没有得到治疗或没有得到充分治疗。在诊断水平上未能满足抑郁障碍诊断标准的抑郁症状发生频率可能是抑郁障碍的2～3倍，这些症状可能具有临床意义，表现为生活质量下降、社交功能下降和患抑郁障碍的风险增加。老年人抑郁具有病程长、发生率高、复发率高等特点，已成为全球性的重要精神卫生保健问题。

（一）老年人抑郁的原因

1. 生物学因素

（1）部分老年人的亲属患有同样的疾病，显示抑郁障碍有一定的遗传倾向。

（2）脑组织衰老退化，机能减退。

（3）脑内化学物质改变，大脑内五羟色胺和肾上腺素这两种化学物质减少，会使老年人产生抑郁心理。

（4）各种大脑和身体疾病，如脑炎、脑外伤、脑肿瘤、帕金森病、脑血管病、高血压病、糖尿病等都可能诱发抑郁。

（5）某些外来的化学物质如毒品、某些药物等也会导致抑郁。

2. 心理因素 抑郁的发生还受个体心理因素的影响，人格因素与认知因素在抑郁心理因素中最为重要。老年人的心态对抑郁发生率有直接影响，以积极乐观的生活态度面对生活中的困扰，能够减少抑郁的发生；以消极悲观的心态逃避生活中的挫折困难，则会增加抑郁的风险。

3. 社会因素

（1）性别影响：老年女性比男性抑郁的概率更大，这可能与女性的寿命更长、经历事件更多、内心体验更敏感有关系。

（2）居住环境：住院老年人抑郁发生率高于社区老年人，这可能与住院老年人身患慢性疾病、医院社交环境局限，久而久之容易产生忧郁多疑等心理有关；农村老年人抑郁发生率高于城市老年人，这可能与农村就医条件相对城市较差、对心理问题的重视度不够有关。

（3）教育程度：老年人受教育程度越高，抑郁发生率越低。这可能与高学历老年人有更好的经济水平有关。

（4）婚姻家庭状况：随着老年人年龄的增长，身体状况的改变，更加需要社会支持与情感支持，这种支持往往来自丈夫或者妻子。离婚、丧偶和夫妻感情不和，也是老年人抑郁的高危因素。

（5）经济条件：老年人的经济状况差也是抑郁的影响因素之一，老年人患病之后，如果没有良好的经济条件就医，疾病不能得到妥善治疗，更易对生活绝望，产生抑郁情绪。

（6）其他：退休后社会地位的变化、经济收入减少引起的失落感和无用感，与子女分居的孤独寂寞感等负性情绪可引发抑郁。此外，在负性事件增加心理应激的同时，由于机体的老化，老年人对挫折的耐受性减退，也会增加患抑郁的风险。

4. 其他

（1）身体健康状况：健康状况对老年抑郁的发生率有显著的影响，如老年人在生活中丧失生活自理能力、长期被慢性疾病折磨、听力和视力严重受损等，这类老年人对情绪的自控力较弱，饱受疾病折磨，对生活希望渺茫，更容易罹患抑郁。

（2）疼痛：包括生理性疼痛与病理性疼痛。疼痛也是抑郁比较常见的躯体不适症状，特别是在老年患者中，病理性疼痛出现频率会更高，也是造成老年人抑郁的重要原因之一。疼痛程度越严重，抑郁的程度也越严重。

（3）睡眠障碍：睡眠质量差、入睡困难等会增加老年人群患抑郁等精神疾病的风险，存在睡眠障碍的老年人发生抑郁的风险高于无睡眠障碍者，睡眠问题与抑郁显著相关。

（二）老年人抑郁的特点与临床表现

1. 老年人抑郁的特点

（1）症状隐匿易被忽略：抑郁状态的老年人心情低落，不太喜欢与人沟通，躯体乏力，不想活动，易被认为是年老体衰的正常表现，不易被察觉。

（2）病变较复杂：抑郁老年人经常伴有其他精神方面的问题，如焦虑症状更加突出。机体功能的下降使得老年人的生存能力、经济能力、社交能力和疾病抵抗能力降低，对生命期限担忧，所以易焦虑。老年人各种的焦虑情绪和抑郁交杂在一起，使得病变比较复杂。

（3）伴有多种躯体疾病：人进入到老年阶段，各种各样的健康问题扑面而来，如高血压、糖尿病、心脑血管疾病等。这些躯体疾病可以导致抑郁障碍的发生，能够加剧抑郁的严重程度或是增加抑郁治疗的难度。

2．老年人抑郁的临床表现

（1）核心症状：表现为三低，即情绪低落、兴趣缺乏、愉快感缺失。

（2）伴随症状包括：①疑病状态明显：表现为以自主神经症状为主的躯体症状，对正常躯体功能关注过度，对疾病轻度症状过度反应；②躯体症状化：表现食欲减退、腹胀、头痛、心悸、胸闷等临床无法检查出相应疾病的症状；③迟滞状态明显：即行为阻滞，表现为闷闷不乐，忧心忡忡，终日唉声叹气，对他人及外界事物无动于衷；④其他：记忆力减退、注意力及执行功能受损等。

（三）老年人抑郁的护理评估

1．健康史

（1）躯体症状：多数患者有头痛、乏力、头晕、失眠、便秘等不同程度的不适。部分患者会加重原有的慢性疾病，如高血压、糖尿病、冠心病等。

（2）生化指标：去甲肾上腺素功能不足、单胺氧化酶活性增高、中枢神经递质改变如 5- 羟色胺等，均与情绪的调节有关。

（3）神经 - 内分泌功能：下丘脑 - 垂体 - 肾上腺皮质轴功能紊乱导致昼夜波动规律紊乱。

（4）心理社会因素：心理社会状况的不和谐也会导致抑郁的发生。

（5）家族史：抑郁有明显的遗传倾向，遗传因素在抑郁的发病中起着重要作用。医护人员要询问患者或家属其家族成员有无相关心理疾病。

2．临床表现　老年人抑郁的临床表现与中青年有所不同，其症状较隐匿，容易与自身的慢性疾病相混淆，其就诊原因往往以躯体症状为主，而不是心境障碍。详见上文"（二）老年人抑郁的特点与临床表现"。

3．辅助检查

（1）生理指标：CT 和 MRI 结果常显示脑室扩大和皮质萎缩。

（2）量表评估：可采用标准化抑郁量表对抑郁的轻重程度进行评估，常用的抑郁量表有老年抑郁量表（the Geriatric Depression Scale，GDS）、Zung 抑郁自评量表（Self-rating Depression Scale，SDS）、Beck 抑郁问卷（Beck Depression Inventory，BDI）、流调中心用抑郁量表（Center for Epidemiologic Studies Depression Scale，CES-D）等。其中，针对老年人群，较常用的是老年抑郁量表（GDS）。

4．心理 - 社会状况　评估老年人出现抑郁情绪的可能诱因，如丧偶、独居、离退休、身体疾病、经济问题、家庭纠纷等生活事件。此外，患者对事情的态度和想法也会影响其抑郁的发生，如负性和消极的认知方式，对事情回避、自责等处理方式，均容易导致抑郁情绪的出现。

（四）老年人抑郁的护理

1．生活护理

（1）合理作息：合理安排老年人的日常活动和作息时间，保持规律的生活。鼓励老年人白天参加感兴趣的活动，适当午休，晚上入睡时保持室内安静，为老年人创造良好的睡眠环境。

（2）注重饮食：尽量配合老年人的要求，营养应均衡，多食用牛奶、瘦肉、豆制品、水果、蔬菜等高蛋白、富含维生素的食物，同时注意低盐和低脂。合理分配三餐的食量，适当加餐。

（3）鼓励生活自理：鼓励老年人充分发挥其自理能力。在全面评估老年人的自理能力后，主张其自我照料，如基本的生活技能，穿衣、刷牙、洗脸、沐浴、吃饭等，避免产生过度的依赖思想和心理问题，如抑郁、孤独等。

（4）培养兴趣：鼓励老年人重拾对生活的热爱，培养娱乐兴趣，常动脑，如下棋、散步、聊天、钓鱼、摄影、书法等，不仅可以激起对生活的热情，还可以扩大社交圈。

2. 用药护理

（1）遵医嘱按时按量服药：因抑郁的治疗时间长、服用的药物往往有不同的不良反应，从而导致老年抑郁患者的治疗信心欠缺，可表现为不按时服药、漏服、拒服、停服或随意增减药物剂量等，这又会阻碍抑郁的治疗。所以应该耐心与老年抑郁患者说明按时按量服药的重要性。必要时可协助他们设定服药时间的闹钟、将药物按量分类，放在患者容易触及的地方。

（2）密切观察药物疗效及不良反应：医护人员向老年抑郁患者及其家属说明药物可能出现的不良反应，教会其识别异常。医护人员及家属应当密切关注患者服药后的疗效和不良反应，及时发现异常，以便及时处理。

（3）药物的管理：严格妥善保管好药物，以防患者一次性大量吞服，造成药物中毒。

3. 安全护理

（1）提供安全环境：老年抑郁患者居住的环境应该明亮宽敞、空气流通、整洁舒适，墙色和装饰应该以暖色调为主，如色调以白色、粉色、黄色等为主，装饰摆放鲜花、墙画、家人照片等，有利于调动患者积极正向的情绪，激发对生活的热爱。

（2）严防自杀：自杀行为是抑郁最严重且危险的症状。患者事先会隐瞒自己的自杀动机，逃避家人朋友、医护人员的注意，并不惜一切手段和途径，以达到自杀的目的。首先应该与老年抑郁患者建立良好的人际关系，平时多与其沟通交流，在谈话中尝试识别自杀倾向，密切观察其情绪变化和异常言行。凡能成为患者自杀/自伤工具的都应严格管理起来。

（3）加强看护：对于有强烈自杀倾向的老年抑郁患者要进行 24 小时专人看护。医护人员平时在夜间、凌晨、节假日等人少的情况下，要特别注意做好巡视工作。家属和朋友也要及时识别出患者的异常之处，在特殊时期多陪伴和看护。

4. 心理护理

（1）阻断负向情绪，引导正向思考：老年抑郁患者对事情的看法容易走向负性的方向。医护人员及其家属、朋友应该多加留意其不合常理的想法，及时纠正，往积极的方向引导和开导，如引导患者回忆以往快乐的事情、自身的优点和长处。

（2）鼓励患者抒发内心想法：老年抑郁患者的思维较缓慢，容易郁郁寡欢，不愿意与人交流，此时患者容易产生负性的想法。医护人员及其家属、朋友要以耐心、温柔的语言与其说话，适当使用非语言沟通，鼓励其抒发内心的感受，避免将负性情绪内化，学会正确地宣泄和情绪调节。

（3）鼓励身边人多陪伴患者：和睦、友善的家庭氛围和社交圈对预防和治疗老年抑郁起到重要作用。鼓励子女与老年人同住，不仅可以给予生活上的照料，还可以缓解老年人孤独的心情，提供精神赡养。同时，鼓励老年人之间相互陪伴、多交流，形成良好的社交圈。

（4）创造社交机会：鼓励老年抑郁患者参加一些老年社交活动以结交朋友，调节情绪。社区可定期举办健康讲座、提供长者饭堂和老年娱乐中心等，不仅可以给老年人创造社交机会，还可以宣教健康知识。

（5）怀旧疗法：指的是引导老年人回忆以往的生活场景，在内心重新体验过去的生活片段。通过看老照片、旧物件，听经典老歌等方式唤起老年人对往事的记忆。鼓励老年人谈论自己过去所发生的事情，有助于其维持对自身的积极关注，促进自我的思考。怀旧对负面情感具有一定意义的修复补偿作用，使人得到情感上的满足和慰藉。因此怀旧治疗可以有效防止或减轻老年人的抑郁症状，并帮助抑郁的老年人应对危机和生活变故。

三、老年人的自杀与护理

老年自杀（senile suicide）泛指因生理日益衰老、心理严重失调的老年人或老年精神疾病患者的自杀行为。有时也专指有成熟人格、清醒理智的老年人，因遭受巨大不幸，基于自己明确的意志,以断绝自己生命、求得解脱而蓄意采取的自杀行为。在"健康中国"战略背景下,应充分了解老年人的自杀心理,对老年人进行护理,积极遏制并预防老年人自杀意念和行为,保证老年人的生活质量,对于实现健康老龄化、社会稳定及国家发展具有重要意义。

（一）老年人自杀的原因

1. 家庭因素　老年人随着年龄的增长、身体状况的改变,更加需要社会支持与情感支持,这种支持往往来自配偶或子女。离婚、丧偶或夫妻感情不和,不仅是老年人抑郁的高危因素,也是老年人自杀的常见原因。老年人面临孩子工作繁忙、不在身边和部分孩子的漠不关心、拒绝赡养等问题,从而产生落寞感,严重者甚至会产生自杀念头。

2. 健康因素　疾病也是导致老年人自杀的一个主要原因。老年人疾病分为生理疾病和心理疾病。生理疾病包括部分疾病治疗无效、严重产生病理性疼痛等。心理疾病包括部分老年人患有精神疾病,如抑郁障碍、精神分裂症、药物依赖等,都会使其产生自杀念头。多数老年自杀患者伴有早期心理创伤或生活中曾遭遇过重大挫折等。

3. 经济因素　我国经济发达地区的老年自杀人数比经济欠发达地区的自杀人数少,因为社会经济进步对延长寿命有积极正向作用。经济困难也是导致老年人自杀的一个重要原因,经济困难使老年人生活质量难以保障、就医缺乏资金支持等,从而增加老年人自杀风险。而个人的经济情况与该地区甚至国家经济发展密切相关,因此促进经济发展可以一定程度上减少和预防老年人自杀。

4. 社会支持因素　人际交往困难、经济困难、退休、独居等是老年人自杀最常见的应激源。社会支持包括经济支持、情感支持与照护人员支持。经济支持体现在有稳定收入。有固定收入的老年人自杀率低于没有固定收入的老年人。老年人退休后角色转变,出现抑郁、焦虑等精神心理问题。除此之外,独居也是老年人最为常见的自杀原因之一,独居老年人缺乏社会支持,缺乏与他人的沟通交流,易出现孤独、寂寞、无助感,是公认的自杀高危因素。

5. 其他因素　包括随着年龄增长,躯体疾病增多;老伴或亲友去世等。

（二）老年人自杀的特点

1. 年龄　自杀率随年龄的增长而逐步增加,其中70岁至80岁年龄段的老年人为自杀高发群体。这一年龄段老年人身体状况逐渐下降,丧偶、兄弟姐妹去世等家庭变故增多,是老年人承受身体和精神压力最大的年龄段,易发生自杀情况。

2. 性别　过去中国城市女性自杀死亡率高于男性的情况,如今也发生了变化,尤其是40岁以上城市男性自杀死亡率,明显高于女性。最新的临床情况表现,整个城市自杀死亡人群男性与女性渐趋接近。这与中国城市经济发展水平、社会转型期的整体氛围、个人心理压力等都有一定的关系。

3. 方式　老年人自杀基本上抱有必死的决心,最常用的方式是服毒、割腕、绝食、跳楼、投水、自缢、撞车等,这些自杀方式的成本较低且致死性较高。

4. 时间　选择上半夜至凌晨时间段自杀,尤其是选择凌晨的老年人居多。由于老年人容易出现睡眠障碍,尤其是凌晨早醒之后很难入睡,会胡思乱想,从长期的临床统计发现,凌晨不仅是抑郁障碍患者实施自杀行为的高发时间段,也是老年人实施自杀行为的高发时间段。

5. 婚姻　自杀的老年人多为丧偶、独居,这类老年人内心相对寂寞,容易产生抑郁心理,从而引发自杀念头。

（三）老年人自杀的护理评估

1. 评估自杀行为产生的危险因素

（1）精神疾病:由于受抑郁、自责自罪、被害妄想、命令性幻听等影响,老年人常出现自杀行为。

（2）有自杀家族史:与家族中的遗传因素、遗传物质的传递等有关。家庭成员的自杀会对老年人有影响作用。

（3）近期生活有重大的变故：如丧偶、被抛弃、严重的自然灾害等。

（4）情绪低落：可能出现无助、无望的情绪反应并有明显的体重减轻、失眠等现象。

2. 评估自杀行为发生的前兆

（1）既往史：近期内有过自伤或自杀未遂的行为。

（2）情绪评估：失眠、绝望、哭泣、易冲动、易激惹、情绪低落。

（3）意识评估：存在与自杀有关的幻觉，对家庭、社会的自罪感，生活、工作无能，觉得自己不配活在世上。

（4）行为评估：收集、储藏与自杀有关的物品，如绳子、刀具、药品等；谈论与死亡、自杀有关的问题，并安排后事，如财产、子女等；将自己与他人隔离，把自己关在隐蔽的地方或反锁室内。

3. 自杀意念辅助评估工具　可以采用自杀意图量表（Suicide Intent Scale，SIS）、贝克自杀意念量表（Beck Scale for Suicide Ideation，SSI）、自杀可能问卷（Suicide Probability Scale，SPS）等对老年人进行自杀意念的评估，分析老年人自杀的危险性，以便采取积极的防范措施，最大限度减少老年人自杀行为的发生。

（四）老年人自杀的护理

治疗护理的总体目标是：老年人不再有自杀的意念和自我伤害的行为，能够认识和表达自己痛苦的内心体验，掌握一定的应对技巧和途径，有积极的自我认识，对将来产生希望。具体护理措施如下。

1. 急救护理　老年人自杀未遂被发现后，需根据具体情况，进行洗胃、输液输血、吸氧等一系列抢救护理措施，密切观察患者的生命体征，故入院时应将其安置在抢救室。

2. 生活护理

（1）合理作息：待老年人病情稳定后，转入单人间，创造舒适安静的环境。通过家属提供信息，安排贴心的亲人或朋友陪护。避免接触与其发生冲突者，防止老年人情绪激化。

（2）安全护理：随时收捡病房内的杂物及危险物品，严防将绳索、小刀、玻璃、碎铁片、铁钉等危险物品带入病房。

3. 用药护理

（1）全程陪伴：严格遵医嘱用药，评估老年人用药情况，护士必须协助和督促其服药并看服到口，提高用药依从性。特别是对有藏药行为的老年人，更应特别注意，防止其将药片夹在指缝间或藏在齿颊及舌下等处。服药后护士应嘱其伸手及张口检查，防止老年人将药藏起、积多服药自杀。

（2）药品管理：为防止老年人抢服药物，药物要妥善保管，放到拿不到或找不到的地方，以免老年人一次性大量吞服，造成急性药物中毒。

（3）严密观察：密切观察老年人的用药反应，一旦出现不良反应，立即停药并报告医师，调整用药方案。

4. 心理护理

（1）建立良好的护患关系：经抢救成功后的自杀老年人，最需要心理护理，良好的护患关系可使其产生信任感和安全感。护士应加强与老年人的沟通，注意有声语言和无声语言技巧的掌握，主动询问其饮食、睡眠和感受，语言要平和、轻柔、亲近、诚恳，如"你看起来好多了""能跟我谈谈吗""我可以为你做点什么""我会替你保密"，让老年人感觉到护士的亲切，从而敞开心扉。

（2）鼓励患者表达情感：当老年人诉说内心痛苦时，护士应认真聆听，耐心回答其疑问，允许其适当发泄，鼓励其哭诉，将不良情绪充分释放出来。交流过程中护士应有适当的反应技巧，如拍拍肩、擦拭眼泪、握手。

（3）维护患者的自尊：留意老年人优点和长处并及时给予表扬，帮助其建立对现实的期望，提高自尊心。言谈举止体现对老年人尊重，要有足够的耐心，态度温和，切忌使用刺激性语言。

5. 生活护理

（1）知识讲解：在与老年人相互信任的基础上，护士给予专业的相关知识讲解自杀的危害，帮助老年人树立正确的世界观、人生观和价值观。随着老年人心理状态的逐渐稳定，可安排入住多人间，请同室的老年人相互照顾、鼓励，体会生命的价值、人生的美好。

（2）社会支持：调动合理的社会、家庭支持，耐心引导老年人正确对待现实，轻生不能解决任何问题，只会给社会、家庭带来经济负担和精神痛苦，帮助老年人建立信心。

（3）培养兴趣：向老年人提供励志书籍、播放舒缓明快的音乐，挖掘其兴趣爱好如书法、绘画等，调动老年人积极情绪。陪老年人到室外散步，感受大自然的美妙，憧憬美好的生活，帮助老年人重拾乐趣。

（陈　瑜）

第五章　老年人康复护理

随着社会文明的进步和人们生活水平的提高，人类平均寿命不断延长，老年人在人口总数中所占的比例越来越大。衰老和疾病导致老年人出现功能减退或障碍等症状，具有慢性病程、多病共存、多重功能障碍的特点，严重影响其躯体功能、心理功能和生命质量。老龄化不仅是我国面临的主要社会和民生问题，也是全世界面临的重大卫生问题之一，在"健康中国"战略背景下，康复已融入生命全周期、健康全过程。通过康复综合干预手段，减轻老化和伤病造成的不利影响，尽可能提高老年人的日常生活活动能力、提升生活质量，使其获得身心平衡并重返社会，是应对人口老龄化，发展健康老龄化的重要工作。

第一节　老年康复护理概述

随着年龄的增加，人的身体器官逐渐老化，功能随之衰退，同时可能出现各种疾病。在老化和疾病的影响下，老年人身体活动受限，日常生活活动能力下降，生活质量受到影响。康复护理可恢复和改善老年人身体功能，预防继发性损伤的出现，提高其活动和自理能力，促进老年人的社会参与度，改善其生活质量。

一、老年康复护理概念

（一）康复和残疾的内涵

1. 康复（rehabilitation）　源于拉丁语，有"重新获得能力""恢复原来的良好状态"以及"复原""恢复"的含义。1981年世界卫生组织医疗康复专家委员会把康复定义为"应用各种有用的措施以减轻残疾的影响和使伤残者重返社会"。康复工作不仅是训练病、伤、残者使其适应环境，也包括调整其周围环境和社会条件以利于他们重返社会。

2. 残疾（disability）　残疾是伤残者和阻碍他们在与其他人平等的基础上充分和切实地参与社会的各种态度和环境障碍相互作用所产生的结果。残疾通常作为衡量老年人口健康和功能的指标。根据残疾发生的部位，我国将残疾分为视力残疾、听力残疾、语言残疾、智力残疾、肢体残疾和精神残疾6类。

2001年，WHO发布了《国际功能、残疾和健康分类》（International Classification of Functioning, Disability and Health, ICF）。ICF对残疾的定义是由身体功能和结构、活动和参与及背景因素（环境因素和个人因素）共同构成，认为残疾是患者（如脑瘫、唐氏综合征和抑郁）与个人及环境因素（如消极态度、不方便残疾人使用的交通工具和公共建筑及有限的社会支持）之间的相互作用。在结构上，ICF将身体功能与功能损伤／身体结构与结构损伤，活动与活动受限以及参与和参与限制作为三对重要的范畴来定义残疾（图5-1）。

（1）身体功能（body function）和身体结构（body structure）：功能是指身体各系统的生理功能（包括心理功能），结构是指身体的解剖部位，如器官、肢体及其组成成分。损伤（impairment）是指身体功能或结构出现的问题，如显著的变异或缺失。

（2）活动与参与（activity and participation）：活动是指可由个体执行一项任务或行动；参与是指投入到一种生活情景中。活动受限（activity limitations）是指个体在进行活动时可能遇到的困难；参与限制（participation restrictions）是指个体投入到生活情景中可能经历的问题。

（3）环境因素（environment factor）和个人因素（personal factor），是指与人们日常生活和居住相关的自然、社会和态度的环境。

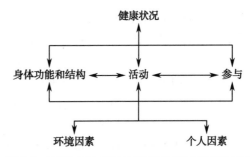

图 5-1　国际功能、残疾和健康分类（ICF）模式图

3. 康复医学　康复医学（rehabilitation medicine）是具有基础理论、评定方法及治疗技术的医学学科，是临床医学的一个重要分支。它以功能障碍的恢复为目标，以团队合作为基本工作模式，研究有关功能障碍的预防、评定和处理（治疗、训练）等问题，与保健、预防、临床共同组成全面医学（comprehensive medicine）。

WHO 根据康复医学的层次将服务方式分为 3 类：机构康复、社区康复和上门康复服务。

（1）机构康复（institution-based rehabilitation，IBR）：包括综合医院中的康复医学科（部）、康复门诊、专科康复门诊及康复医院（中心）、专科医院（中心）以及特殊的康复机构等。有较完善的康复设备，有经过正规训练的专业人员，工种齐全，有较高专业技术水平，能解决病、伤、残者各种康复问题。机构康复服务水平高，但收费也高，病、伤、残者必须到机构方能接受康复服务，降低了经济困难人群、行动困难人群获得康复服务的可能性。

（2）社区康复（community-based rehabilitation，CBR）：依靠社区资源（人、财、物、技术）为本社区病、伤、残者提供服务，强调社区、家庭和个人的共同参与，以全面康复为目标，费用低、服务面广，有利于病、伤、残人员回归家庭和社会。促进社区康复是我国社区卫生服务的中心任务之一。

（3）上门康复服务（out-reaching rehabilitation service，ORS）：具有一定水平的康复人员走出康复机构，到病、伤、残者家庭或社区进行康复服务，但服务数量和内容均有一定限制。

以上三类服务相辅相成，共同构筑完善的康复服务体系，为伤残者解决康复问题。

（二）老年病和老年康复内涵

1. 老年病（geriatric disease）　老年病是人在老年期器官衰老的基础上发生的、与退行性改变相关且有自身特点的疾病。主要表现为：①老年人特有的疾病，仅在老年期发生且带有老年人特点，是在衰老过程中由于功能衰退和障碍而发生，如老年性精神病、脑动脉硬化所致脑卒中等。②老年人常见的疾病，可在老年期前发生，但以老年期更常见或变得更严重，与病理性老化有关，如高血压、冠心病等。③老年期有自身特点的疾病，为各年龄段均可发生但老年人有其特殊性，如肺炎等。

2. 老年康复医学（geriatric rehabilitation medicine）　老年康复医学是老年医学与康复医学的交汇领域。老年康复医学是针对因增龄衰老、机体功能衰退导致的多系统多器官功能障碍，通过积极开展功能评定，实施早期临床康复干预的学科。其目的不在于治愈伤病，而是帮助老年人尽可能减少对他人的依赖，力争重返社会，减轻老年人的家庭和社会负担。

3. 老年康复学（geriatric rehabilitation）　老年康复学是通过多学科整合，围绕老年患者功能康复，应用医学、社会、教育、职业及康复工程等手段，与社会康复、职业康复等相互配合，改善老年因伤因病致残者的生理和心理功能，为重返社会创造条件，如进行功能康复、功能增强、功能补偿、功能替代等，使老年病残者的躯体、心理以及环境等方面的问题得到改善，从而达到回归社会的目标。

（三）康复护理和老年康复护理

1. 康复护理（rehabilitation nursing） 康复护理是康复医学的一个重要分支，也是护理学的重要分支；是在总体康复医疗计划下，为达到全面康复的目标，护士与其他康复专业人员共同协作，对康复对象进行符合康复医学要求的专门的护理和各种功能训练，以预防残疾的发生、发展及继发性残疾，减轻残疾的影响，使康复对象达到最大限度的功能改善和重返社会。

2. 老年康复护理（geriatric rehabilitation nursing） 老年康复护理是康复护理的重要组成部分，是用护理学的方法照顾老年残疾者，在一般治疗性护理的基础上，采用与日常生活活动密切相关的物理治疗或作业治疗的方法，帮助功能障碍患者进行自理生活功能训练。

二、老年康复护理原则和内容

随着人们对疾病认知的不断深入，老年康复护理模式已由个别护理向持续护理转变，随着老年康复学逐步发展成为一个系统的社会服务体系，老年康复护理已逐渐成为老年康复服务体系最重要的组成部分。

（一）老年康复护理原则

1. 预防衰老性功能障碍 随着年龄增长，老年人经历身心功能逐渐衰退的过程，常因机体老化或各种慢性病引起功能障碍而导致残疾，预防衰老伴随的功能障碍是老年康复护理的首要原则。

2. 重视自我护理 老年康复护理不同于治疗性护理，其突出的特点是使功能障碍者从被动地接受他人的护理转变为自我照护，重点在于延缓或减轻生理功能的衰退，预防、减轻或逆转疾病造成的残疾，以提高健康水平和生活质量。

3. 功能训练贯穿于康复护理全程 功能训练是康复护理的基本内容，应在总体康复目标的指导下，在早期预防残疾的发生、发展及继发性残疾，后期进行功能训练以最大限度地保存并恢复机体功能。

4. 重视老年患者心理支持与康复 老年人在功能衰退的过程中，同时还可能面临如退休、空巢、配偶离世等生活事件。在老年康复护理过程中，应注意老年人情绪变化，引导其正视疾病、建立信心，通过积极地参与康复训练尽可能地发挥残存功能，最大限度地适应生活，更好地重返社会。老年心理康复要综合评估老年患者心理状态，准确找到问题切入点并介入其中，帮助老年人尽快摆脱不良情绪；合理使用人文关怀、移情、鼓励性语言等，让老年人感受到温暖和认可；同时引导家属多陪伴老年人，减少老年人的孤独感，指导老年人掌握自主调节情绪的方法和技巧，积极参加康复训练，形成乐观、开朗的性格。

5. 提倡整合照护 良好的协作是帮助老年人取得最大康复效果的关键，社区护士应与康复小组的其他医务人员进行沟通与合作，执行康复治疗、护理计划，共同实施对老年患者的康复指导，注重整体康复。

（二）老年康复护理的内容

1. 康复护理评定 针对老年患者的功能状态及水平，在临床检查的基础上，根据康复评定的原则和方法进行评定，包括老年患者功能障碍的程度、康复训练过程中残疾程度的变化及功能恢复的情况，并认真做好记录。

2. 预防和处理并发症 遵循康复护理原则，采用适当的康复护理技术与方法，协助和指导有功能障碍的老年患者采取适当的功能体位、体位转换方式等，预防并发症的发生。

3. 康复训练与指导 依靠社区力量，采用各种康复护理技术配合康复医师和其他康复技术人员对老年患者进行康复功能训练，协调康复治疗计划及康复资源的安排。

4. 日常生活活动能力训练 指导和训练老年患者利用自助具进食、穿衣、梳洗、排泄、做关节的主动和被动活动等。其目的是将整体康复治疗效果转变为适用性动作，提高老年人的日常生活活动能力，为重返社会奠定基础。

5. 康复心理护理　针对老年患者的特殊和复杂的心理特点，提供心理支持与指导，使其面对现实，以积极的态度配合康复治疗。

6. 营养与饮食护理　根据老年人的消化和吸收能力特点及营养需求状况，制订适宜的营养护理计划，提供均衡的营养，选择易于咀嚼、消化的食物，营造良好的就餐环境，指导饮食动作、训练进食和吞咽功能，注意饮食安全。

7. 睡眠修复　老年人可使用点穴推拿、中药药枕等中医临床疗法改善睡眠质量，也可以通过睡眠行为干预，如音乐疗法、正念疗法，协助老年人在睡前放松肌肉，促进入睡。帮助老年人设定起床时间，督促其按时起床，养成良好的睡眠习惯和规律。

8. 辅助器具的使用　熟悉和掌握常用辅助器具，如假肢、矫形器、各类助行器的性能、使用方法及注意事项。根据患者功能障碍的情况指导其选用合适的康复器具，并训练患者在日常生活中正确使用。

三、老年社区康复

（一）社区康复

1. 概念　国际劳工组织（International Labor Organization，ILO）、联合国教科文组织（United Nations Education，Scientific and Culture Organization，UNESCO）、世界卫生组织（World Health Organization，WHO）在2004年《社区康复联合意见书》中对社区康复的界定是"促进社区内所有残疾人的康复、机会均等及社会包容性的一种社区整体发展战略"，需要"通过残疾人和家属、残疾人组织和残疾人所在社区以及相关的政府和民间的卫生、教育、职业、社会机构和其他机构共同努力"以促进社区康复项目的完成。

我国目前对社区康复的定义为社区康复是社区建设的重要组成部分，是指在政府领导下，相关部门密切配合，社会力量广泛支持，残疾人及其亲友参加，采取社会化方式，使广大残疾人得到全面康复服务，以实现机会均等、充分参与社会生活的目标。

2. 社区康复的目标　使残疾人获得有助于整体康复、融入和参与的康复服务。主要包括以下两方面。

（1）保障病、伤、残者能够得到身心康复：通过康复训练技术及辅助用具的帮助，使病、伤、残者能够最大限度地恢复日常生活自理能力，能够独立或使用辅助用具（如拐杖或轮椅等）在住所周围活动，能够与他人沟通和交流。

（2）保障病、伤、残者能够完全融入所在社区与社会：依靠政府及社会的力量，保障病、伤、残者能与正常人群一样享受入学、就业等各种社会服务与机会；对社区群众、残疾人及家属进行宣传教育，使残疾人不受歧视、孤立与隔绝，并能得到医疗、交通、住房、教育、就业等方面必要的方便条件和支持，能够参与社会的各项活动。

3. 社区康复的任务　在社区水平推广、支持和实施康复活动并协助转介到更适合的康复服务机构，以保证残疾人及其家庭能获得常规的康复服务和工作生活的机会，并推动社区朝向包容性社区发展。

（二）社区康复护理

1. 社区康复护理（community-based rehabilitation nursing）　社区康复护理是指将现代整体护理理念融入社区康复，在康复医师的指导下，基于社区层次，以家庭为单位，以健康为中心，以人的生命为全过程，社区护士依靠社区内各种力量，即康复对象家属、志愿工作者和所在社区的卫生、教育、劳动就业及社会服务等部门的合作，对社区康复对象提供护理服务。

2. 老年社区康复护理　老年社区康复护理是社区康复护理的重要组成部分，通过建立以政府为主导,多部门协作,全社会共同参与的老年人康复服务体系,让养老服务机构、社区医疗机构共同为老年人提供康复护理服务。

(三)老年康复分级诊疗

康复是社区卫生服务的六大功能之一,随着我国城市化进程的加大与人口老龄化的不断加剧,老年人的康复成为社会关注的问题。老年康复分级诊疗依托国家制定的分层级、分阶段康复医疗服务体系,三级康复医疗包括在三级医院急诊科、神经科、骨科和康复医学科的急性期康复治疗(一级康复治疗),二级医院或康复医院进行的康复治疗(二级康复治疗)和社区康复医疗机构的恢复期或后遗症期康复治疗(三级康复治疗)。

第二节 老年人康复功能评定

随着社会的发展和医学的进步,老年人口占比正在逐渐增多。老年人是罹患功能受损的高危人群,功能受损与老年人跌倒、衰弱等密切相关,严重影响老年人的生活质量及健康状态,给家庭及社会带来严重负担。早期筛查、评估及诊断老年人功能状态,并给予及时的干预管理在预防老年人失能中起着重要作用,是预防和延缓失能发生、发展的主要措施。

一、运动功能评定

(一)肌力评定

1. 肌力 肌肉能力一般可以分为三类:①肌力(muscle strength)是指肌肉收缩产生最大的力量,也称为绝对肌力。②肌肉爆发力(muscle power)是指在一定短的时间内肌肉收缩产生的最大力量。③肌肉耐力(muscle endurance)是指肌肉持续地维持一定强度的等长收缩或做多次一定强度的等张收缩的能力。随着年龄的增长,肌肉爆发力最早衰减,而后肌力下降,肌肉质量减少最后出现。肌肉功能检查和评价是康复医学中一项最基本、最重要的内容,肌肉功能的检查有助于了解肌肉和神经损害的程度和范围。

2. 肌力评定 肌力评定是测定受试者在主动运动时肌肉或肌群产生的最大收缩力量。肌力评定是检查神经、肌肉功能状态的一种方法,是运动功能评价的最基本方法之一,其目的是评定肌肉损害的范围和程度,间接判断神经功能损害的程度。康复治疗前的检查和治疗后的定期复查可作为评定康复治疗效果、评价康复治疗方案有效性和判断预后的指标。肌力评定的方法主要有手法肌力检查、简单器械肌力测定及等速肌力检查。

(1)手法肌力检查:手法肌力测定(manual muscle testing,MMT)由 Lovett 于 1916 年提出。检查时要求受试者在特定的体位下,分别在减重力、抗重力和抗阻力的条件下完成标准动作。测试者通过触摸肌腹、观察肌肉的运动情况和关节的活动范围以及克服阻力的能力来确定肌力的大小。

1)Lovett 教授提出的 6 级分级法见表 5-1。

表 5-1 MMT 分级法评定标准

分级	评级标准	正常肌力(%)
0	没有肌肉收缩	0
1	肌肉有收缩,但无关节运动	10
2	关节在减重力状态下全范围运动	25
3	关节在抗重力状态下全范围运动	50
4	关节在抗部分阻力状态下全范围运动	70
5	关节在抗充分阻力下全范围运动	100

2）MRC分级：美国医学研究委员会（Medical Research Council，MRC）于1983年在Lovett基础上，根据运动幅度和施加的阻力进一步分级，见表5-2。

表5-2　MRC分级法评定标准

分级	评定标准
5	肌肉抗最大阻力时活动关节达到全范围
5⁻	肌肉抗最大阻力时活动关节未达到全范围，但>50%活动范围
4⁺	肌肉抗中等阻力时活动关节达到全范围，抗最大阻力时<50%活动范围
4	肌肉抗中等阻力时活动关节达到全范围
4⁻	肌肉抗中等阻力时活动关节未达到全范围，但>50%活动范围
3⁺	肌肉抗重力时活动关节达到全范围，但抗中等阻力时活动关节<50%范围
3	肌肉抗重力时活动关节达到全范围
3⁻	肌肉抗重力时活动关节达到全范围，但>50%活动范围
2⁺	肌肉去除重力后活动关节达到全范围，肌肉抗重力活动时<50%范围
2	肌肉去除重力后活动关节达到全范围
2⁻	肌肉去除重力后活动关节未达到全范围，但>50%活动范围
1⁺	肌肉去除重力后活动关节在全范围的50%以内
1⁻	可触及肌肉收缩，但无关节运动
0	没有可以测到的肌肉收缩

3）徒手肌力检查的注意事项：①先向受试者说明检查目的、步骤和方法等，取得充分理解和配合；②采取正确的检查姿势，近端肢体固定于适当体位，防止出现替代动作；③每次测试应注意左右对比，检查时应先测试健侧同名肌；④肌力在3级以上时，检查所加阻力必须连续施加，并保持与运动方向相反，同时阻力应施加于被测关节肢体的远端，必须保持同一强度。给予阻力的大小要根据受试者的个体情况来决定。肌力检查不适用于中枢神经系统疾病致痉挛性瘫痪的患者。

（2）器械肌力测定：当肌力能抗阻运动时，可采用器械进行肌力测定。

1）等长肌力测定：即在标准姿势下，用特制测力器测定一块或一组肌肉的等长收缩所能产生的最大张力。肌肉收缩产生张力但不产生明显的关节运动，称为肌肉的等长收缩。常用的检查方法有握力测定、捏力测定、背拉力测定、腹背肌等长耐力测定及四肢等长肌力测定。①握力测定：握力主要反映手内肌和屈指肌群的肌力。用握力计测定，测试时上肢在体侧下垂，握力计表面向外，将把手握至正常宽度，测2~3次，取最大数值，正常值一般为体重的50%。②捏力测定：捏力主要反映拇对掌肌和其他四指屈肌的肌力，正常值约为握力的30%。用捏力计测定，受试者拇指分别与其他手指相对，用最大力压捏压器的指板，测试3次，取最大值。③背拉力测定：用拉力计测量，用拉力指数评定。受试者双脚站在拉力计上，把手放到膝盖高度，双膝伸直，双手握住手柄两端，然后伸腰用力向上拉手柄。正常值男性为体重的1.5~2倍，女性为体重的1~1.5倍。不适用于有腰部病变的老年人。④腹背肌等长耐力检查测定：卧位两手抱头后，脐以上身体在桌缘外，固定两下肢，伸直脊柱使上体凌空或水平位，如能维持此姿势的时间超过60s，腰背肌肌力为正常；仰卧位两下肢伸直并拢，抬高45°，如能维持此姿势的时间超过60s，腹肌肌力为正常。⑤四肢等长肌力测定：使用经钢丝绳和滑轮拉动固定的测力计组成的实合测力器，主要测试四肢关节各组肌肉的肌力。

2）等张肌力测试：等张收缩时，肌肉克服阻力做功收缩，牵动相应关节做全幅度运动时，所克服的阻力基本不变。测出完成 1 次全关节全幅度运动所能对抗的最大阻力值称为该受试者此关节屈或伸的 1RM 量；测出完成 10 次规范的关节全幅度运动所能对抗的最大阻力值称为 10RM。

（3）等速肌力测试：等速运动是指运动过程中肌纤维收缩导致肌肉张力增加但运动速度（角速度）恒定的运动方式。运动中的速度事先在等速仪上设定，一旦速度设定，不管受试者用多大的力量，肢体运动的速度都不会超过事先设定的速度，受试者的主观用力只能使肌肉张力增高，力矩输出增加。在测试过程中，仪器将等速运动中肌肉收缩的各种参数记录下来，经计算，得到力矩、做功、加速能、耐力比等多项反映肌肉功能的数据，作为评定肌肉运动功能的指标。等速肌力测试不但能提供受试者肌肉功能的定量指标，还可以对肌肉等长和等张收缩进行测试，使测试结果更具有可比性。

（二）肌张力评定

1. 肌张力　肌张力是指肌肉组织在静息状态下的一种不随意的、持续的、微小的收缩，即在做被动运动时，所显示的肌肉收缩度。正常的肌张力能够维持原动肌和拮抗肌的平衡运动，使关节有序固定，肢体保持一定的姿势，有利于肢体协调运动。

2. 肌张力分类　肌张力是维持身体各种姿势和正常活动的基础，根据身体所处的状态分为静止性肌张力、姿势性肌张力和运动性肌张力。

（1）正常张力：可以与关节和肌肉进行同步的运动，能够维持原动肌与拮抗肌之间的平衡，具有固定肢体某一姿势的能力，肢体被动运动时具有一定的弹性和轻度的抵抗感。

（2）异常张力：由于神经系统病损或肌肉受损的不同状态，可出现异常肌张力，异常肌张力可分为肌张力增高、肌张力降低和肌张力障碍。

1）肌张力增高：肌腹紧张度增高。患者在肢体放松的状态下，检查者以不同的速度对患者的关节做被动运动时，感觉有明显阻力，甚至很难进行被动运动。

2）肌张力降低：检查者被动活动关节时，几乎感觉不到阻力；患者自己不能抬起肢体，检查者松手，肢体即向重力方向下落；肌张力显著降低时，肌肉不能保持正常的外形和弹性，表现为松弛无力。

3）肌张力障碍：肌肉张力紊乱，或高或低，无规律地交替出现。

3. 肌张力评定　肌张力评定的主要方法是手法检查，首先观察并触摸受检肌肉在放松、静止状态下的紧张度，然后通过被动运动来判断。

（1）临床分级：肌张力临床分级是一种定量评定方法，检查者根据被动活动肢体时所感觉到的肢体反应或阻力将其分为 0～4 级，见表 5-3。

表 5-3　肌张力临床分级

等级	肌张力	标准
0	软瘫	被动活动肢体无反应
1	低张力	被动活动肢体反应减弱
2	正常	被动活动肢体正常
3	轻、中度增高	被动活动肢体有阻力反应
4	重度增高	被动活动肢体有持续性阻力反应

（2）肌痉挛分级：多采用改良 Ashworth 痉挛量表进行评定，是目前常用的较简单、易于掌握的肌张力评定量表。评定时，患者宜采用仰卧位，检查者分别对其上、下肢关节做被动运动，按所感受的阻力来分级评定，见表 5-4。

表 5-4　改良 Ashworth 痉挛评估表

级别	特征	表现
0	无肌张力增加	
I	肌张力轻微增加	进行被动关节屈伸时,在关节活动之末(即在肌肉接近最长位置时)出现突然的卡住,然后释放或出现最小的阻力
I⁺	肌张力轻度增加	进行被动关节屈伸时,在关节活动范围 50% 之内出现突然的卡住,当继续把被动关节活动评定进行到底时,始终有小的阻力
II	肌张力增加较明显	在被动关节活动的大部分范围内均感觉到肌张力增加,但受累部分的活动仍较容易
III	肌张力严重增高	被动活动患侧肢体时整个关节活动范围内均有阻力,活动比较困难
IV	僵直	僵直于屈或伸的某一位置,阻力很大,被动活动十分困难

(三)平衡与协调能力评定

平衡是人体保持稳定的能力或保持重心落在支撑面内的能力。临床上,平衡是人体不论处于何种姿势,当人体运动或受到外力作用时,能够自动调整并维持姿势的能力。在生活中,平衡是人体完成运动、起居、步行等日常生活活动的基本保证,要使这些活动中的身体保持平衡,就必须有良好的平衡和协调功能。

1. 平衡评定

(1)概念:人体平衡是指身体重心偏离稳定位置时,通过自发的、无意识的或反射性的活动,以恢复质心稳定的能力。支撑面是指人体在各种体位(或姿势)下(坐、卧、站立、行走)所依靠的接触面。人体站立时的支撑面为两足及两足之间的面积,当身体的重心落在支撑面内,人体就能维持平衡;当身体的重心落在支撑面以外时,人体就失去平衡。支撑面的大小与人体平衡维持能力密切相关,支撑面越大,体位稳定性就越好,越容易维持平衡,反之则越不稳。

(2)分类:人体平衡可以分为静态平衡、自动动态平衡和他动动态平衡。

1)静态平衡:即一级平衡,指人体在无外力的作用下,在睁眼和闭眼时维持某姿势稳定的过程。

2)自动动态平衡:即二级平衡,指人体在无外力作用下,从一种姿势调整到另一种姿势的过程中保持平衡状态。

3)他动动态平衡:即三级平衡,指人体在外力的作用下,当身体质心发生改变时,迅速调整质心和姿势,保持身体平衡的过程。

(3)评定方法:平衡评定分主观评定和客观评定两个方面。主观评定以观察法和量表法为主,客观评定需借助设备进行测评。

1)观察法:比较简单和主观,缺乏量化,对平衡功能反应性差。但由于易于掌握,应用简便,可用于有平衡障碍者的粗略筛查。主要是 Romberg 检查法(闭目难立征),受检者双足并拢站立,两手向前平伸,先睁眼,然后闭眼,维持时间为 30s,站立不稳为异常,平衡功能正常者无倾倒。

2)量表法:属于主观评定后的记录方法。不需要专门的设备,结果量化,评分简单,应用方便,临床普遍使用。常用的方法有 Fugl-Meyer 平衡反应测试、Lindmark 平衡反应测试、Berg 平衡量表(Berg Balance Scale,BBS)测试、Tinnetti 活动能力量表(Tinnetti's Performance-Oriented Assessment of Mobility)、"站起 - 走"计时测试(the timed "Up&go" test)等。

Fugl-Meyer 平衡反应测试和 Lindmark 平衡反应测试主要适用于偏瘫患者的平衡功能评定。Fugl-Meyer 平衡反应测试对偏瘫患者进行支持坐位、健侧展翅反应、患侧展翅反应、支持站立、无支持站立、健肢站立和患肢站立七个项目的检查,每个检查项目得分为 0~2 分,分三个级别进行计分,满分 14 分,评分越低表示平衡功能障碍越严重。Lindmark 平衡反应测试在 Fugl-Meyer 方法上修订而成,主要有 5 项评定内容,包括自己坐、保护性反应、在帮助下站立、独立站立、单腿站立。每项评分 0~3 分,最高分 15 分,得分越高,患者平衡能力越好。

Berg 平衡评定和 Tinnetti 活动能力量表既可以评定受试者在静态和动态的平衡功能,也可以用来测试正常情况下摔倒的可能性;"站起 - 走"计时测试不仅是快速定量评定功能性步行能力的方法,也可评定受试者在行走过程中的动态平衡情况。Berg 平衡评定是脑血管意外康复临床与研究中最常用的量表,共有 14 项检测内容,包括坐→站;无支撑站立;足着地,无支撑坐位;站→坐;床→椅转移;无支撑闭眼站立;双足并拢,无支撑站立;上肢向前伸;从地面拾物;转身向后看;转体 360°;用足交替踏台阶;双足前后位,无支撑站立;单腿站立。每项评分 0~4 分,满分 56 分,得分高表明平衡功能好,得分低表明平衡功能差,低于 40 分表明有跌倒的危险。

3）平衡测试仪测试:包括静态平衡测试和动态平衡测试。采用高精度的压力传感器和电子计算机技术,整个系统由受力平台,即压力传感器、显示器、电子计算机及专用软件构成。受力平台可以记录到身体的摇摆情况并将记录到的信号转化成数据输入计算机,计算机在应用软件的支持下,对接收到的数据进行分析,实时描计压力中心在平板上的投影与时间的关系曲线,其结果以数据及图的形式显示,称为静态姿势图。在静态平衡仪基础上将其固定,受力平台控制后进行前后、水平方向移动或以踝关节为轴旋转,记录人体不同运动状态和姿势改变时的重心改变情况,称为动态平衡测试。

2. 协调能力评定

（1）概念:协调是指人体产生平滑、准确、有控制的运动的能力。所完成运动的质量应包括按照一定的方向和节奏,采用适当的力量和速度,达到准确的目标等几个方面。协调与平衡密切相关。协调功能障碍又称为共济失调。

（2）分类:根据中枢神经系统的病变部位不同可将共济失调分为小脑性共济失调、大脑性共济失调和感觉性共济失调。

1）小脑共济失调:小脑是重要的运动调节中枢,主要功能是维持身体平衡、调节肌张力和随意运动,因此小脑的损伤除了出现平衡功能障碍外,还可出现共济失调。共济失调是小脑病变的主要症状,小脑半球损害导致同侧肢体的共济失调。患者由于对运动的速度、力量和距离的控制障碍而产生辨距不良和意向性震颤,上肢较重,运动愈接近目标震颤越明显,并有快速及轮替运动异常,在下肢则表现为行走时的酩酊步态。

2）大脑共济失调:额桥束和颞枕桥束是大脑额、颞、枕叶与小脑半球的联系纤维,其病变可以引起共济失调,但较小脑病变的症状轻。

3）感觉性共济失调:脊髓后索的病变会造成深浅感觉障碍,从而引起感觉性共济失调。此类患者的协调障碍主要表现为站立不稳,行走时迈步不知远近,落脚不知深浅,踩棉花感,并需要视觉补偿,常目视地面行走,在黑暗处则难以行走。检查时会发现振动觉、关节位置缺失,闭目难立征阳性。

（3）评定方法:主要通过观察受试者在完成指定动作时是否直接、精确,时间是否正常,在动作的完成过程中有无辨距不良、震颤或僵硬。

1）上肢协调功能评定:常用的方法包括:①指鼻试验:受试者用自己的示指先接触自己的鼻尖,再去接触检查者的示指。检查者通过改变自己示指的位置来评定受试者在不同平面内完成该试验的能力。②指对指试验:检查者与受试者相对而坐,将示指放在受试者面前,让其用示指去指检查者的示指。检查者通过改变示指的位置,来评定受试者对方向、距离改变的应变能力。③轮替实验:受试者双手张开,一手向上,一手向下,交替转动;也可以一侧手在对侧手背上交替转动。

2）下肢协调功能评定：常用的是跟 - 膝 - 胫试验。受试者仰卧，抬起一侧下肢，先将足跟放在对侧下肢的膝盖上，再沿着胫骨前缘向下推移。

（四）步态分析

步态分析（gait analysis，GA）是利用力学原理和人体解剖学、生理学知识对人类行走状态进行对比分析的一种研究方法。

1. 正常步态　正常步态是人体在中枢神经系统控制下通过骨盆、髋、膝、踝和足趾的一系列活动完成的，此时躯干则基本保持在两足之间的支撑面上。正常步态必须完成三个过程：支持体重、单腿支撑、摆动腿迈步。步态分析中常用的基本参数包括步长、步幅、步速、步行周期等。

（1）步长（step length）：行走时一侧足跟着地到紧接着的对侧足跟着地所行进的距离称为步长，又称单步长。健全人平地行走时，一般步长为50～80cm。

（2）步幅（stride length）：行走时，由一侧足跟着地到该侧足跟再次着地所进行的距离称为步幅，又称复步长或跨步长，通长是步长的两倍。

（3）步宽（stride width）：在行走中左、右两足间的距离称为步宽，通常以足跟中点为测量参考点，健全人为（8±3.5）cm。

（4）足角（foot angle）：在行走中，人体前进的方向与足的长轴所形成的夹角称为足角。

（5）步频（cadence）：行走中每分钟迈出的步数称为步频，又称为步调。正常人步频是95～125步/min。

（6）步速（walking velocity）：行走时单位时间内在行进的方向上整体移动的直线距离，即行走速度。正常人一般为65～95m/min。

（7）步行周期（gait phase/period）：是行走步态的基本功能单元，承担着支撑相的承重和摆动相下肢的向前挪动的功能。支撑相是指同侧足跟着地到足尖离地，即足与支撑面接触的时间，约占步态周期的60%，摆动相是指从足尖离地到足跟着地，即足离开支撑面的时间，约占步态周期的40%。

2. 步态分析方法　步态分析方法包括定性分析和定量分析。在临床中，对患有神经系统或者骨骼肌肉系统疾病而可能影响行走能力的患者需要进行步态分析，以评定患者是否存在异常步态以及异常步态的性质和程度，用于分析原因、矫正异常步态、制订康复治疗方案和评定矫治的效果。

（1）观察法：在没有任何电子设备的帮助下观察步态并进行描述。嘱受试者以自然、习惯的姿势和速度在测试场地来回步行数次，观察者从前面、侧面及后面观察行走的姿势和下肢各关节的活动，通过检查表或简要描述的方式记录步态周期中存在的问题，分别观察支撑相和摆动相步态模式的特征，并注意进行两侧对比。

（2）测量法：是一种简单定量的方法。可以测定时间参数，即让患者在规定距离的道路上行走，用秒表计时，实测行走距离不少于10m，两端应至少再加23m以便受试者起步加速和减速停下。

1）足印分析法：一种简便、定量、客观而实用的临床方法。选用操场、走廊等可以留下足印的地面作为步道，受试者赤脚，足底粘上颜料或地面上撒上滑石粉，测试距离至少6米，每侧足不少于3个连续足印，根据足印记分析左右两侧下肢的步态参数。

2）吸水纸法：可穿鞋测试，依从性强。在步道上铺三层纸，下层为具有防水能力的褐色纸，中层为含水的潮湿纸，上层为能吸水的纸巾。受试者体重的压力使中层纸的水分被上层干纸吸收，形成清晰的湿足印，再用记号笔描出留在上层吸水纸上的足印，晾干后进行测量并记录。

3）鞋跟绑缚标记笔法：用尼龙搭扣将两支水性记号笔分别绑缚在鞋跟处，调整记号笔使足跟着地时能准确定位。测量方法与足印分析方法相同，用该方法可以获得受试者的步幅、步长、步宽、步速及步频。

二、感知和认知功能评定

感知是指将视、听、触等感觉信息综合为有含义的认识,包括感觉和知觉。认知是指人脑加工、存储和提取信息的能力,即人们对事物的构成、性能的关系、发展动力、发展方向及基本规律的把握能力,是一种高级心理活动。

（一）感觉功能评定

感觉（sensation）是指人脑对直接作用于感受器官的客观事物的个别属性的反应,个别属性有大小、形状、颜色、坚实度、湿度、味道、气味、声音等。可分为躯体感觉和内脏感觉,其中躯体感觉是康复评定中最重要的部分。

1. 感觉的分类　根据感受器对于刺激的反应或感受器所在的部位不同,躯体感觉又分为浅感觉、深感觉和复合感觉。

（1）浅感觉（superficial sensation）:包括皮肤及黏膜的触觉、痛觉、温度觉和压觉。

（2）深感觉（deep sensation）:是深部组织的感觉,包括运动觉、震动觉、位置觉,也称为本体感觉。

（3）复合感觉:包括皮肤定位感觉、两点辨别感觉、体表图形感觉、实体辨别觉。这些感觉是大脑综合分析、判断的结果,也称皮质感觉。

2. 感觉障碍分类　感觉障碍根据病变性质可分为刺激性症状和抑制性症状两类。

（1）刺激性症状:感觉通路刺激性病变可引起感觉过敏,也可以引起感觉障碍,如感觉倒错、感觉过度、感觉异常及疼痛等。

1）感觉过敏:是感觉敏感度增高,神经兴奋阈值下降,轻微刺激引起强烈感觉,大多由于外界的刺激和病理过程的刺激相加所致。如痛觉过敏即对痛的感觉增强,轻微的痛刺激可以引起较强的疼痛感。

2）感觉倒错:是指对刺激的认知完全倒错,如非疼痛刺激却诱发疾病感觉,将冷觉刺激误感觉为热觉刺激等。

3）感觉过度:一般发生在感觉障碍的基础上,感觉阈值增高,不立即产生疼痛,达到阈值时可产生一种定位不明确的强烈不适感,持续一段时间后才消失,单点刺激往往感受为多点刺激。

4）感觉异常:是在无外界刺激情况下出现异常自发性感觉,如烧灼感、麻木感、肿胀感等,通常与神经分布的方向有关,也具有定位价值。

5）感觉错位:指刺激一侧肢体时,产生对侧肢体相应部位刺激感受,本侧刺激部位无感觉,常见于右侧壳核及颈髓前外侧索损害,因该侧脊髓丘脑束未交叉到对侧所致。

6）疼痛:是一种不愉快的感觉和对实际或潜在组织损伤刺激所引起的情绪反应。从感受器到中枢的整个感觉传导通路的任何病灶都可引发疾病。没有任何外界因素引起的疼痛,称为自发性疼痛。

（2）抑制性症状:感觉通路受破坏时出现的感觉减退或缺失。

1）感觉缺失:是患者在意识清楚情况下对刺激不能感知。根据感受器种类的不同可分为痛觉丧失、触觉丧失、温度觉丧失和深感觉丧失等。同一部位各种感觉均缺失称为完全性感觉缺失;同一个部位仅某种感觉缺失而其他感觉保存称为分离性感觉障碍。

2）感觉减退:是神经兴奋阈值高,对较强刺激才能感知,感受到刺激的性质不变。

3. 感觉功能评定　通过感觉检查,可以了解感觉缺失的程度,评估感觉恢复的情况,辅助临床诊断以确定损伤和功能受限的程度。感觉检查包括浅感觉检查、深感觉检查和复合感觉检查。对感觉的检查,一般有三种反应:①正常。受试者反应灵敏而准确。②减低或减退。迟钝的反应,回答的结果与所受的刺激不相符合。③消失无反应。不论是何种感觉检查,都应明确以下几个方面的情况受影响的感觉类型、所涉及的躯体部位、感觉受损的范围、所受影响的程度。

（1）浅感觉检查

1）触觉：嘱受试者闭目，检查者用棉签或软毛笔轻触受试者皮肤，让受试者回答有无一种轻痒的感觉或让受试者数所触次数。每次给予的刺激强度应一致，但刺激的速度不能有规律，以免受试者未受刺激而顺口回答。检查四肢时，刺激的走向与长轴平行；检查胸腹部时，刺激的走向与肋骨平行。检查顺序为面部、颈部、上肢、躯干、下肢。

2）痛觉：嘱受试者闭目，检查者先用大头针针尖在受试者正常皮肤区域用针尖刺激数下，让受试者感受正常刺激的感觉，然后再进行正式检查。以均匀的力量用针尖轻刺受试者需要检查部位的皮肤，嘱受试者回答"痛"或"不痛"，同时与健侧比较，并让受试者指出受刺激部位。对痛觉麻木的患者检查要从障碍部位向正常部位逐渐移行，而对痛觉过敏的患者要从正常部位向障碍部位逐渐移行。为避免患者主观的不正确回答，间或可用大头针针帽钝端轻触，或将针尖提起而用手指尖轻触，以判断患者回答是否正确。

慢性疼痛是指持续或反复发作超过3个月的疼痛，是老年人常见的疾病之一，最常见的症状是骨关节及腰背部疼痛，尤其下腰部和颈肩部疼痛（65%）、骨骼肌疼痛（40%）、周围神经疼痛（约35%）及慢性关节痛（15%～25%）常伴躯体全神贯注、个性改变、嗜睡等自主神经功能障碍，以及精神、社会、家庭多方面不适应的心理障碍。

国外学者通过大样本研究发现：慢性疼痛在普通人群中的发生率为20%～45%，其中英国为11%，加拿大为11%，新西兰为14%～24%，瑞典为40%，美国为2%～45%。社区老年人的慢性疼痛患病率高达48%，其中男性在年轻老年人（65～69岁）中所占比例最高（27.0%），而女性在高龄老年人（80～84岁）中所占比例最高（31.0%）。在中国，约30%成年人患有慢性疼痛，我国有1亿以上的慢性疼痛患者。每3个门诊患者中，就有2个是伴有疼痛病症或症状的患者，其中老年慢性疼痛患者占老年人口的50%～75%。

疼痛评估工具主要有简化的McGill疼痛量表（Short-form of McGill Pain Questionnaire，SF-MPQ）、视觉模拟量表、数字评定量表。①简化的McGill疼痛量表：1～11项对疼痛感觉程度进行评估，12～15项对疼痛情感状况进行评估。每个描述程度分为0=无痛，1=轻度，2=中度，3=重度。同时标准McGill疼痛问卷里现在疼痛状况和视觉模拟评分也用于对总体疼痛状况进行评估。得分越高表明疼痛强度越大。②视觉模拟量表（VAS）：在纸上面画一条10cm的横线，横线的一端为0，表示无痛；另一端为10，表示难以忍受的最剧烈的疼痛；中间部分表示不同程度的疼痛。让患者根据自我感觉在横线上画一记号，表示疼痛的程度。0分：无痛，无任何疼痛感觉；1～3分：轻度疼痛，不影响工作，生活；4～6分：中度疼痛，影响工作，不影响生活；7～10分：重度疼痛，疼痛剧烈，影响工作及生活。该方法比较灵敏，有可比性，但是仅对疼痛强度测量，忽略了疼痛内涵的其他问题。③数字评定量表（NRS）：NRS是在VAS基础上发展而来的，目前是应用最广泛的疼痛评定工具。此方法由0～10共11个点组成，数字从低到高表示从无痛到最痛，0分表示不痛，10分表示剧痛，由患者自己选择不同分值来量化疼痛程度。

3）温度觉：包括温觉及冷觉。嘱受试者闭目，用分别盛有冷水或热水的试管两支，交替、随意地接触皮肤，试管与皮肤的接触时间为2～3s，嘱受试者说出"冷"或"热"的感觉。测定冷觉的试管温度在5～10℃，测定温觉的试管温度在40～45℃，如低于5℃或高于50℃，则在刺激时引起痛觉反应。

4）压觉：嘱受试者闭眼，检查者用大拇指用力挤压肌肉或肌腱，请受试者指出感觉。对瘫痪的患者压觉检查常从有障碍的部位开始直到正常的部位。

（2）深感觉检查

1）运动觉：嘱受试者闭目，检查者轻轻握住受试者手指或足趾的两侧，向下移动5°左右，让受试者辨别移动的方向，如感觉不明确可加大运动幅度或测试较大关节，以了解其减退的程度。

2）位置觉：嘱受试者闭目，将其肢体放到一定位置，然后让其说出所放的位置；或嘱受试者用其正常肢体放在与患侧肢体相同的位置上，正常人能正确说出或摆放正确位置。测定共济运动的指鼻试验、跟膝胫试验等，如在闭眼后进行也可作为测定位置觉的方法。

3）震动觉：嘱受试者闭眼，检查者将每秒震动 256 次的音叉旋转患者身体的骨骼突出部位，如手指、鹰嘴、桡骨小头、内外踝、锁骨等，询问患者有无振动感和持续时间。也可利用音叉的开和关，测试患者感觉到震动与否。检查时应注意身体上、下、左、右对比。振动觉可随年老而进行性丧失，较年老者可完全丧失。

（3）复合感觉检查

1）皮肤定位觉：检查时嘱受试者闭目，一般用棉签、手指等轻触患者皮肤后，由患者用手指指出刺激的部位，正常误差手部<3.5mm，躯干部<1cm。

2）两点辨别觉：区别一点还是两点刺激的感觉称为两点辨别觉。嘱受试者闭眼，检查时用两脚规、叩诊锤的两尖端或针尖同时轻触皮肤，距离由大到小，测定能区别两点的最小距离。两点需要同时刺激，用力相等。

3）实体觉：用手抚摸物体后确定该物体名称的能力称为实体觉。检查时嘱受试者闭目，将一熟悉的物体（如笔、钥匙等）放于受试者手中，嘱其抚摸后说出该物品的属性与名称，先试患侧再试健侧。

4）图形觉：是指辨认写于皮肤上的字或图形的能力。检查时受试者闭目，用手指或其他东西在受试者皮肤上划一几何图形（如三角形等）或数字（如 1~9），由受试者说出所写的图形或数字。

（二）知觉功能评定

1. 知觉　知觉（perception）是人类对客观事物的整体认识，人类认识客观世界始于感觉输入，感觉将外界的刺激信息输入到神经系统进行识别和辨认。知觉是人们认识客观事物最重要的环节。知觉以感觉作为基础，但不等于各种感觉信息的总和，要比感觉信息的叠加复杂。各种原因所致的局灶性或弥漫性脑损伤时，大脑对感觉刺激的解释和整合发生障碍，称知觉障碍。

2. 失认症　失认症（agnosia）是指对视觉、听觉、触觉等感觉途径获得的信息，缺乏正确的分析和识别能力，如对物品、人、声音、形状和气味的识别能力丧失。

（1）视觉失认：患者在没有视觉障碍的前提下，不知道视觉范围内客观实体的名称、形状、作用等，但通过视觉以外的感觉系统（如听觉、味觉、触觉）可以理解实体的特征，可分为物体失认、面容失认、颜色失认和同时性失认。

1）物体失认：是失认症中最常见的一种类型，表现为患者视力和视野正常，却不能识别常用物品，但通过其他感觉可以识别，如拿一支笔，问患者是什么，患者无法辨认，但用手触摸后可以知道是笔。

2）面容失认：不能识别以往熟悉的面孔，即使是自己最亲近的人，但可以通过说话、声音、发型和服装等识别。

3）颜色失认：又称色彩失认，患者不能说出和命名熟悉物品的颜色，当检查者说出某种物品的颜色，让受试者在图片上找出相对应的物品时，不能完成匹配任务，但当两种不同颜色的物品放在一起时，受试者知道两种颜色不同，色盲表检查表现正常。

4）同时性失认：不能同时完整地识别一个图像，患者只能识别一幅画中微小的细节，即只能理解或识别画中的一个方面或一部分，却不能获得整体感，因而不能说出一幅画的主题。

（2）触觉失认：指不能通过触觉来识别物品。患者的触觉、温度觉、本体感觉和注意力正常，但不能通过触摸识别熟悉的物品。

（3）听觉失认：患者听觉正常，但不能识别听到的声音的意义。听觉失认分非言语性声音失认和言语性声音失认。非言语性失认指患者不能将一种物体和它所发出来的声音联系在一起，如能听到电话声，但不能将声音与电话联系到一起；言语性失认表现为不能识别言语声音的意义，但言语以外的所有听觉认识正常保留。

（4）躯体失认：是对身体部位、位置、各部位相邻关系以及和周围物体关系的认识障碍。主要包括躯体部位失认、左右分辨困难等。

3. 失用症（Apraxias）　失用症又称运用障碍，是指肢体在没有运动功能障碍的情况下，不能按要求完成有目的的运动，左侧脑损伤可导致失用症。当意念或概念形成障碍，运动的构思过程被破坏而导致复杂动作的概念性组织障碍为意念性失用；运动记忆的储存受损，导致运作计划的制订或执行障碍为意念运动性失用。

（1）意念性失用：动作意念的形成包括对物品功能、动作及动作顺序的理解，意念性失用表现为选择和使用障碍，患者不能自动或根据指令完成有目的的动作，尤其是多步骤的动作，患者能正确完成复杂动作中的每一个分解动作，但不能按顺序完成，也不能正确地选择和使用工具。可用日常用具试验、活动逻辑试验进行评定。

（2）意念运动性失用：患者不能执行运动的口头指令，也不能模仿他人的动作，但对过去学会的运动仍有记忆，可无意识地、自动地进行过去学会的动作，当发出指令要求其完成某种动作时，却表现出障碍。如让患者徒手刷牙，患者无法理解，但递给牙刷时，能完成用牙刷刷牙的动作。可用模仿动作试验、口头命令动作试验、手指轮替试验等进行评定。

（3）运动性失用：在排除肢体运动功能障碍疾病的情况下，患者虽然能够理解某项活动的指令，却缺乏执行该活动的能力，特别是在进行精细动作时困难，如书写、扣扣子、系鞋带等时动作笨拙，缓慢，常不能完成，而在进行粗大运动时则可能表现正常。

（4）口腔 - 面部失用：患者不能按照指令完成面部唇、舌、咽、喉、下颌等部位的复杂动作，如舔嘴唇、噘嘴、吹口哨等动作，或表现为动作不协调、不正确或持续动作。

（5）结构性失用：指组合或构成活动障碍。正常情况下，人们在进行组合性的活动中，能清楚地观察每一个细节，理解各个部分之间的关系，并能将各个部分组合起来，构成完整的组合性活动。结构性失用的患者，在结构性活动中表现出困难，如不能根据指令完成画图、积木组装等，严重者不能完成穿衣、组装家具等。可用砌积木试验、拼图试验、几何图形临摹试验进行评定。

（6）穿衣失用：表现为不能辨认衣服的上下、前后、里外，自己不能穿衣服，找不到袖口及扣眼，常常错位系扣、两条腿穿入一条腿中。可用给娃娃穿衣服或患者自己穿衣服进行评定。

4. 知觉障碍的评定

（1）视觉失认评定

1）物体失认评定：可通过以下方式进行评定：①视物辨认。将生活中常见的物品实物或照片放在受试者面前，如笔、碗、筷子等，要求受试者说出物品名称，或检查者说出物品名称，要求受试者指出相应的物品。②触物辨认。受试者闭上眼睛，触摸常用的生活物品并说出物品的名称。③描述实物特征。要求受试者根据实物或照片上的物体的特征进行描述，如物体的形状、颜色、用途等。④模仿画图。出示常用生活物品的简单线条画，要求受试者模仿绘制。受试者不能说出所看到的物品名称、不能按图画完整画出，均可判定存在物体失认。

2）面容失认评定：出示受试者本人、亲人、朋友或著名人物的照片，要求受试者说出人物的名称和面部特征；也可以将相同的照片混杂在诸多照片中，要求其选出相同的；还可以根据声音、步态和服装等特征辨认，不能完成者判定存在面容失认。

3）颜色失认评定：将不同颜色的物品或卡片放在受试者面前，检查者说出某种颜色，要求受试者指出；或出示常见的水彩或植物线条画，让受试者用彩笔涂上相应的颜色，不能完成者可判定为色彩失认。

（2）触觉失认评定：确认患者不存在深浅感觉、复合感觉功能障碍及命名性失语后，在桌子上摆放常用的物品，如碗、筷子、书等，要求受试者闭上眼睛触摸其中一件物品，识别后放回原处，然后睁开眼睛，挑出该物品。

（3）听觉失认评定：听力检查判断受试者听力是否正常。①非言语性听觉检查。检查者在受试者背后发出不同声音，如咳嗽、拍手等，询问受试者听到什么声音。②言语性听觉测试。检查者说一段话或播放一段录音，让受试者复核，或写下听到的内容，如不能复核和完成听写功能，可判定存在言语听觉障碍，或言语性声音失认。

（4）意念性失用评定：通过完成事物目的性和规划性进行测试。准备系列日常生活常用物品，要求受试者完成系列的日常生活活动。意念性失用患者对于完成某种事情的目的性和规划性缺乏正确的认识和理解而不能正确完成系列活动过程。

（5）意念运动性失用评定：通过执行动作口令能力进行测试。请受试者表演使用某种工具的动作，或检查者做出使用某种工具的动作，要求受试者模仿。意念运动性失用的患者不能执行运动口令，也不能准确模仿他人的动作或手势，但将某种工具交给患者时，患者可自动完成使用工具的动作。

（6）肢体运动性失用评定：可采用精细动作进行测试。患者在没有运动功能障碍的条件下，对其上肢精细运动功能进行测试，如表现动作笨拙、缓慢等为存在肢体运动性失用，可通过以下测试进行验证：①手指或足尖敲击试验。受试者用一只手的手指快速连续敲击桌面，或用一只脚的脚尖快速连续敲击地面。②手指模仿试验。检查者用手演示日常生活常用的动作，如洗手等，要求受试者模仿。③手指轮替试验。受试者快速进行前臂的旋前旋后动作。④手指屈曲试验。受试者快速进行示指屈曲动作。⑤手指屈伸速度试验。受试者快速进行手指的屈曲和伸展抓握运动。

（三）认知功能评定

认知（cognition）属于心理过程范畴，包括知觉、注意、记忆及思维等，由于大脑在认知的过程中起着最重要的作用，因此，认知功能又称为高级脑功能，认知的过程称为神经心理过程。

1. **概念** 认知是个体对感觉输入信息的获取、编码、操作、提取和使用的过程，是输入和输出之间发生的心理过程。

2. **认知功能障碍分类** 当各种原因引起脑部组织损伤时，导致患者记忆、语言、视空间、执行、计算和理解判断等功能中的一项或多项受损，影响个体的日常或社会活动能力，称为认知功能障碍（cognitive impairment），又称高级脑功能障碍，主要包括以下几种类型。

（1）注意力障碍：当进行一项工作时不能持续注意，常是脑损伤的后遗症。比较基本的问题时不能充分地注意，但对简单刺激有反应，如声音或物体；比较严重的注意问题包括不能把注意力从一件事上转到另一件事上，或分别注意同时发生的两件事上。注意力代表了基本的思维水平，这个过程的破坏对其他认知领域有负面影响。

（2）记忆力障碍：是脑损伤后最常见的主诉。表现为不能回忆或记住受伤后所发生的事件，但对久远的事情回忆影响不大。虽然记忆力随时间推移可以逐步改善，但大多数人仍有严重问题。

（3）推理/判断问题障碍：大面积脑损伤后，将出现高水平的思维障碍，表现为分析和综合信息困难，抽象推理能力降低，判断力差，解决问题的能力差。

（4）执行功能障碍：许多脑损伤患者难以选择并执行与活动有关的目标，不能组织解决问题的办法。

（5）其他：包括精神活动过程整体性降低。与脑损伤前相比，患者要花较长时间思考才能反应，情感淡漠，不与他人交往；视觉处理障碍；洞察力、手眼协调、空间与距离判断有困难。

3. **认知功能评定** 认知功能的评定流程包括确认患者意识是否清楚、认知功能障碍筛查、认知功能特异性检查及成套认知功能测验。在进行认知障碍评定时,患者必须意识清醒,能配合医务人员的指令,具有一定的言语理解和表达能力;评定环境应相对封闭,减少外界声音、行人等各种因素的影响。

（1）意识状态评定

1）意识状态初步判定:意识障碍的程度分三种,无论患者处在任何状态的意识障碍,均不适合进行认知功能的评定。①嗜睡:睡眠状态过度延长,当呼唤或推动患者肢体时即可唤醒,醒后能进行正确的交谈或执行命令,停止刺激后患者又入睡。②昏睡:一般的外界刺激不能使其觉醒,给予较强烈的刺激时可有短时间的意识清醒,醒后可简短回答提问,刺激减弱后又进入睡眠状态。③昏迷:分浅昏迷和深昏迷。如果患者对强烈刺激有痛苦表情及躲避反应,无自发言语和有目的的活动,反射和生命体征均存在,为浅昏迷;如果患者对外界任何刺激均无反应,深、浅反射消失,生命体征发生明显变化,呼吸不规则,为深昏迷。

2）意识状态量表测评:最常用的是格拉斯哥昏迷量表（Glasgow Coma Scale, GCS）。该量表总分为 15 分,最低分 3 分,8 分以下为重度损伤,预后差,9～11 分为中度损伤,≥12 分为轻度损伤,≤8 分提示有昏迷,≥9 分提示无昏迷,分值越低,预示病情越重。患者 GCS 总分达到 15 分时才有可能配合检查者进行认知功能评定。GCS 量表见表 5-5。

表 5-5　格拉斯哥昏迷量表（GCS）

项目	患者反应	评分
睁眼反应	自动睁眼	4
	听到言语命令时患者睁眼	3
	刺痛时睁眼	2
	刺痛时不睁眼	1
运动反应	能执行简单命令	6
	刺痛时能指出部位	5
	刺痛时肢体能正常回缩	4
	刺痛时躯体出现异常屈曲（去皮质状态）（上肢屈曲、内收内旋、下肢伸直、内收内旋,踝跖屈）	3
	捏痛时患者身体出现异常伸直（去大脑强直）（上肢伸直、内收内旋、腕指屈曲、下肢伸直,内收内旋,踝跖屈）	2
	刺痛时患者毫无反应	1
言语反应	能正确回答问话	5
	言语错乱,定向障碍	4
	说话能被理解,但无意义	3
	能发生,但不能被理解	2
	不发声	1

（2）认知功能障碍筛查

1）简明精神状态检查（Mini-Mental State Examination, MMSE）:该量表 1975 年由 Folstein 提出,主要用于神经系统疾病患者早期进行性痴呆的筛查。量表总分 30 分,评定时间为 5～10min。根据患者的文化程度划分认知障碍的标准,一般文盲≤17 分,小学文化≤20 分,中学文化≤24 分,在标准分数下考虑存在认知功能障碍,需要进一步检查。

2）认知功能筛查量表（Cognitive Abilities Screening Instrument, CASI）:与 MMSE 量表类

似,检查内容包括定向、注意、心算、瞬时记忆、短时记忆、结构模仿、语言(命名、理解、书写)、概念判断等,检查时间15～20min,总分30分,小于或等于20分为异常。

(3)注意力评定:常用的注意力评定方法包括数字顺背和倒背、Stroop字色干扰任务测验及日常注意力测验。

1)数字顺背及倒背测验:是一个简单的测试方法,内容分为顺背和倒背。检查者按评估表中的数字,按每一秒读一个数字的速度,然后让患者重复说出来。一般成年人能顺背6～8位,倒背4～5位为正常。

2)Stroop字色干扰任务测验:常用于评定选择性注意。分为3个部分:第1部分是单纯颜色字的阅读、第2部分是对颜色命名、第3部分是字与颜色的干扰测试,Stroop效应就明显地出现在第3部分。

3)日常注意力测验(Test of Everyday Attention,TEA):是唯一有正常参考值的注意力测验,可以评定受试者4种不同类型的注意力,即选择注意、持续注意、分别注意和转移注意。该测试将日常活动作为测验项目,测验包括8个分测验。①地图搜索:最高分为80分,用于评测选择性视觉注意;②电梯计数:最高分为7分,用于评测持续性注意;③分心时电梯计数:最高分为10分,用于评测选择性听觉注意;④视觉电梯:该测试包括正确计数和计时两个评分,前者正确计数最高分为10分,计时越少提示注意转移能力越好;⑤电梯上下运行计数:最高分为10分,用于评测转移性听觉注意;⑥电话簿搜索:找出每个正确目标所需时间,用于评测选择性注意;⑦计数时电话簿搜索:用于评测试－听分配性注意,所用时间越少说明注意分配能力越好;⑧彩票任务:最高分为10分,用于评测持续性听觉注意。

(4)记忆力评定:记忆的过程主要由编码、储存、提取三个部分组成。根据提取内容的时间长短,又分为瞬间记忆、近期记忆、长期记忆。记忆力的评定主要是应用各种记忆量表,从言语记忆和视觉记忆方面进行评定。词语记忆量表中的延迟回忆和延迟再认有助于轻度认知功能损害的早期识别,词语记忆量表由10个字词组成,按照规定的3种顺序呈现词语,让受试者在1min内尽量回忆,分别计为第1次即刻回忆(w1)、第2次即刻回忆(w2)、第3次即刻回忆(w3);5min后让受试者再次进行回忆,此为延迟回忆(Wd),随后将该10个词与10个新词混合,让受试者辨认原词和新词,此为原词再认(Wr1)、新词再认(Wr2)。答对1个词得1分,各项总分均为10分。

(5)执行功能评定:执行功能是人类推理、解决和处理问题的能力,是人类智力功能的最高水平。常用的评定方法包括画钟测验和蒙特利尔认知评估量表。

1)画钟测验:要求受试者在白纸上画一个钟表的表盘,把数字填入正确的位置,并用表针标出8:20或11:10位置。近年来国内外学者先后提出20多种评分方法,常用4分法评定,即画出闭锁的圆盘得1分,将数字安放在正确的位置得1分,表盘上标出全部12个正确数字得1分,将指针安放在正确位置得1分。该测试方法能够快速筛查轻度认知功能障碍患者的执行功能,4分为执行功能正常,3分为轻度执行功能障碍,2分中度执行功能障碍,1分和0分重度执行功能障碍。

2)蒙特利尔认知评估量表(the Montreal Cognitive Assessment,MoCA):蒙特利尔认知评估量表是2004年由Nasreddine等根据临床经验及MMSE的认知项目设置和评分标准制订的。福州版蒙特利尔认知评估量表是根据中国国情在原表的基础上修订而成,是一个用来对认知功能异常进行快速筛查的评定工具。包括视结构功能、执行功能、记忆、语言、注意与集中、计算、抽象思维和定向力等8个认知领域。总分30分,≥26分正常,该量表敏感性高,覆盖重要的认知领域,测试时间短,适合临床。但受教育程度的影响,文化背景差异,检查者使用的技巧和经验,检查的环境及受试者的情绪及精神状态等都会影响分值。

4. 痴呆 痴呆是大脑多方面高级心理功能减退的综合征,是一种获得性、持续性智能障碍，即在无意识障碍的情况下，在认知、记忆、语言、视空间功能、情感或人格等五项心理活动中，有认知和记忆功能障碍和后三项中至少一项功能缺损，且影响患者的日常生活以及社会和职业功能。根据痴呆患者的具体表现和对日常生活的影响，还可进一步将痴呆分为轻度痴呆、中度痴呆和重度痴呆三个等级。

（1）老年性痴呆的流行病学：目前已有研究预测，未来 40 年内人口老龄化将急剧增加，预计从 2010 年到 2050 年，全球范围内 65 岁以上人口数量将从 5.24 亿增长到 15 亿，而随着老龄化的发展，老年性痴呆必将成为一个不可忽视的公共卫生和社会问题。欧洲老年人老年性痴呆患病率为 4.4%，美国老年性痴呆患者数已达 500 万，并预期在 2050 年增加至 1 000 万，日本 65 岁以上老年性痴呆患病率为 3.8%，在我国北京、上海、成都、西安 4 个主要城市调查结果显示，65 岁以上老年性痴呆患病率为 5.9%。

（2）痴呆的症状及严重程度

1）学习新事物发生障碍，严重者对以往的事情回忆有障碍，损害的部分可以是词语或非词语部分，不仅是根据患者的主诉，而且通过客观检查做出上述障碍的评价。根据下列标准分为轻、中和重度损害：①轻度：记忆障碍涉及日常生活，但仍能独立生活。主要影响近记忆，而远记忆可以受或不受影响。②中度：较严重的记忆障碍，已影响到患者的独立生活，可伴有括约肌障碍。③重度：严重的记忆智能障碍，完全需他人照顾，有明显的括约肌障碍。

2）通过病史及神经心理检查证实智能减退，思维和判断受到影响。①轻度：其智能障碍影响到患者的日常生活，但患者仍能独立生活，完成复杂任务有明显障碍。②中度：其智能障碍影响到患者的独立生活能力，需他人照顾。对任何事物完全缺乏兴趣。③重度：完全依赖他人照顾。

（庄嘉元）

第六章　老年人中医护理

　　随着现代医学理念由治愈疾病向预防疾病和提高健康水平方向转变,中医护理的地位和作用不断凸显。中医护理学是中医学的重要组成部分,它伴随着中医事业的发展而得到重视和发展。中医护理是在中医基本理论指导下的护理工作,提倡"整体护理""辨证施护",结合预防、保健、治疗、康复等方面,将护理理论与中医独特技术融为一体,旨在为护理对象提供全面、专业的临床护理服务。充分发挥中医护理在健康保健和康复中的作用,符合社会发展的需求,更是实施健康中国战略的要求。本章立足医养结合机构照护人员实际需要,助力培养具备一定中医理论知识的综合型医养结合护理人才,开阔护理学生与医养结合机构从业人员老年护理视野。

第一节　概　　述

　　中医学历史悠久,在中华民族五千多年的历史长河中,始终担负着健康促进的重要使命,是中华民族长期同疾病作斗争的智慧结晶,它为中华民族的繁荣昌盛发挥着重要的作用,也为世界医学的发展做出了重要的贡献。历史上医护不分家导致中医护理知识多融汇于中医的预防、保健、养生、康复及治疗中,其内容多散见于历代医学著作中,医疗与护理在统一理论指导下相辅相成、互相促进、密切结合,共同为我国人民的保健事业作出了巨大贡献。但随着中医护理理论与技术逐步系统化、具体化,内容更加丰富,理论更加完善。本节介绍了中医护理的概念、内涵、特点,老年人中医护理的方法,以及学习老年人中医护理相关知识的重要性。

一、中医护理基本概念

　　中医护理是指在中医基本理论指导下,研究中医各科疾病护理技术的一门独立学科。它既是中医学的组成部分,又是护理学的组成部分。以阴阳五行学说、整体观念等中医学基本理论作为指导思想,动态地掌握疾病的发生、发展规律,运用科学的"四诊、八纲"方法,寻找病因、确定病位、辨别病性、分析病机及邪正盛衰的变化,在辨证的指导下,确定护理原则,三因地制宜制订护理计划,应用现代护理措施及其中医护理技术的实施计划,以完成"促进健康,预防疾病,参与诊治,护理患者,指导康复"的任务。

二、中医护理特点与内涵

(一)中医护理学的基本特点

　　1. 整体观念　整体,是指完整性。整体观念是中医学对人体自身的完整性及人与自然、社会环境统一性的认识。藏象学说认为人体是一个复杂有机的整体,构成人体的各个组成部分不可分割。在生理上相互为用,代谢上相互联系,病理上相互传变。随着自然环境的改变,适应和改造自然,从而维持人的正常生命活动。这种内外环境的统一性和机体自身整体性的思想即为整体观念。整体观念作为中医学的方法论和指导思想,在生理、病理、诊法、辨证、养生、治疗、护理等各个领域发挥着重要作用。中医护理的整体观念主要包含人体自身的整体性、人与自然环境的统一性、人与社会环境的统一性三个方面。

（1）人体是一个有机的整体：人体由若干脏腑、组织、器官组成，以五脏为中心，通过经络系统把六腑、五体、五官、九窍、四肢百骸等联系成一个整体，通过精、气、血、津液的作用构成了心、肝、脾、肺、肾五个生理系统，从而完成机体统一的功能活动。

五脏，代表人体五个生理系统，具体联结的系统结构有：肝系统（肝—胆—筋—目—爪），心系统（心—小肠—脉—舌—面），脾系统（脾—胃—肉—口—唇），肺系统（肺—大肠—皮—鼻—毛），肾系统（肾—膀胱—骨髓—耳—发）。这五个系统通过经脉的络属沟通和气血的流贯相互联系，相互为用，既有相辅相成的协同作用，又有相反相成的制约作用，从而维持人体生理平衡。

五脏除了在生理上相互依存，在病理上也相互影响。如心藏神，肝主疏泄，其关系主要表现在血液与情志方面，心肝功能正常，血液运行才能正常，反之则出现心肝血瘀、心肝血虚等证。又如，心与小肠相表里，心火可以下移小肠，小肠有热也可上炎于心。

作为一个有机的整体，人体外部的征象与内脏关系密切。通过四诊，内脏病变可以从五官、形体、四肢、神色等方面反映出来，局部的病变可以影响所属经络、脏腑或全身，从而可以探求疾病的内在本质，为辨证施护提供重要依据。

（2）人与自然环境的统一性：《素问•宝命全形论》有云："夫人生于地，悬命于天，天地合气，命之曰人""人以天地之气生，四时之法成"。自然环境是人类赖以生存的必要条件，为人类提供生存的物质基础。自然界阴阳五行的运动变化与人体五脏六腑之气是相通的，其运动变化直接影响人的生理和病理变化。四时气候、地土方宜，周围环境在一定程度上会影响人的生理功能和心理活动，若自然环境变化超过了人体功能调节限度，则会出现机体功能失调，发生疾病的情况。因此要因地、因人、因时三因制宜。

（3）人与社会环境的统一性：人生活在社会环境中，政治、宗教、经济、文化、信仰等社会因素与人的身心健康和疾病有着密切关系。人在适应社会环境的过程中，维持着生命的稳定、协调、平衡、有序。当社会环境发生剧变而人体不能作出相应的改变和调整时，就会导致人体身心功能紊乱。良好的社会环境能使人精神状态良好，积极乐观；而不利的社会环境，可使人产生恐惧、抑郁、焦虑、悲伤等不良情绪。正所谓："精神内守，病安从来？"良好的社会适应能力，可以促进人的身心健康。

2. 恒动观念　恒动，就是不停顿地运动、变化和发展。恒动观念是中医学理论体系的基本特点，整个自然界都处于永恒而无休止的运动之中。"动而不息"是自然界的根本规律，运动是物质的存在形式及固有属性，包括生命活动、健康、疾病等都是物质运动的表现形式。因此，运动是绝对的、永恒的，摒弃一成不变、静止、僵化的观点，称之为恒动观念。

（1）生理上的恒动观：人体的生理功能是不断运动变化的协调过程，各组织器官处于永不停息的运动变化之中，主要表现为各脏腑器官，包括精、气、血、津液各自所存在的运动变化。《素问•六微旨大论》中提到："夫物之生从于化，物之极由乎变，变化之相薄，成败之所由也。"一切事物的发生、发展、变化和衰亡都根基于运动，人体脏腑器官的生理功能活动都处于永恒无休止的运动中，如人的生、长、壮、老、已的生命活动全过程，充分体现了"动"。只有脏腑、经络的生理活动正常，气血阴阳协调平衡，人体才能处于健康状态。

（2）病理上的恒动观：当人体的动态平衡因某种原因遭到破坏，又不能自行调节而恢复时，人体就会产生疾病。《素问•皮部论》曰："是故百病之始生也，必先于皮毛。邪中之则腠理开，开则入客于络脉，留而不去，传入于经，留而不去，传入于府，廪于肠胃。"从病机对整个疾病的全过程进行动态观察，整个疾病的病理过程亦处于不停的变化之中。机体邪正盛衰、阴阳失调、气血津液失常都会造成机体产生疾病。如肾阳不足则脾阴亏虚，脾阳久虚则损及肾阳,出现腹部冷痛,下利清谷或五更泻、水肿等症。

(3)疾病防治的恒动观:中医学主张未病先防、既病防变,就是运用运动的观点去处理健康和疾病的矛盾,以调节人体的阴阳盛衰,而使之处于动态平衡。在临床护理工作中,应遵循辨证施护的原则,根据疾病发展的不同过程,结合中医特色护理技术,采取积极有效的措施,尽早干预,防止疾病发展、传变和蔓延。

3. 辨证施护 辨证施护包括辨证和施护两个方面,是中医护理的基本特点之一,也是中医认识疾病和护理的基本原则。所谓"证"是疾病不同阶段和不同类型的病机概括,在外表现为一定的临床症状,一病可以有数证,而一证又可见于多病之中。辨证,就是通过望、闻、问、切四诊,收集护理对象的资料、症状和体征(包括情绪行为反应及心理、社会因素),通过整理、归纳、综合分析,辨清病因、部位、性质及邪正之间的关系,从而概括判断为某种证候。施护,是指根据判断出来的证,提出护理对象存在的或潜在的主要护理问题,从而从饮食、起居、情志、用药、运动、康复等诸多方面确定护理方法及具体的护理措施。辨证与施护是疾病护理过程中相互联系、不可分割的两个方面,是理论与实践相结合的体现。辨证是决定护理的前提和依据,施护是护理疾病的手段和方法。通过施护的效果可以检验辨证的正确与否。辨证施护包括同病异护、异病同护、护病求本、调整阴阳、扶正祛邪、三因制宜等原则。

作为辨证施护的重要原则,"同病异护"是指同一种疾病,由于疾病的发展和病机的变化,人体的反应不同,所表现的证候不同;"异病同护"是指不同的疾病在其发展过程中,有时会出现相同的病机变化和证候。因此,在治疗护理上应以中医学理论为指导,根据疾病的具体情况,抓住疾病的本质,采用相同或相异的治疗护理方法。

(二)中医护理学内涵

中医护理学是中医学的重要组成部分,是在中医理论体系指导下,应用整体观念的理念、辨证施护的方法,结合预防、保健、康复、医疗等措施,对患者及老、弱、幼、残者施以辨证护理,以促进人体健康的一门应用学科。

1. 防护结合 防护即预防与护理。预防,是指采取一定的措施,防止疾病的发生和发展。中医所谓的"未病",是指疾病稍有症候,但尚未真正发作的状态。"治未病"体现了中国人"未雨绸缪""防患于未然"的治事智慧。最早出现于《素问·四气调神大论》中:"是故圣人不治已病治未病,不治已乱治未乱,此之谓也。"中医的预防医学思想,主要阐述人体应顺应自然环境,调和阴阳,注重预防疾病,病后调理,防病复发,从而延年益寿。这种"防护结合,以防为主"的思想,有利于疾病的恢复,对于临床护理工作具有重要的指导意义。防护结合包括未病先防和既病防变两个方面。

2. 未病先防 未病先防就是在疾病发生之前,采取一定的预防措施,防止疾病的发生。《素问·刺热》中提到:"病虽未发,见赤色者刺之,名曰治未病。热病从部所起者,至期而已;其刺之反者,三周而已;重逆则死。"可见治未病在诊断和治疗过程中的必要性,以及迟治和延治的后果。发病是邪气与正气之间的矛盾斗争过程,关系到正邪两个方面,正气不足是疾病发生的内在因素,邪气是发病的重要条件。因此,未病先防就要固护正气、防止病邪侵入。

(1)养生以固护正气:①顺应自然:春温、夏热、秋燥、冬寒,人与自然界是一个有机整体,正所谓"春夏养阳,秋冬养阴",应顺从四时的变化,适应自然界的规律,保持机体与外界环境的协调统一。②起居有常:日常起居作息要有规律,保证充分的休息和睡眠时间有利于调节情绪、充养精神,调整阴阳平衡。若起居作息紊乱,则会耗损正气,导致抵抗力下降,发病率增加等。③饮食有节:合理的饮食是人体得以濡养的源泉,饮食要适量、定量,不可过饥过饱、暴饮暴食,要合理膳食、辨证施食,养成良好的饮食习惯,重视脾胃功能的调理。④运动有度:锻炼身体是增强体质、预防疾病发生的一项重要措施。适度的活动能使气血流畅、筋骨坚实,有利于机体功能的恢复。五禽戏、太极拳、八段锦、易筋经等多种健身方法,不仅对增强体质、预防疾病的发生有良好效果，而且对某些慢性疾病也有一定的治疗作用。⑤情志有和：正常的情志活动有助于调畅脏器、扶正抗邪、增强抗病能力，预防疾病的发生，因此要保持积极乐观豁达的心态，避免情绪激动、七情过极。

（2）防止病邪毒气侵入：①慎避外邪：正气虚弱者易受六淫及疫疠等外邪因素的侵袭，要根据四时气候变化及时添减衣物，做到"虚邪贼风，避之有时"，从而避免病邪的侵害。②避疫毒，防疠气：疠气又称为毒气。《温疫论•原序》言："夫瘟疫之为病，非风非寒非暑非湿，乃天地间别有一种异气所感。"其指出疠气是有别于六淫而具有强烈传染性的外感病邪，且发病急骤，病情危笃，一气一病，症状相似，易于流行。在遇传染病流行时，应做好自身防护，增强自身抵抗力，注意环境卫生，避免交叉感染。③预施药物，防止传播：《素问遗篇•刺法论》中记载："小金丹……服十粒，无疫干也。"自古以来就有预施药物的方法来预防疾病的蔓延，比如人痘接种术预防天花，用马齿苋预防菌痢，用板蓝根、大青叶预防流感、腮腺炎，用茵陈、贯众预防肝炎等，这些方法都简便易行，且具有良好的预防效果。

3. **既病防变**　既病防变，是指疾病既然发生，应力求早诊断，早治疗，以防止疾病的发展与传变。《素问•阴阳应象大论》说："邪风之至，疾如风雨。故善治者治皮毛，其次治肌肤，其次治筋脉，其次治六腑，其次治五脏。治五脏者，半死半生也。"说明了及早治疗的重要性。张仲景的《金匮要略•脏腑经络先后病脉证》也提到："见肝之病，知肝传脾，当先实脾。"其指出对内伤疾病也要重视其传变规律。既病防变要做到早期诊治，控制传变。

（1）早期诊治："病之始生浅，则易治；久而深入，则难治。"疾病初期，病情轻浅，正气未衰，所以比较易治。若未及时治疗，病邪就会由表入里，病情加重，正气受到严重耗损，以至病情危重。因此照护人员要密切观察老年人病情变化，一旦疾病发生，应早发现、早诊断、早治疗，根据疾病的发病情况，给予恰当的护理措施。

（2）控制传变：传变，亦称传化，是指脏腑组织病变的转移变化。"善医者，知病势之盛而必传也，预为之防，无使结聚，无使泛滥，无使并合，此上工治未病之说也。"在防治疾病的过程中，一定要掌握疾病发生发展的规律及其传变途径，从而进行有效的治疗，才能控制其传变。这不仅关系到临床护理治疗，而且对于早期治疗、控制疾病的发展、疾病的预后，均有着重要的指导意义。

三、老年中医护理的方法

《全国护理事业发展规划（2021—2025 年）》明确要求："健全完善中医护理常规、方案和技术操作标准。积极开展辨证施护和中医特色专科护理，持续提升中医护理服务质量，创新中医护理服务模式，发挥中医护理在疾病预防、治疗、康复等方面的重要作用，促进中医护理进一步向基层和家庭拓展，向老年护理、慢病护理领域延伸。强化中医护理人才培养，切实提高中医护理服务能力。"中医护理学伴随着中医药事业的发展而得到重视和发展。中医护理与现代护理在护理理念、护理内容及方法上有许多共同和相似之处。在中医思想的指导下，我们将传统的护理方法与中医特色护理技术相结合，相互渗透，取长补短，不断完善，具有操作简便、疗效确切、患者易接受、成本低廉等特点。这些护理方法是辨证施护的主要内容，也是开展临床护理工作的重要依据，在疾病治疗、预防、保健和康复中发挥了极大的作用，从根本上影响老年人的疾病转归及预后。常见的中医护理方法一般包含以下方面。

（1）起居护理：起居有常、劳逸适度、环境适宜。

（2）饮食护理：合理膳食、辨证施食、饮食有节、注重脾胃。

（3）情志护理：说理开导、顺情从欲、移情解惑、发泄解郁、以情胜情、暗示法、药食法。

（4）用药护理：汗法、吐法、温法、消法、补法、下法、和法、清法。

（5）病情观察：运用四诊方法观察病情、运用辨证方法分析病情。

（6）病后调护：慎避风邪、扶正护卫、合理膳食、防止过劳、舒畅情志。

（7）体质调护：体质禀受于先天，得养于后天，体质具有个体差异，应从精神调摄、饮食调护、起居调适、运动养生等方面来加强体质。

第二节　老年人中医护理与养生总则

中医养生保健是人类为了自身更好的生存与发展，根据生命过程的客观规律，有意识地通过各种手段和方法进行养护身心的活动。养生保健活动贯穿于人类的生、长、壮、老、已的全过程，越来越成为人们关注的重点和热点。本节介绍的中医养生原则为老年人健康干预提供了丰富的理论依据与可靠的实践指导，不仅很好地适应了当前疾病谱和医学模式的改变，也符合医药卫生服务重心前移的要求，更为社会和谐持续健康发展提供了有力保障。此外，本节内容还包括食疗药膳、药酒、食醋疗法，详细介绍了一些老年人常用组方所需原料、做法与功效，为老年人养生保健提供了指导。

一、养生原则

养生，最早见于《庄子》内篇，"庖丁解牛"的故事中论述了养生之道，《老子》中也载有"善摄生者"之说。从词义而言，"养"即保养、调养、培养、补养之意；"生"即生命、生存、生长之意。养生就是根据生命发展的规律，采取能够保养生命、延年益寿的方法所进行的保健活动。养生有广义和狭义之分，广义养生是指用养生的方法来预防疾病，增进健康；狭义养生是指调养和静养，是养生具体方法的体现。

中医养生保健历史悠久，方法多样。上古时期，人类就开始了养生保健知识的积累，但尚未形成完整的理论体系。随着中医学理论体系的形成，中医养生保健也得到了不断的发展和完善，其基本原则有以下几个方面。

（一）正气为本

所谓"正气"，泛指人体一切正常功能活动和抗病康复能力，与邪气相对而言。人体正气旺盛则邪气不易侵犯，机体不容易发病，即使发病也易于治疗和康复，所谓"正气内存，邪不可干"。中医养生学十分重视人体的正气，强调应通过养心调神，固肾保精，调养脾胃，慎避邪气等方法，以达到强身健体，防病抗老，美容延年的养生目的。

1. 养心调神　中医养生学主张强身先调神，护形先安神。《杂病源流犀烛》谓："太上贵养神，其次才养形。"养神的关键在于养心，《医钞类编》言："养心则神凝，神凝则气聚，气聚则形全，若日逐攘扰烦，神不守舍，则易于衰老。"心神专注可以排除杂念、驱逐烦恼、神形合一，就可使机体处于气血调和、经脉流通、脏腑功能活动有序的状态。《素问·灵兰秘典论》云："主不明则十二官危。"如果躁动不安，心神过耗，则脏腑气血失于调和而产生疾病。养心贵在养德，有良好道德修养的人心气平和，脏腑阴阳协调平衡，能够提高机体的抗病能力。

2. 固肾保精　固肾保精是指维护肾中阴阳之平衡，使人体精气充足，运行正常。肾藏精，为先天之本。《医原》载："肾为阴阳互根之地，精气之本原。"肾气的虚实可直接影响五脏，《灵枢·本神篇》曰："肾藏精，精舍志，肾气虚则厥，实则胀，五脏不安。"肾中精气与人的生长、发育、衰老、死亡有着密切的联系，所以固肾保精对于防病、延年、抗衰老具有重要作用。固肾保精可采取节欲、养性、食疗、药物、导引、按摩等方法。

3. 调养脾胃　脾胃为气血生化之源，为后天之本，为气机升降之枢纽。脾胃健旺，化源充足，则五脏六腑功能强盛，即可保持健康，祛病延年。若因饮食所伤，劳倦所损，致脾胃虚弱生化之源不足，脏腑失去濡养，人体就不能正常生长发育，易产生疾病。《景岳全书》言："土气为万物之源，胃气为养生之主。胃强则强，胃弱则弱，有胃则生，无胃则死，是以养生家必当以脾胃为先。"《脾胃论·脾胃虚实传变论》载:"元气之充足,皆由脾胃之气无所伤,而后能滋养元气。若胃气之本弱,饮食自倍,则脾胃之气既伤,而元气不能充,而诸病之所由生也。"因此,脾胃得健,生化有源,则脏腑组织功能正常可御邪于外,防病长寿。调养脾胃可采取饮食调护、调和情志、运动调养、药物调养等方法。

4. 慎避邪气 邪气泛指各种致病因素,包括六淫、疫疠邪气、七情内伤、饮食所伤、劳逸失度及各种病理产物(如痰饮、水湿、瘀血、结石、宿食)等。这些因素都可损伤人体的正气,破坏脏腑组织器官的功能活动及形态结构。应注意防御可影响健康的致病因素,防止损伤人体正气。《素问·上古天真论》强调"虚邪贼风,避之有时"。

（二）天人相应

人生于天地之间,人的生命活动必须适应天地万物的变化规律才能避邪防病、益寿延年。《灵枢·逆顺肥瘦》指出:"圣人之为道者,上合于天,下合于地,中合于人事,必有明法,以起度数……"

"天人相应"强调养生应积极主动顺应自然,维系和协调内外关系,从而达到养生的目的。在自然界的变化中,存在着以四时、朔望、昼夜为标志的年、月、日等周期性节律变化,并由此产生了气候变化和物候变化所呈现的生、长、化、收、藏规律等。人类在长期的进化过程中,形成了与之近乎同步的生理节律和适应外界变化并做出自我调适的能力。因此,人顺应天时,保持自身的生命节律与自然界阴阳消长的规律相协调,就能精神调和、形体坚实,不受外界邪气的侵害,从而达到养生延年的目的。

（三）形神合一

形与神是既对立又统一的哲学概念。"形"在人体即脏腑、经络、精、气、血、五官九窍等形体和组织。"神"在人体即情志、意识、思维等心理活动现象,以及生命活动的全部外在表现。中医养生保健强调形神共养的养生法则,认为只有做到"形与神俱"才能保持生命的健康长寿。

神是先天之精所化生,出生之后,又依赖于后天之精的滋养。《黄帝内经》指出"人有五脏化五气,以生喜怒悲思恐"。有了健康的形体,才能产生正常的精神情志活动。所以,保形全神是养生的重要法则。神在人体中起统率和协调的作用,由于神的统率作用,生命活动才表现出整体特性、整体功能、整体行为和整体规律等。因此,中医养生保健又特别重视调神安形,通过"调神"来保养和提升人的内在生命力。

中医养生保健学说认为,形乃神之宅,神乃形之主,无神则形不可活,无形则神无以附,二者相辅相成,不可分离。正是形神之间的相互制约、相互影响的辩证关系,古人提出了形神共养的养生原则。但在形神关系中,"神"起着主导作用,脏腑的功能活动、气血津液的运行和分布,必须受神的主宰。因此,中医养生保健主张形神共养,养神为先。

（四）动静结合

动与静是自然界物质运动的两种形式,有动才有静,动中包含着静,静中蕴含着动。传统养生保健理论认为,养生保健需要将运动和静养有机结合起来,才能达到形神共养。"动"包括劳动和运动。形体的动静状态与精气神的生理功能状态有着密切关系。静而乏动则易导致精气郁滞、气血凝结,久即患病损寿。适当的运动可促进气血畅达,提高抗御病邪的能力。中医养生保健主张"动以养形",并创造了许多行之有效的养生方法,如八段锦、五禽戏、太极拳等。"静"是相对"动"而言,包括精神上的清静和形体上的相对安静状态。《素问》指出"静则神藏,躁则消亡",中医养生保健一贯有"静以养神"的原则。"动"与"静"都应适宜,太过或不及都可导致疾病。《素问》指出:"久视伤血,久卧伤气,久坐伤肉,久立伤骨,久行伤筋,是谓五劳所伤。"动静适宜是养生一大法则,养生实践中应通过权衡来决定动静适宜的具体量度,灵活运用,以达到形神共养的效果。同时也要根据个人年龄、身体体质、锻炼条件,以及个人的性格爱好等实际情况选择运动项目,制订活动方案。

（五）审因施养

影响生命健康的因素很多,时间、地域、性别、年龄、职业、境遇、体质等因素对于人体的健康有着重要的影响。这些因素概括起来主要包括天、地、人三个方面。

审因施养是指养生要有针对性,应根据实际情况,具体问题,具体分析,找出适合个体的保健方法。审因施养的养生法则强调从三因制宜着手进行保健,包括因时制宜、因地制宜和因人制宜。因时制宜就是根据不同的时间,调控自身精神活动、起居作息、饮食五味、运动锻炼、服药时机等,利用最适合的时间和方法来锻炼身体,增强抗病能力、延缓衰老进程,适时地避免疾病的发生,保持生命健康。因地制宜就是顺应地域差异,积极主动地采取相应的养生措施。因人制宜则是根据人的具体情况(体质、年龄、性别、职业、生活习惯等),有针对性地选择养生保健方法。

（六）综合调养

综合调养,就是根据实际情况,综合运用多种养生方法,有重点而且全面地进行养生保健活动。人体是一个统一的有机体,养生保健应在整体观念指导下,关注生命活动的各个环节,进行综合调养,其内容主要有避风寒、节劳逸、戒色欲、正思虑、薄滋味、动形体、药物养生等方面。避风寒就是顺四时以养生,使机体内外功能协调;节劳逸就是指慎起居、防劳伤以养生,使脏腑协调;戒色欲、正思虑、薄滋味等是指对精、气、神的保养;动形体,是调节脏腑、经络、气血,以使脏腑协调,经络通畅,气血周流;药物养生则是以药物为辅助作用,强壮身体、益寿延年。从以上各方面对机体进行全面调养,使机体内外协调,适应外界变化,增强抗病能力,避免出现失调、偏颇,达到人与自然、体内脏腑气血阴阳的平衡统一。

（七）预防为主

古代医家很早就认识到治未病的重要性,《素问·四气调神大论》指出:"圣人不治已病治未病,不治已乱治未乱,此之谓也。夫病已成而后药之,乱已成而后治之,譬犹渴而穿井,斗而铸锥,不亦晚乎?"这种预防为主、防微杜渐的思想受到历代医家,特别是养生家的推崇,成为中医养生保健的一条重要原则。预防为主的原则包括未病先防、既病防变和瘥后防复。其中最主要的是未病先防,要善于防微杜渐,体察已经出现的或将可能出现的健康不利因素,提前采取相应的养生保健措施,防患于未然。如果未能做到未病先防或养生保健失误、失败等导致疾病已经发生,则疾病始萌就应采取有效手段进行治疗以防其加重,同时采取相应措施防范疾病的继发和传变。疾病治愈后,由于瘥后正气未复,容易因起居、饮食、外邪等再次发病。因此瘥后同样应采取有针对性的养生措施以增强体质、预防复发。

二、食疗药膳养生法

（一）药膳概述

中国药膳源远流长。古代关于"神农尝百草"的传说,反映了早在远古时代中华民族就在开始探索食物和药物的功用,故有"药食同源"之说。中医经典著作《黄帝内经》载药膳方数则。我国最早的药学专著《神农本草经》,记载了许多既是药物又是食物的品种,如大枣、芝麻、山药、核桃、百合、生姜、薏苡仁等。医圣张仲景在《伤寒杂病论》中,亦载有一些药膳名方,如当归生姜羊肉汤,猪肤汤等,至今仍有实用价值。药膳是中医学的一个组成部分,它在防病治病、滋补强身、抗老延年方面具有独到之处。

药膳是在中医学、烹饪学和营养学理论的指导下,严格按药膳配方,将中药与某些具有药用价值的食物相配伍,采用我国独特的饮食烹调技术制作而成的具有一定色、香、味、形、效的美味食品。换而言之,药膳即药材与食材相配伍而做成的美食。它"寓医于食",即将药物作为食物,又将食物赋以药用,药借食力,食助药威,二者相辅相成,相得益彰。一份好的药膳,既有利于人体的养生防病,又能激起人们的食欲,余味无穷。

（二）药膳的分类

根据药膳的形态、制作方法、功用的不同,分为以下几类。

1. **按形态分类** 流体类(包括汁类、饮类、汤类、酒类、羹类等)、半流体类(包括膏类、粥类、糊类、粉散类等)、固体类(包括饭食类、糖果类等)。

2. **按制作方法分类** 炖类、焖类、煨类、蒸类、煮类、熬类、炒类、熘类、卤类、烧类、炸类等。

3. **按功用分类** 养生保健延寿类、美容美发类、祛邪治病类、疾病康复类等。

（三）常用药膳食品举例

1. **补阳药膳** 山药薏苡仁枸杞子芡实粥

原料:山药、薏苡仁各50g,枸杞子、芡实各20g。

制法:将以上四味原料洗净放锅内,加水适量,用文火炖成稠粥即可。

功效:益气健脾,补肾摄精。

2. **补阴药膳** 百合粥

原料:鲜百合50g或干百合30g,粳米100g,冰糖或白糖适量。

制法:粳米洗净放锅内,加水适量,先用武火煮沸,再用文火煮至半熟,将鲜百合洗净放入锅内同煮成粥,加糖即可。

功效:润肺、养阴、止咳。

3. **补气药膳** 黄芪炖鸡

原料:生黄芪30g,母鸡1只,佐料适量。

制法:母鸡去毛及内脏,洗净,将黄芪放入母鸡腹中,置锅中加水及姜葱、大蒜、盐等佐料炖煮至鸡烂熟即可。

功效:补肺益气,健脾养胃。

4. **补血药膳** 补血饭

原料:黄芪10g,当归5g,红枣10个,龙眼肉10g,白扁豆20g,粳米100g,红糖适量。

制法:黄芪、当归先煎取汁,红枣洗净去核,龙眼肉、白扁豆洗净。先将白扁豆放入锅内,加水适量煮至半熟,加入粳米、红枣、龙眼肉、红糖,再加入黄芪、当归煎煮成的汁,拌匀,用文火煮至成粥。

功效:益气补血。

5. **除痰浊药膳** 白果炖鸡

原料:乌骨雌鸡1只,白果仁15g,莲肉15g,江米15g,胡椒3g。

制法:将白果仁、莲肉、江米、胡椒末放入洗净的乌鸡腹中,用小火煮至鸡烂熟。

功效:益脾肺,除痰浊。

6. **祛瘀通络药膳** 当归红花酒

原料:当归20g,红花50g,葡萄酒500mL。

制法:当归切片,与红花一起放入葡萄酒中浸泡10天即可。

功效:养血活血,祛瘀通络。

7. **疏肝解郁药膳** 三花茶

原料:玫瑰花7朵,代代花3朵,绿梅花3朵。

制法:将以上三种花放入杯中,用沸水冲泡即可。

功效:行气活血,疏肝解郁。

8. **健脾化湿药膳** 薏苡仁二豆粥

原料:薏苡仁、赤小豆、绿豆各50g。

制法:将以上三味原料洗净入锅,加适量水,小火煮至成粥即可。

功效:健脾化湿。

三、药酒疗法

（一）概述

酒，素有"百药之长"的美誉，为水谷之气，味辛、甘，性热，有小毒，入心、肝、肾三经，有畅通血脉、活血行气、祛风散寒、通络止痛、健脾养胃、杀虫辟瘴、促消化及引药上行、助运药力等多种作用。李时珍曾在《本草纲目》中指出："酒，天之美禄也。面曲之酒，少饮则和血行气，壮神御寒，消愁遣兴等。"

药酒，在中医史上被称为"酒剂"，是中医方剂学的重要组成部分，也是我国中医养生健体、防病治病的又一独特医疗方法。药酒是将酒与中药材相结合，用于治病或保健的一种中药制剂，将中药植物的根、茎、果、叶、花和动物内脏或全体以及一些矿物质成分，按照一定的比例浸泡在酒中，使药物的有效成分溶解于酒中，经过一段时间后过滤除渣制成的。在中国最早的中医典籍《黄帝内经》中，就有关于药酒治疗作用的相关记载。东汉张仲景的《伤寒杂病论》中也有红蓝花酒、瓜蒌薤白白酒汤的记载。

（二）药酒服用方法

药酒能有效改善身体素质、补气养血、防病祛病、延缓衰老、益寿延年。一般采用温服，有利于药效的发挥。其剂量可根据药物的性质和个人饮酒的习惯来决定，一般每次服用 10～30mL，每日早、晚饮用，或者是中午、晚上饮用。也可根据病情及所用药酒的性质、浓度而调整。滋补类药酒，可以在就餐时饮用，边饮酒边进餐。酒量小的人，可以把浸泡好的药酒用纱布过滤，加入适量的冷糖水或蜂蜜水进行稀释后饮用。

治疗疾患的药酒，用量应根据医生处方要求或药品说明书来严格掌握。部分药酒只可外用，应根据病情不同和外用药酒的功效不同，在体表患处特定部位，运用涂擦、洗泡等外治方法进行治疗。

（三）常用药酒举例

1. 补益气血药酒　人参酒

原料组成：人参 500g，白酒 500mL，糯米 500g，酒曲适量。

制用方法：

（1）冷浸法：人参加入白酒内，加盖密封，置阴凉处，浸泡 7 天后即可服用，味薄即止。

（2）酿酒法：将人参压末，糯米煮半熟，沥干，酒曲研细末，合在一起拌匀，入坛内密封，周围用棉花或稻草保温，令其发酸，10 天后启封即可饮用，每次 20mL，每日早、晚各服 1 次。

功效主治：补中益气，通治诸虚，适用于面色萎黄，神疲乏力、气短懒言、音低、久病气虚、心慌、自汗、食欲缺乏、易感冒等症。

2. 健脑益智药酒　枸杞红参酒

原料组成：枸杞 30g，熟地黄、红参、淫羊藿各 15g，沙苑蒺藜 25g，母丁香 10g，沉香 5g，荔枝核 12g，炒远志 3g，冰糖 250g，白酒 1L。

制用方法：将前 9 味原料捣碎，置于容器中，加入白酒和冰糖，密封，浸泡 1 个月后，过滤去渣即成。

功效主治：健脑补肾。适用于因脑力劳动过度而精神疲倦、头昏脑涨、腰酸背痛，男子遗精、阳痿，女子月经不调等症。

3. 养心安神药酒　养心安神酒

原料组成：龙眼肉、麦冬各 12g，生地黄 9g，茯苓、柏子仁（去油）、当归身各 6g，酸枣仁 3g，白酒 600mL。

制用方法：将以上药装入纱布袋内，放入容器中，注入白酒，密封浸泡 3 周。每日早、晚各服 30mL。

功效主治：养心安神。适用于心悸怔忡、倦怠乏力、面色无华、失眠多梦等症。

注意事项：脾胃虚弱，肠鸣腹泻者慎服。

4. 延年益寿药酒　枸杞当归酒

原料组成：枸杞240g，龙眼肉120g，当归60g，炒白术30g，大黑豆100g，50度白酒5L。

制用方法：将前4味切成小片，共置于容器中，加入白酒，另将黑豆炒香，趁热投入酒中密封。放置30天后，过滤去渣，取其滤汁，贮瓶备用。浸泡期间，每日振摇1～2次。

功效主治：养血健脾，延缓衰老。适用于精血不足、脾虚湿困所致的头晕、心悸、睡眠不安、目视不明、食少困倦、筋骨关节不利等，或身体虚弱、面色不华。平素偏于精血不足、脾气不健者，虽无明显症状，宜常服，具有保健延年的作用。

5. 治疗湿疹　五子祛风酒

原料组成：川黄柏150g，地肤子、蛇床子、苍耳子、五倍子、黄药子各30g，70度白酒1.5L。

制用方法：将前6味加工成细末，以纱布包好，置于容器中，加入白酒，密封，每日振摇数次，放置10～15天后，过滤去渣，取其滤汁，贮瓶备用。

功效主治：清热燥湿，疏通血脉，消肿止痛，祛风止痒。

四、食醋疗法

（一）概述

食醋，简称醋，含有丰富的氨基酸、有机酸、维生素等营养物质，经常食用可以软化血管、降低血压、预防动脉硬化、降低血糖，同时还有美容、杀菌、减肥等独特作用，长期饮用有利于防治多种疾病。醋的保健功效与药用价值在许多医疗典籍中均有记载。《黄帝内经》记载，水肿病忌盐时，可用醋代替。三国时期华佗用醋治疗蛔虫引起的腹痛。东汉张仲景所著《伤寒论》记载，醋可治疗咽喉痛。《本草纲目》记载，醋能消肿，散水气，杀邪毒，理诸药。

（二）食醋的注意事项

1. 用量要适宜　正常情况下，成人每天摄入20～40mL为宜，最多不要超过100mL，老弱妇孺则应根据体质情况减少用量。服用过后，应及时漱口，以免损伤牙齿。

2. 禁忌人群　食醋虽然对人体有多种保健功能，但对少部分人来说，则不宜食用，如对醋过敏者、胃溃疡患者、低血压患者。另外胆石症患者应少服用食醋，以免诱发胆绞痛。

3. 禁忌同服的药物　服用一些药物后也不宜食醋，如磺胺类药物在酸性环境中易形成结晶，从而损害肾；服用碳酸氢钠、氧化镁、复方氢氧化铝等碱性药物时，若服用食醋，会使药物作用被抵消。服用庆大霉素、红霉素等抗生素时，也最好不要食用醋，以免降低药效。

（三）常用食醋方举例

1. 宁心安眠醋方　桂圆莲子枣仁醋方

原料组成：桂圆肉30g，莲子仁30g，酸枣仁30g，食醋30mL。

制用方法：桂圆肉、莲子仁、酸枣仁放入锅中，加500mL水煮熟，然后倒入食醋，再煮3～5min。

功效主治：宁心安神助眠。

2. 延年益寿醋方　芹菜醋方

原料组成：鲜芹菜500g，精盐适量，酱油适量，香油适量，米醋适量。

制用方法：将芹菜洗净，下沸水锅中煮沸3min，不断翻动，至芹菜熟时捞出。稍冷后切成小段，盛入碗中，加精盐、酱油、米醋和香油等调料，拌匀，即成。佐餐食用。

功效主治：通血脉，降血压，祛风明目，醒脑利水。

3. 滋阴补血醋方　二冬生地醋方

原料组成：天冬15g，麦冬15g，生地黄15g，熟地黄15g，川芎15g，五加皮15g，牛膝15g，桂枝 9g, 汾酒 10L, 蜂蜜、红糖各 100g, 陈米醋 500mL。

制用方法: 将前 8 味捣碎, 放入布袋, 置于瓷坛内, 加入汾酒和蜂蜜、红糖、陈米醋搅匀, 豆腐皮封口, 压以重物, 入锅内蒸 30min, 取出, 埋入土中 7 天以出火毒, 取出即可服用。不拘时饮之。

功效主治: 滋阴补血, 补血息风。

第三节　老年人情志护理

中医学认为, 人有七情变化, 即喜、怒、忧、思、悲、恐、惊。七情是人体对外界客观事物和现象所作出的不同情志反应。七情在正常情况下不会致病, 但如果情志过极超出常度, 就会引起脏腑气血功能紊乱, 导致疾病的发生。七情不仅可以引起多种疾病的发生, 而且对疾病的发展有着重要影响。本节主要介绍情志护理基本原则、基本方法和老年人适用调养情志的调护方法。

一、情志护理基本原则

情志护理以中医基础理论为指导, 以良好的护患关系为桥梁, 应用科学的方法, 改善和消除护理对象的不良情绪。"七情"中心主喜, 肝主怒, 脾主思, 肺主忧, 肾主恐, 此称"五志", 合称情志。情志护理应根据个体情况, 以促进人的身心康复为目的, 采取积极的护理措施, 避免因情志而诱发或加重病情。

（一）诚挚体贴, 全面照顾

随着年龄的增长, 人的情志状态和行为不断变化, 老年人更易于产生焦虑、紧张、悲观、抑郁等各种不良情绪。照护人员需要正确认识老年人的心理活动, 了解日常生活情况, 老年人的家庭角色关系、人际交往等情况, 主动诚恳地去帮助老年人恢复正常的心理状态, 鼓励他们积极地面对生活中的各种困难, 给他们最全面的照顾。孙思邈《备急千金要方》曰:"凡大医治病, 必当安神定志, 无欲无求, 先发大慈恻隐之心, 誓愿普救含灵之苦。若有疾厄来求救者, 不得问其贵贱贫富, 长幼妍蚩, 怨亲善友, 华夷愚智, 普同一等, 皆如至亲之想。"这是对照护人员的要求, 也是进行情志护理的基础。

（二）因人施护, 有的放矢

《灵枢·寿天刚柔》指出:"人之生也, 有刚有柔, 有弱有强, 有短有长, 有阴有阳。"指出了每个人因先天禀赋, 后天培养, 所处自然和社会环境, 生活方式等的不同, 对疾病的反应不同, 因而有各自不同的需求。不同的人即使在同一环境中患有同一种疾病也会产生不同的情绪变化。因此要求照护人员通过观察、交谈等方式, 在充分考虑四个差异（体质差异、性格差异、年龄差异、性别差异）的基础上, 对老年人进行全面评估和资料收集, 从而制订出合适的个体化情志护理的方法。

（三）乐观豁达, 怡情养性

孙思邈在《备急千金要方·养性序》中指出:"夫养性者, 欲所习以成性, 性自为善, 不习无不利也。性既自善, 内外百病自然不生, 祸乱灾害亦无由作。此养性之大径也。"修身养性, 保持心情舒畅, 心清形静, 气血调和, 脏腑功能平衡协调, 从而有益健康。对个人而言, 不管其身体状况如何, 乐观豁达的心情均可以促进身体健康和疾病的康复。应向护理对象说明保持情绪稳定的重要性, 积极宣传心理养生知识, 调动其积极性, 培养他们乐观面对生活的态度。

（四）避免刺激, 稳定情绪

这主要包含了三个方面的内容, 一是要求照护人员为老年人提供一个良好的休息环境,避免不良情绪的产生；二是照护人员应避免语言和行为不当，影响老年人的情绪；三是老年人在进行精神调养时，应做到情绪稳定，戒焦躁，节喜怒。

二、情志护理的基本方法

（一）说理开导

《灵枢•师传》中指出："人之情，莫不恶死而乐生，告之以其败，语之以其善，导之以其便，开之以其所苦，虽有无道之人，恶有不听者乎？"照护人员应针对老年人不同的症结，以说理开导的方法，有的放矢，动之以情，晓之以理，喻之以理，明之以法，减少不良情志对人体的损害，帮助老年人从各种不正常的心态中解脱出来，促进个人的身心康复。

（二）顺情从欲

顺情从欲是指顺从人的意志情绪，满足人体身心需要的一种治疗方法。照护人员应鼓励老年人毫无保留地进行倾诉，充分宣泄内心深处的心理矛盾和痛苦，将压抑已久的不愉快情绪、欲望与冲突等全部发泄出来。对于个人表现出的合理的诉求，应尽力满足。

（三）移情解惑

移情是指利用某些方法转移个人对疾病的注意力，改变其消极情绪，促进疾病康复。包括：①言语诱导移情：用言语进行说理开导，讲解疾病相关知识，使老年人消除顾虑。②兴趣爱好移情：指通过了解老年人的兴趣爱好，如书法、绘画、下棋等，投其所好来帮助其排解不良情绪，使其情绪愉悦。③运动移情：鼓励老年人在身体条件允许的情况下，通过户外运动，感受大自然的美好，来忘却烦恼。

解惑是通过一定的方法解除老年人对事物的误解和疑问，从而尽快恢复健康。由于身体功能退化与信息来源匮乏，老年人常常产生各种各样的疑问或猜测得不到可靠的答案，或小病疑大，或轻病疑重，或久病疑死，最终疑虑成疾，甚至使无病之躯真的疑出一场大病。这种情况在性格抑郁、沉默寡言的老年人身上更为常见。对待老年人，照护人员要耐心积极地向他们宣传有关疾病的知识，解除不必要的疑虑。

（四）发泄解郁

发泄解郁法是指通过发泄、哭诉等方式将忧郁、悲伤等不良情绪宣泄出来，达到释情开怀、摆脱苦恼、身心舒畅、恢复心理平衡的目的。常用的发泄解郁法有挥泪痛哭法、倾诉表苦法等。对于确有悲郁之情的老年人，应引导老年人向照护人员倾诉，使悲郁之情得以发泄舒展，使气机调畅。但哭泣不宜过久、过重，以免伤身。

（五）以情胜情

以情胜情又称情志制约法，是指有意识地采用一种情志抑制另一种情志，达到淡化甚至消除不良情志的效果，以保持良好的精神状态的一种情志护理方法。怒伤肝，悲胜怒；喜伤心，恐胜喜；思伤脾，怒胜思；忧伤肺，喜胜忧；恐伤肾，思胜恐。以情胜情法还提示照护人员对于过度悲伤，忧虑的老年人可以让其多听相声、笑话等以调节患者情绪。但应注意的是，在运用"以情胜情"方法时，要掌握老年人对情感刺激的敏感程度。选择适当的方法，避免太过。

（六）暗示法

暗示法指运用语言、行为、举止等给护理对象以暗示，从而使其解除精神负担的一种护理方法。暗示法要求双方应当先建立起深厚的信任，根据护理对象的不同心理、情绪状态采用相对应的暗示法，才能更好地发挥作用。暗示作用不仅影响人的心理与行为，且能影响人体的生理功能。如《三国演义》里"望梅止渴"的故事，就是暗示法的典型例证。

（七）药食法

适当的方药或食物，可养心安神、疏肝理气，以达到调节情志活动的目的，如逍遥散有疏肝解郁、调畅情志之功效；泻青丸有清泻肝火之功效，可缓解郁怒而致的肝火郁结等。

三、情志调养方法

（一）以情胜情

以情胜情心理疗法运用了五脏与情志之间所存在的五行生克原理，用能够制约或克制老年人已有的、过度的某种情绪的另外一种情绪，达到协调平衡的目的。

喜，指喜悦、高兴的情志活动。喜为心志，五行属火。

悲，指悲伤、悲痛的情志活动。悲为肺志，五行属金。

怒，指愤怒的情志活动。怒为肝志，五行属木。

思，指思考、思虑的情志活动。思为脾志，五行属土。

恐，指恐惧、害怕的情志活动。恐为肾志，五行属水。

1. **喜胜悲法**　悲则气消，而适度的喜悦之情可令气血和畅，有益于健康。悲哀过度，肺气耗伤，进而影响到其他脏器功能甚至发生病变。喜胜悲法，指以火制约金，运用幽默的、让人兴奋的言语或行为，令老年人感到内心的高兴与喜悦，由此来克制因悲伤过度带来的情感障碍和疾病。

2. **悲胜怒法**　大怒、暴怒伤肝，肝气疏泄太过则气机上逆血随气升，易出现头痛、头晕甚至昏迷的症状。肝气横逆犯于脾胃，则出现泄泻、腹胀、呃逆呕吐等症状。肝气疏泄功能的失常亦可影响到各个脏腑的生理功能。悲胜怒法，即用金来制约木，运用各种方法令老年人产生悲伤的情绪，来克制由愤怒造成的情感障碍和疾病。

3. **怒胜思法**　思虑太过，气结于中，则会导致中焦气机不畅，出现腹胀便溏、纳呆食少、肌肉消瘦等症状。同时思亦耗伤心血，令神失所养，亦可出现失眠、心悸健忘等症状。怒胜思法，即用木制约土，通过激怒护理对象以克制由于思虑过度导致的疾病。

4. **思胜恐法**　长期的恐惧和害怕会令肾气受损，不能固摄，易出现遗精、二便失常等症状。思胜恐法，即以土制水法。通过开导，令护理对象主动思考或反思，排除由惊恐带来的不适症状。

5. **恐胜喜法**　适度的喜悦可令人心情舒畅，气血运行和缓，但过喜则会令心气涣散，神不守舍，甚至出现失神、癫狂等表现。恐胜喜法，即以水制火法，通过某种方法令护理对象产生恐惧，进而克制由于喜乐过极产生的症状。

（二）趋吉避凶，尽孝有道

子女对老年人的孝顺不仅体现在物质上的支持，更关键的是精神上的关怀和慰藉，老年人多易于伤感，感则易病。对于容易引起老年人情绪波动的环境和因素应当尽量避免，子女与老年人在日常生活中的相处也要注意细节和方式。现代社会生活节奏快、压力大，子女往往不能有足够的时间和精力陪伴父母左右，在保证父母物质生活需求的同时，容易忽略老年人的情感需求。照护人员与老年人的相处中，更应关注细节，用恰当的方式来满足老年人的情感需求。早在宋代，老年养生家陈直提出"凡丧葬凶祸，不可吊令，疾病危困，不可令惊；悲哀忧愁，不可令人预报"。对于老年人而言，一旦遭遇大的情志刺激，将对身心造成长期的不良影响，导致"因生余疾"。因此，丧葬场合及其他触动心神的场景，照护人员尽量让老年人避免接触，对于能刺激老年人的情志信息应当善意地隐瞒，照护人员不能如实相告令其受惊。积极地为老年人营造一个好的环境氛围，让他们感受到平稳生活的快乐。

（三）移情易性，情趣养生

明代高濂于《遵生八笺·燕闲清赏笺》中谈及古玩书画、文房器具、花竹琴香等，均可安然悦心，安神养寿。叶天士亦提出："郁证全在病者能移情易性。"因此，为人子女应当择取老年人喜爱之物供其玩赏，如此一来，老年人便将心思用于所爱好之物，自以为乐，可预防和减少老年人不良情绪的产生。老年人应当有自己的兴趣爱好和娱乐方式以寄性移情，陶冶性情。在情绪低落、烦闷不安时，通过聆听音乐，欣赏戏剧，观看小品相声等形式来消解不良情绪，对老年人而言是行之有效的方法。老年人在平日生活中根据自己的爱好，从事自己感兴趣的活动，例如书法、绘画、乐器、花鸟等等，这些方式均可很好地寄托情怀，怡养心神。照护人员也可引导老年人进行文娱活动，老年人保持良好的心情对于预防疾患大有益处。

（四）情感沟通，动之以情

老年人自身要善于沟通交流，内心才不会郁闷、孤寂，而交流本身也是一个情感释放的过程。人到暮年，容易丧失活力，疏于交流表达，应当多和亲人朋友们一起漫步、聊天、谈笑，让心情轻松愉快。除了老年人主动与人沟通交流外，作为老年人的子女及身边亲近的人更应及时与老年人沟通，满足老年人的需求。良好的情感交流需要双方的主动与理解。《灵枢·师传》曰："人之情，莫不恶死而乐生，告之以其败，语之以其善，导之以其所便，开之以其所苦，虽有无道之人，恶有不听者乎？"面对老年人的情志失调，照护人员需要用语言去循循善诱、一步步开导，和老年人说明白其中的道理所在，帮助其摆脱内心的痛苦。说理开导时需注意措辞与方式，不可语气生硬、强行灌输道理，以免引起老年人的反感与不适。有些老年人长期慢病缠身，迁延难愈，加上对死亡的恐惧之心，容易出现焦虑、多疑、悲观、自暴自弃等消极甚至厌世的心理。日常生活中，这部分老年人多抑郁寡言，有时或脾气暴躁，稍遇一些琐碎之事就大发雷霆。对于老年人的情绪和心理变化，家属应当谅解，多给予关注和关怀，并且要耐心地去沟通和引导。最忌讳在老年人情绪不稳定时与其争吵或是争辩，会伤害到老年人的自尊心，激化情绪。良好有效的语言劝导和积极正确的语言以及行为暗示，不仅可以缓和老年人的不良情绪。与此同时，老年人良好的自我暗示亦对改善不良情绪大有益处。

（五）寄情于景，赏心悦目

美好的自然环境能够舒缓和改善人的情绪和心境。历代养生家都主张亲近大自然。置身于大自然之中，可以帮人们摆脱烦恼、忧愁、悲哀及忧虑等不良情绪，开阔视野与心境。陈直在《寿亲养老新书》中提出："从容步山径，抚松竹，与麛犊共偃息于长林丰草间，坐流泉，漱齿濯足。"鼓励老年人们应当经常回归自然，于自然美景中排解忧愁、调畅情志。倡导老年人应根据四时气候变化的不同来对精神情志进行调养。春季肝气生发，情志宜畅，应采用春游的方式来调节情志，令老年人心情舒畅。夏季心气旺盛，暑毒外蒸，亦可让老年人与年龄相仿，志趣相投之人谈论往昔、闲话生活。秋季肃杀清冷，草木黄落，在脏应肺，老年人容易触景生情，悲观伤感，子女要多关注老年人的情志活动，如若发现老年人情绪低落，应多加劝导。冬季老年人则应当收敛心志，减少外出。欣赏美景，体察万物，陶冶情志，得到心灵的净化和精神的升华，达到身心愉悦的目的。

（六）形神共养，神安意和

通过调节气血、平衡阴阳的形式，令形体安和，形神共养。一些运动形式（如散步）对老年人而言简便易坚持，是情志调节很好的辅助手段。老年人居家得闲之时，应该在室内缓缓行走，振衣定息，从容展步，让筋骨活动、血脉流通。进食之后应当缓步行走，这样可以促进胃对食物的腐熟，有利于食物的消化与吸收。散步要根据自己的体力和精力来进行，不可勉强，否则伤及筋骨，散步之时不要与人交谈，否则会耗气。如果实在需要语言交流，需要散步停下后交谈。有些中医传统功法有着调和气血、舒经活络的功效，动作和缓，便于操作，运动幅度和强度非常适合老年人锻炼，如太极拳、八段锦、五禽戏等。但老年人在练习这些功法的同时，需要注重方法，根据自己的身体情况量力而行。

第四节　老年人五行调护

五行是指木、火、土、金、水五类物质的运动，其中"五"是指木、火、土、金、水五种构成世界的基本物质；"行"是指这五种物质的运动变化。人们用五行来概括、归纳自然界的各种事物和现象,使五行成为一个抽象的哲学范畴。五行学说是中医基础理论的重要组成部分,它是用木、火、土、金、水五种物质的特性及其相互之间的关系来解释和认识宇宙的一种世界观和方法论,其含义深刻,内涵丰富。五脏共同的生理特点是化生和贮藏精气,藏而不泄。五脏功能各有所司,又相互协调,共同维持人体生命活动过程,并且与六腑、形体官窍、环境等密切联系,形成了五个特殊的功能系统。本节通过对这五个功能系统的分别论述,揭示人体在生克制化的运动变化中维持动态平衡,得以生存和发展的状态。

一、五行养肝

肝位于右胁部,横膈之下。肝五行属木,为阴中之阳,与胆相表里。肝的主要生理特性是主升、主动,喜条达而恶抑郁,故称之为"刚脏"。肝为罢极之本,将军之官,魂之处,血之藏,筋之宗。

（一）主要生理功能

1. **主疏泄** 疏,即疏通;泄,即发泄,升发。肝主疏泄,是指肝具有疏通、畅达、升发全身气机,通而不滞,散而不郁的作用,反映了肝主升、主动、主散的生理特点。气机是指气的升降出入运动。人体脏腑、经络、形体官窍的功能活动,均依赖气的升降出入运动。肝主疏泄对于气机调畅具有重要的调节作用,同时也是维持肝本身及相关脏腑功能协调有序的重要条件。

肝主疏泄的功能主要表现如下。

（1）调畅气机:肝疏泄正常,则气血调和;肝失疏泄,根据所致病证的不同表现,可分为肝气疏泄太过或不及两个方面。疏泄太过,可致肝气上逆,出现急躁易怒,面红目赤,胸胁乳房走窜胀痛,甚则吐血、咯血,猝然昏仆;若疏泄不及,可致肝气郁结,出现郁闷、悲忧欲哭、胁肋乳房少腹胀痛,瘤积、膨胀等。

（2）维持气血运行:肝主疏泄功能,直接影响人体的气机。只有肝疏泄功能正常,肝气调达,才能充分发挥心、肺、脾和肝对血液的调节作用,气血运行才能得以维持。若肝失疏泄,则必然影响气血的运行。如气滞血瘀,则出现胸胁刺痛,甚至痞积、肿块、痛经、闭经等症;若气机紊乱,或血随气逆,或血随气陷,均可导致血不循常道,溢于脉外而出血。

（3）促进消化:肝主疏泄功能一方面可调节脾胃气机升降,脾升胃降,一运一纳,共同完成食物的消化、吸收与输布。肝失疏泄,犯脾克胃,则脾不升清,出现脘腹胀痛,称肝脾不和;胃不降浊,则出现嗳气、呃逆、呕吐、恶心、脘腹胀痛,称肝胃不和;另一方面脾促进胆汁的分泌与排泄。肝气郁结,胆汁分泌排泄异常,则出现胁肋苦满、黄疸等。

（4）调节情志:情志是人的精神意识对人体内外环境刺激的不同反应,属于狭义之神,包括精神、意志、情绪活动,亦称为七情。人的情志,主要由心神所主,并与肝的疏泄功能密切相关。肝疏泄功能正常,则气机调畅、气血和调,心情舒畅;若肝失疏泄,则气机郁滞,出现郁闷、抑郁、多愁善感等症。情志异常,气机失调,也可影响肝的疏泄功能。郁怒可直接影响肝的疏泄功能,致肝气郁结,影响脾胃功能,导致肝脾不和或肝胃不和,称为"怒伤肝"。

（5）调理冲任:肝的疏泄功能与肾的封藏功能协调配合,共同调节男子排精和女性月经。肝主疏泄功能正常,气机调畅,则男子精液排泄通畅有度,女子月经周期稳定,行经通畅;反之,则出现男子排精不畅或女子月经不调等症。

2. **主藏血** 肝有贮藏血液、调节血量的生理功能。肝贮藏血液,不仅濡养肝自身,而且可制约肝阳,防止过亢,保证血液不溢出脉外,以防止出血,又可调节血量,当人体处于安静状态时,人体血液需求量减少,部分血液回流到肝中贮藏起来;当人体处于活动状态时,人体血液需求量增加,肝内血液又输送到全身,满足人体活动所需。如肝气虚弱,肝藏血失职,或肝火旺盛,灼伤脉络,迫血妄行,则可致各种出血,如吐血、出血、咯血、月经过多、崩漏等,称为肝不藏血。

（二）肝与形、窍、志、液的关系

1. 在体合筋，其华在爪　在体合筋是指人体筋膜的运动有赖于肝血的濡养。筋膜附于骨而聚于关节，筋的收缩和舒张调节人体运动功能。若肝血充足，筋有所养，则肢体运动灵活有力；肝血不足则筋失所养，筋骨活动无力，易疲劳，甚则手足震颤，肢体麻木，故称"肝者罢极之本"。爪，即爪甲，肝其华在爪，是指爪甲的情况可以反映肝的功能。肝血的盛衰可影响爪甲的荣枯。肝血充足则爪甲坚韧光亮；反之，则爪甲软薄色枯脆裂，故称"爪为筋之余"。

2. 开窍于目　开窍于目是指肝的经脉上连目系，肝之气血循肝经上注于目，目的功能有赖于肝的疏泄和藏血功能。肝的功能状态可以从目反映出来，如肝血充足，肝气调达，则目能视物辨色；肝阴血不足，则两目干涩、视物昏花或夜盲；肝火上炎，则目赤肿痛，甚至生翳；肝阳上亢，则头晕目眩；肝风内动，则两目斜视等。

3. 在志为怒　在志为怒是指肝与怒的情志有关。怒属于不良的情志刺激，可使气血上逆。肝主疏泄，阳气升发，为肝之用，故怒为肝之志。怒易伤肝，暴怒可致肝气上逆，甚则血随气逆，上逸于头部而突发昏厥。反之，肝阴不足，肝阳上亢，则易急躁易怒。

4. 在液为泪　在液为泪是指肝开窍于目，泪从目出，肝与泪有密切的关系。在正常状态下，泪液滋养目而不外溢。但在病理状态下，肝的病变可以从泪的分泌情况反映出来，如肝阴血不足则两目干涩；肝经风热则迎风流泪。

（三）肝脏的调护

古人称"木曰曲直"。"曲直"实际是指树木的生长形态，为枝干生长，向上向外周舒展，变化曲直的过程。因而可引申为具有生长、升发、条达舒畅等作用或性质的事物，均归属于木。春天天气变暖，万物复苏，花草树木都从隆冬苏醒，开始生长发育，大地生机勃勃，正是草木生发的时机，人体也在这个季节里属于一种生发状态，因此，春天属木。肝喜条达，有疏泄的功能，对人体之气具有疏通发泄，通达条畅的作用，故以肝属"木"，属春天。

属木的器官是肝、胆、眼睛，属木的情志是怒，属木的味道是酸味，属木的食物是青色食品。肝脏养生最简单、最主要的方法便是闭目养神，平心静气，避免怒发冲冠，气机逆行。同时，增加酸性食物的摄入，适量食醋，在春天，顺应时势，多吃一些应季的绿色食物。

老年人常常出现视力下降，眼睛干涩的现象，这与木系器官功能下降有很大的关系，可以适当增加属木的青色食物的摄入。它们对应人体的肝脏及胆，含有大量的叶绿素、维生素及纤维素，能协助器官加速排出体内的毒素，同时配合食用清肝明目的中药泡水代茶饮用，如野菊花、决明子等。推荐食物包括菠菜、油菜、韭菜、蒜苗、白菜、包心菜等各式绿色叶菜。

二、五行养心

心位于胸中，两肺之间，膈膜之上，有心包卫护于外。心五行属火，为阳中之阳，与小肠相表里。心主宰着整个人体生命活动，故称为"君主之官""五脏六腑之大主"。

（一）主要生理功能

1. 心主血脉　血，指血液；脉，指脉管，又称脉道。心主血脉是指心气推动血液在脉管中运行，周流不息，循环无端，发挥濡养作用。心主血脉包括主血和主脉两个方面。心主血是指心主司一身血液的运行及生成，主要依赖心气的推动和调控作用。心主血的内涵还包括心有生血作用，即所谓"奉心化赤"。主要是指饮食水谷经脾胃运化生成的水谷精微，必须依赖心气的作用，才能转化为营气和津液，化赤而形成血液。心主脉是指心气推动和调控心的搏动和脉管的舒缩，使脉道通利，血液通畅。脉为血之府，是血液循行的通道，营气与血并行于脉中。心、血、脉密切相连，形成一个密闭的循环系统。心气充沛、脉管通畅、血液充盈是心正常发挥主血脉功能的前提条件，其中心的正常搏动起着主导作用。心主血脉功能外在表现于面部、舌象、脉象、胸部感觉等方面。心主血脉功能正常，则面色红润有光泽，舌色淡红而润泽，脉和缓有力,胸部舒畅;反之,则面色淡白无华,舌色淡白,脉细无力,心悸;若心血瘀阻,则面色晦暗,舌色紫黯或有瘀斑,脉涩或结代,胸前区憋闷刺痛。

2. 心主神志　心主神志亦称心藏神或心主神明。心藏神,是指心具有主宰人体生命活动和精神、意识、思维活动的功能。人的精神意识、思维活动虽由五脏协同完成,但是在心主宰下完成的。心神能驾驭五脏之精气,调节各脏腑的生理功能,故《灵枢邪客》中称心为"五脏六腑之大主"。血液是心神的主要物质基础,故心主血脉与心主神志密切相关。心主血脉是心藏神的基础,而心藏神则是心主血脉的主宰。心气充沛、心血充盈,脉道通利,则心藏神功能正常,表现为精力充沛,意识清楚,思维敏捷;反之,则出现精神萎靡,心神不宁,思维迟钝。

(二)心与形、窍、志、液的关系

1. 在体合脉,其华在面　在体合脉是指全身的血脉均归属于心;其华在面是指心的功能正常与否,可通过面部色泽的变化反映出来。如心气足,心血充盈,脉道通畅,则面部红润光泽;心气血虚,则面白无华;心脉瘀阻,则面色青紫。

2. 开窍于舌　舌为心之苗,为心之外候。开窍于舌是指心的精气盛衰及其功能可反映于舌的变化。舌的味觉、言语功能有赖于心主血脉和心藏神的功能。心经的别络上系于舌,故舌的色泽反映心主血脉的功能,舌的运动反映心藏神的功能。如心气血足,则舌质红润,运动自如,味觉灵敏,言语流利;心火上炎,则舌尖红,口舌生疮。

3. 在志为喜　在志为喜是指心的功能与喜的情志密切相关。一般而言,喜属于人体对外界刺激产生的良性反应,有益于心的功能,如《素问本神》说"喜则气和志达,营卫通利"。但喜乐过度,则可使心神涣散,甚至心神错乱,出现"喜伤心"的病理表现。

4. 在液为汗　在液为汗是指心功能与汗液有密切关系。汗为津液化生,津液又是血液的重要组成部分,血为心所主,故称"汗为心之液"。心功能正常与否直接影响汗液的排出。心气不足,卫表不固,则自汗;心阴虚,火热内扰,则盗汗。

心包络,又称心包,是心外的包膜,其上附有脉络,是通行气血的经络。心包络有保护心的作用。外邪侵袭于心,则心包络首先受邪。心包与三焦相表里。心包受邪所表现的病证、诊疗与护理与心相似。

(三)心脏的调护

古人称"火曰炎上"。"炎上",是指火具有温热、上升的特性。因而引申为具有温热、升腾作用的事物,均归属于火。南方炎热,与火相似。属火的时令是夏季。夏季万物茂盛,气候炎热,代表气体向上的运动方式。心阳有温煦的作用,火有阳热的特性,故以心属"火";属夏天。

属火的器官是心、小肠、舌,属火的情志是喜,属火的味道是苦味,属火的食物是赤色食品。心为火,火为散,因此老年人养生一定注意夏天少吹空调,让自己的身体在夏天得到一定发散,很简单的一句话:该出汗就出汗。苦味属火,苦入心,因此有的养生书籍里提到,建议多吃苦瓜,对控制心血管疾病有一定疗效,还能起到降血糖、降血压、降血脂等作用。但是,中医讲究阴阳平衡,过犹不及,过度食用苦味,反而会令心火过盛,导致心脏疾病的产生,因此,老年人在食疗过程中一定要注意适量食用,切记过苦伤心。

养心最好吃些赤色食物,通常这种颜色给人的感觉就是温、热,它们对应的是同为红色的血液及负责血液循环的心脏,气色不佳、四肢冰冷的虚寒体质的老年人也可以多吃一些。推荐食品如红薯、胡萝卜、红枣、西红柿等。

三、五行养脾

脾位于中焦,在膈之下。脾五行属土,为阴中之阴,与胃相表里。脾的主要生理特性是脾气宜升,喜燥而恶湿。脾为后天之本,气血生化之源,与胃共为"仓廪之官"。

（一）主要生理功能

1. 主运化　运，即输送转运；化，即消化吸收。脾主运化是指脾具有将水谷转化为精微，并将其吸收、转输至全身，以维持人体生命活动的功能。脾的运化功能包括运化水谷和运化水液两个方面。

（1）运化水谷：水谷，泛指各种食物。运化水谷是指脾对食物的消化、吸收及输布作用。饮食入胃，经胃初步消化，下达小肠，进一步消化分解成精微和糟粕，再经胃肠道吸收水谷精微，最终将水谷精微转输到全身，以濡养脏腑组织器官。但是以上过程必须依赖脾的运化、转输和散精功能，才能对水谷进行彻底消化。精微物质上输于肺，经肺的宣降功能输布于周身。由于水谷精微是人体气血生成的主要物质基础，是人体出生后维持生命活动所必需的营养物质的主要来源，故称脾为"气血生化之源""后天之本"。脾气健运，则气血充沛，身体健康；脾失健运，则出现食欲缺乏、腹胀、便溏、消瘦、倦怠等症。

（2）运化水液：是指脾对水液具有吸收、输布的功能，是脾主运化的组成部分。人体全身水液代谢主要通过脾、肺、肾三脏的协调配合来完成。水液入胃，脾将其清者吸收后，上输于肺，经肺布散全身；将水液之浊者，转输于肺肾，经肺的宣降及肾的气化，化为汗液和尿液排出体外。脾运化水液功能健旺，则水液在人体内运行正常，以滋养全身脏腑组织器官。反之，则水湿停聚，产生痰饮。

2. 主升清　升，即上升；清，即水谷精微等营养物质。脾主升清是指脾气的运化特点是以上升为主，故称"脾气主升"。脾气将水谷精微向上输送至心、肺、头、目，通过心肺的功能化生气血，布散全身，以发挥濡养作用。脾气宜升则健，若脾不升清，则水谷不能运化，气血生化乏源，出现神疲乏力、头晕目眩、腹胀、便溏等症；此外，脾主升清，还可维持内脏位置相对固定。若脾气下陷，升举无力，可见久泄脱肛、内脏下垂等症。

3. 主统血　统，即统摄、控制。脾主统血是指脾有统摄血液在脉管中运行，防止其溢出脉外的功能。脾统血功能通过气的固摄作用来实现。脾气健运，则气血生化有源，气的固摄力强，血不溢于脉外。脾失健运，则气血不足，气的固摄力弱，血不归经，导致出血，称为脾不统血。

（二）脾与形、窍、志、液的关系

1. 在体合肉，主四肢　在体合肉，主四肢是指全身的肌肉、四肢靠脾运化和输布的水谷精微来濡养。若脾气健运，气血充足，则肌肉丰满壮实，四肢活动灵活，动作敏捷；脾失健运，气血不足，则肌肉瘦削，四肢痿软无力。

2. 开窍于口，其华在唇　开窍于口是指饮食口味、食欲与脾的运化功能密切相关。如脾运化正常，则食欲旺盛。若脾失健运，则不思饮食、口淡无味，或出现口甜、口腻等症。其华在唇，是指口唇的色泽反映脾的功能状态。口唇的色泽与人体气血是否充盛有关，而脾为气血生化之源，因此，脾气健运，则口唇红润有光泽；脾失健运，则口唇淡白无华。

3. 在志为思　思，即思虑，正常限度内的思虑属于人体正常的情志或心理活动。在志为思是指脾的生理功能与思的情志有关。思虽为脾志，但与心神有关。思虑太过最易影响脾气的运化功能，致脾胃气结，脾不升清，而出现不思饮食、脘腹胀满、头晕目眩等症，称为"思伤脾"。

4. 在液为涎　涎为口津，即唾液中较清稀的部分，具有润泽口腔的作用，有助于食物的咀嚼、吞咽和消化。脾在液为涎是指脾与口中涎液有密切关系，涎是由脾气所化生，并转输布散，脾气健旺，则津液上注于口而为涎，不溢出口外。若脾胃不和，则涎液分泌增加，出现流涎等症。若脾精不足，津液不充，则涎液分泌量减少，见口干舌燥。

（三）脾脏的调护

古人称"土曰稼穑"，是指土有种植和收获农作物的作用。因而引申为具有生化、承载、受纳作用的事物，均归属于土，代表气的平稳运动，故有"土载四行"和"土为万物之母"之说。属土的时令是长夏。这是指在夏天中干热过去，开始下雨的一段时间，此时暑热多湿，正是万物蔬果生长的时期,与土性相应。脾为生化之源,土有生化万物的特性,故以脾属"土"。

属土的器官是脾、胃、口,属土的情志是思,属土的味道是甘味,属土的食物是黄色食品。脾的作用简单地说,就是将食物的精华往上送,送到心肺,因为火生土,土生金,所以脾与心肺的关系密切。当脾功能出现异常,食物的精华不能上达心肺,只能通过尿液排出体外,此时血糖便会出现问题,因此老年人常见的糖尿病本质上也是脾功能异常的一种表现。老年人想要养好脾胃,在日常生活中,要饮食有节,作息规律,少思少气,适量运动。

因有四季而有四行,但夏天和秋天之间要有过渡段,因此便有了长夏。长夏多雨,是一年中最湿的时期。湿气过多会伤害脾胃,脾胃受伤影响食欲,所以盛夏季节老年人总是没有胃口。这时候在饮食上就要"多甘多苦",老年人在血糖正常的情况下,可以适量吃一些甜的食物来补充脾气;按五行来讲,属火的心滋养属土的脾,多吃苦味强心的食物也可健脾。

脾、胃在人体中扮演着养分供给者的角色,将其调理好了,气血才会旺盛。随着年龄的增长,老年人器官功能下降,在饮食上,应注意保养脾胃,可以多吃些黄色食物。推荐食物如莲藕、橙子、南瓜、玉米、黄豆。

四、五行养肺

肺位于胸中,上通于喉咙,左右各一。肺五行属金,为阳中之阴,与大肠相表里。肺为气之本。在脏腑中,肺位置最高,故称"华盖"。肺通过鼻与外界相通,易受邪,又称"娇脏"。

(一)主要生理功能

1. 主气、司呼吸　肺主气的功能,包括主一身之气和呼吸之气两个方面。肺主一身之气,是指肺有主持、调节全身之气的作用。一是体现在宗气的生成。宗气是由肺吸入的清气与脾胃运化的水谷精气相结合而成,因此,呼吸功能正常与否,直接影响宗气的生成;二是体现在对全身气机的调节。肺有节律地呼吸运动,调节着全身之气的升降出入运动。呼吸是机体与外界环境进行气体交换的过程。肺司呼吸的功能,是指肺主呼吸之气。肺是体内外气体交换的场所。通过肺的呼吸,吸入自然界的清气,呼出体内的浊气,实现了体内外气体的交换。肺不断地呼浊吸清,吐故纳新,从而保证了人体正常的生命活动。

肺主气和肺司呼吸密不可分。肺吸入的清气是人体一身之气的来源之一,肺的呼吸运动对全身气机运动起重要的调节作用。可见,肺司呼吸是肺主气功能的基础,肺的呼吸匀调通畅,则全身之气生成充足,气机调畅。

2. 主宣发、肃降　主宣发、肃降是肺气运动的两种基本形式。宣发是指肺气向上、向外的运动,肃降是指肺气向下、向内的运动。肺的宣发和肃降,在生理上相互配合,在病理上相互影响。肺主宣发主要表现在:排出体内浊气;将脾转输来的水谷精微布散周身;宣发卫气,布散全身,外达肌表,司腠理开合,化津液为汗液,由汗孔排出体外。肺主肃降主要表现在:吸入自然界清气;将清气和水谷精微向下布散,以濡养脏腑组织,维持其正常的生理功能。肺气肃降还能通调水道,下输水液,经肾气化作用化浊液为尿液,注入膀胱,排出体外;清肃肺和呼吸道内异物,保持其洁净通畅。肺的清肃特性是保证肺气宣降运动正常进行的重要条件。

3. 主行水　主行水又称肺主通调水道,是指肺的宣发肃降对体内水液的输布和排泄起着疏通和调节的作用。由于肺位置最高,又在水液代谢中发挥重要作用,故称"肺为水之上源"。肺通过宣发运动,将水液向上、向外布散全身,外达皮毛,最终以汗液形式由汗孔排出体外;通过肃降运动,将水液向下、向内输布,后经肾和膀胱的气化,以尿液的形式由尿道排出体外。如肺失宣发,则出现无汗、水肿等症;如肺失肃降,则出现小便不利、水肿等症。

4. 朝百脉　朝百脉是指全身的血液通过百脉会聚于肺,经肺的呼吸,进行体内外清浊之气的交换,将富有清气的血液通过百脉输送全身。肺朝百脉的功能是肺气宣降运动的具体体现,同时也是肺助心行血功能的依据。说明全身的血和脉虽统属于心,但血液运行有赖于肺气的分布和调节。若肺气壅塞，则致血脉瘀滞，出现心悸、胸闷、唇舌青紫等症。

5. 主治节　主治节是指肺对全身各脏腑组织器官的生理功能起着治理调节的作用。肺的治节作用主要表现在：一是肺司呼吸，呼浊吸清，对完成体内外气体交换起着调节作用；二是调节气机，肺的呼吸运动是气的升降出入的具体表现，使气机调畅；三是肺朝百脉，而助心行血，能推动和调节血液的运行；四是调节水液，肺通过宣肃运动，推动和调节水液的输布和代谢。故肺主治节，是对肺主要生理功能的高度概括。

（二）肺与形、窍、志、液的关系

1. 在体合皮，其华在毛　皮毛，包括皮肤、汗孔、毛孔和毫毛等组织，是一身之表，具有防御外邪、调节津液代谢、调节体温和辅助呼吸的作用。在体合皮是指全身的皮肤都归属于肺，依赖肺宣发的卫气来温养和润泽。其华在毛，是指肺具有润泽皮毛的作用。肺与皮毛相互为用。肺的生理功能正常，则皮肤、毛发润泽，抵御外邪能力较强。

2. 开窍于鼻　开窍于鼻是指鼻位于呼吸道最上端，与肺系（喉咙、气管等）相通而联于肺，具有主通气和主嗅觉的功能。鼻是呼吸的门户，是气出入肺的通道。鼻的通气和嗅觉均依赖肺气的功能。因此肺气宣畅则呼吸平和、嗅觉灵敏；肺失宣肃则鼻塞、呼吸不利、嗅觉失灵，故《灵枢脉度》说"肺气通于鼻，肺和则鼻能知臭香矣"。

3. 在志为悲　在志为悲是指肺与悲的情志有密切关系。生理状态下，悲为由肺的精气所化生，是肺的生理功能的表现形式。病理状态下，过度悲伤或忧愁属于不良的情志变化，皆可损伤肺的精气，导致肺气宣降失常，而出现呼吸气短等肺气虚之证，即所谓的"悲忧伤肺"。当肺气虚时，则易产生悲忧情绪。

4. 在液为涕　涕，这里指鼻涕，生理状态下，鼻涕有润泽鼻窍的作用。鼻为肺窍，肺的功能状态可从涕的变化中反映出来，故肺在液为涕。若寒邪袭肺，肺气不宣，则鼻流清涕；肺热壅盛，则鼻流黄涕；燥邪伤肺，则见鼻干而痛。

（三）肺脏的调护

古人称"金曰从革"。"从革"是指"变革"的意思。引申为具有清洁、肃降、收敛等作用的事物，均归属于金，代表气体向内收缩的运动方式。肺气主肃降，金有清肃、收敛的特性，故以肺属"金"；日落于西，与金相似。属金的时令是秋季。秋天西风萧瑟，万物收敛稳固，树叶金黄凋落，符合金性。

属金的器官是肺、大肠、鼻，属金的情志是悲，属金的味道是辛味，属金的食物是白色食品。人体五脏六腑中的肺和大肠属金，而鼻子是肺的表象。人感冒的时候会咳嗽、流鼻涕，就是肺热的表现。

秋天草木开始枯萎，很容易让人感时伤月，心情抑郁。悲属金，跟肺同源，过度悲伤就会造成肺损伤，这是五行中的精神影响，因此老年人秋天容易咳嗽。根据五行中土生金的理论，脾胃功能弱，则土难生金，这是肺病的关键。所以，只有能吃、吃好，少悲思，肺气才能充足，全身上下才会觉得有气力。

肺脏娇气，对于食物而言，最稳妥的保健方法就是吃新鲜的，刚刚收获下来的食物，新鲜的食物都带有兑泽之气，可滋养五脏。金系食物对应的主要是肺脏，大多是白色食物，它们性情偏平、凉，能健肺爽声，还能促进肠胃蠕动，强化新陈代谢，让肌肤充满弹性与光泽。推荐食物如大米、百合、山药、梨、白萝卜等。

五、五行养肾

肾位于腰部，在脊柱两侧，左右各一。肾五行中属水，与膀胱相表里，为阴中之阴。肾的主要生理特性是主闭藏，主守位，主一身阴阳。肾为先天之本，精之处，又称为"作强之官""水脏"等。腰为肾之府。

（一）主要生理功能

1. **主藏精**　主藏精是指肾具有封藏、贮存人体之精气的功能。精是构成和维持人体生命活动的基本物质，有广义和狭义之分。肾中所藏之精，是指狭义的精，一是来源于先天之精，即父母的生殖之精；二是来源于后天之精，即脾胃运化生成的水谷之精。二者藏于肾中，相互依存，相互为用，统称肾精。先天之精，藏于肾。人出生后，依赖后天之精不断培育和充养，成为人体生育繁衍的基本物质，又称为"生殖之精"；后天之精，是人出生后由脾胃化生并输送到五脏六腑的水谷之精，供给脏腑生理活动所需，故称为五脏六腑之精。后天之精依赖先天之精的资助。肾精与肾气是同一物质的两种状态，肾精是有形的，肾气是无形的。精能化气，气能生精，肾精和肾气相互转化，相辅相成，合称为肾中精气。肾中精气是人体生命活动的根本。其主要功能有两个方面：一是促进人体的生长发育和生殖。人体的生长发育包括先天和后天两个阶段。从父母生殖之精形成胚胎至出生前，人在母体内的生长发育依靠先天之精的濡养和母体提供营养。人出生后，由于先天之精得到后天之精的不断充养，肾中精气发展到一定阶段，人体就产生出一种叫做"天癸"的物质，具备了生殖能力。人体生、长、壮、老、已的规律与肾中精气及其天癸的盛衰密切相关，并以齿、骨、发的生长状况，作为判断精气盛衰和人体发育阶段的标志。二是调节机体的生理活动，是通过肾阴和肾阳来实现的，二者相反相成。肾阳具有促进机体温煦、运动、兴奋和化气的功能，又称"真阳""元阳"。肾阴具有滋养机体、制约阳热和成形的功能，又称"真阴""元阴"。全身脏腑经络及组织器官的阳和阴均根于肾阳和肾阴。肾阴和肾阳的平衡对人体阴阳平衡起着至关重要的调节作用。

2. **主水**　主水是指肾有主持和调节人体津液代谢的功能。肾主水的功能主要靠肾精对水液的蒸腾气化作用。肾的蒸腾气化对水液具有升清降浊的作用。当水液通过肾时，肾阳会将大部分水液蒸腾气化，重新输送到全身，而将小部分代谢后的水液化为尿液，向下注入膀胱，排出体外。津液的代谢由肺、脾、肾、肝、胃、小肠、大肠、膀胱、三焦等脏腑共同协调配合，也有皮肤、鼻、前后二阴等体窍的参与。肾精对参与津液代谢的各个器官均具有调节作用，主宰着津液代谢的全过程。肾阳主开，肾阴主合，若肾的阴阳平衡，则开合有度，水液代谢正常；肾的阴阳失衡，则开合失调，水液代谢异常。若肾阳虚，气化无力，则出现尿少、尿闭、水肿等症；肾阳虚，不能固摄，则出现小便清长、夜尿多等症。

3. **主纳气**　主纳气是指肾摄纳肺所吸入之清气而调节呼吸功能，有助于保持吸气深度，防止呼吸表浅的功能。人体的呼吸功能，虽由肺主宰，但吸气要保持一定深度，必须依赖肾的纳气功能，故《类证治裁·喘证》说："肺为气之主，肾为气之根，肺主出气，肾主纳气。"肾主纳气的功能是肾主封藏功能在呼吸运动中的具体表现，其物质基础是肾中精气。如肾精充盈，则封藏有权，吸气有深度；肾精不足，则封藏无力，吸气表浅，或呼多吸少，出现气喘，称为肾不纳气。

（二）肾与形、窍、志、液的关系

1. **在体合骨，生髓，其华在发**　在体合骨，生髓，是指肾藏精，精生髓，髓养骨，骨髓、脊髓和脑髓等由肾中精气所化生，肾精与骨骼的生长发育、智力发育等有密切关系。如肾精充盈，髓化有源，骨得髓养，则骨骼生长发育正常；反之，骨髓空虚，骨失所养，则骨骼生长发育迟缓，出现小儿囟门迟闭，骨软无力以及骨质疏松、脆弱易折等症。其华在发，是指头发的生长有赖于肾之精血的滋养。由于肾藏精，肝藏血，精血相互转化，故又称"发为血之余"。如肾精血旺盛，则发长而润泽；肾精血不足，发失滋养，则出现发枯、脱发、白发等症。

2. **开窍于耳和二阴**　肾与耳、二阴有密切的关系。耳的听觉功能有赖于脑髓的充养，而脑髓为肾中精气所化，与肾中精气的盈亏密切相关，故肾开窍于耳。如肾精充盈，则脑髓充盈，耳得所养而听觉灵敏；肾中精气虚衰，则脑髓虚衰，耳失所养而听力减退，出现耳鸣、耳聋。二阴，即前阴和后阴。前阴包括尿道和外生殖器，是排尿和生殖的器官；后阴指肛门，是排泄粪便的通道。肾藏精、肾的气化和固摄作用与二便及生殖功能密切相关,故肾开窍于二阴。若肾气亏虚,则致二便、生殖功能异常;肾阴不足,则肠燥津枯出现便秘;肾阳虚损,则气化无权出现阳虚便秘或阳虚泄泻。

3. 在志为恐　恐是一种不良的情志刺激。肾在志为恐是指肾与恐的情志有密切关系。恐为肾之志。肾藏精而居下焦,人在恐惧状态下,由肾精所化生的肾气不能行,反迫于下,则肾气不固,布散失司,出现下焦胀满,甚至二便失禁,故称恐伤肾。

4. 在液为唾　唾,是唾液中较稠厚的部分,多出于舌下,有润泽及滋养肾精的功能。肾在液为唾,是指肾与唾液关系密切。唾为肾精所化,循肾经而上行于舌,若咽而不吐,则能滋养肾精。若肾阴不足、肾精亏虚则出现口燥、咽干等症;若多唾或久唾,则易耗伤肾精。因此,常以舌抵上颚,待津唾渗出至满后再咽下,可以养肾精。

（三）肾脏的调护

古人称"水曰润下"。是指水具有滋润和向下的特性。引申为具有寒凉、滋润、向下运行的事物,均归属于水。北方寒冷,与水相似。水属冬天,代表气体向下的运动方式。肾有主水、藏精的功能,水有润下的特性,故以肾属"水",属水的时令是冬季。冬季万物蛰藏,冷气袭人,冰封大地,与水性相合。

属水的器官是肾、膀胱、耳,属水的情志是恐,属水的味道是咸味,属水的食物是黑色食物。冬天是养护肾的最佳季节,这个季节里,冬藏是外在环境,而肾藏是身体内的环境。

咸味属水,和肾一族,适量是有益的,过度则有害健康,老年人食盐过多,不仅会加速血管的硬化,同时容易损伤肾脏,因此,老年人饮食宜清淡易消化,低盐低脂,同时多吃黑色食物,这些食物对应的是肾脏及骨骼,经常吃能帮助维持正常的新陈代谢,使多余水分不至于积存在体内造成体表水肿,同时有强壮骨骼的作用。推荐食物如黑豆、黑芝麻、蓝莓、香菇、黑枣、桂圆、乌梅。

《伤寒论》自序言:"夫天布五行,以运万类,人禀五常,以有五藏,经络府俞,阴阳会通,玄冥幽微,变化难极,自非才高识妙,岂能探其理致哉!"中医护理内涵丰富,发展老年人中医护理,提高护理水平,需要将理论与实际相结合,根据老年人的需求,提供有针对性的中医特色护理,以提升老年人的生活质量和健康水平。

（盖海云）

第七章　老年人安宁疗护

让生命有尊严地谢幕，守护生命"最后一公里"是安宁疗护的重要使命和责任。老龄化时代的到来，让老年人群成了安宁疗护的主要受益群体。因此，老年安宁疗护应运而生。老年安宁疗护实践指基于全生命健康周期理念下，通过社会卫生资源的合理分配和利用，让终末期老年人有质量地度过生命最后一段旅程，平静、安静、宁静而有尊严地离世，达到"优逝"境界。

本章节以老年人身体、心理、社会及精神的全人照护理念为核心，分别从生理照护、心理照护、精神照护及家庭支持四个维度为老年人终末期提供身心整合照护。老年生命伦理（life ethics of elderly）问题是健全安宁疗护体系，实施生命关怀需要考虑的重要问题，本章节根据老年人终末期生命伦理原则及伦理决策内容，在尊重老年人意愿前提下，应用伦理学原则引导其做出最有利于个人意愿的最佳决策。死亡教育（death education）是老年人选择接受安宁疗护的重要因素，第三节从老年人死亡教育的内容及方法，老年人哀伤辅导策略及注意事项方面促进对老年人终末期患者死亡教育的认知和应对能力。

第一节　概　　述

安宁疗护是生命全周期、健康全过程照护服务"最后一公里"的最佳选择，老年人安宁疗护应老龄化需求而生，具有巨大的市场需求和发展潜力，给予生命末期老年患者安宁疗护，是健康国家战略需求的有效落实，也是人文关怀的具体实践。本节将具体介绍安宁疗护和老年安宁疗护的概念、发展现状及必要性。

一、安宁疗护概念

我国《安宁疗护实践指南（试行）》对安宁疗护（hospice care）定义是：安宁疗护实践是以临终患者和家属为中心，以多学科协作模式进行，主要内容包括疼痛及其他症状控制，舒适照护，心理、精神及社会支持等，以提高生命质量，帮助患者舒适、安详、有尊严离世的服务。

二、安宁疗护的发展现状

（一）国外安宁疗护的起源、发展与现状

安宁疗护英文名为"hospice care"，起源于英国，其原意是"驿站""客栈""救济院"等，是专门收容不治之症患者的场所，也称为"安息所"。1967年，桑德丝女士建立了圣·克里斯托弗救助院（St. Christopher's Hospice），标志着现代安宁疗护工作的兴起。此后，英国制定了临终关怀指南，并将临终关怀纳入国民医疗保险体系中，安宁疗护取得了快速的发展，目前已有超过200家独立的安宁疗护中心。英国的安宁疗护因发展较早、政府和协会组织支持、服务模式完善、民众认知和参与度高等特点，成为全球安宁疗护的典范。英国死亡质量指数在经济学人智库2010年、2015年及2021年发布的死亡质量指数报告中均排名第一。

之后，美国、澳大利亚、日本、德国等国家和地区相继开展安宁疗护服务。1980年，美国将临终关怀纳入国家医疗保险法案,至1999年,共有43个州及哥伦比亚地区将安宁疗护服务纳入医疗援助计划,美国不仅在多数医院提供安宁疗护服务,还成立了对安宁疗护的护理人员进行资格认证的独立机构,即美国国家临终关怀和姑息护理认证委员会(The National Board for Certification of Hospice and Palliative Care Nurses,NBCHPN),将死亡教育纳入教育体系中,普及关怀生命理念。澳大利亚自参考英国模式开始至今已有独立的安宁疗护模式。1994年澳大利亚首次出版《澳大利亚临终关怀标准》,这套标准反映了时代的需求,2005年修订之后陆续出版了多部相关指南进行质量安全改进和保障。1981年日本在浜松建立亚洲的第一个安宁疗护机构,即圣立三方安宁疗护医院,侧重于家庭型居家照护。2015年,全球已有136个国家和地区建立了安宁疗护机构,且其中20个国家和地区把安宁疗护纳入国民医保体系。

当下全球癌症发病形势严峻,预计至2025年癌症患者将达到1 900万,至2035年将达到2 400万。同时,全球进入人口快速老化阶段,据联合国预测,2030年世界人口将突破80亿,而60岁及以上老年人口所占比重将达到16.7%,因老龄化带来的身心问题提示将有越来越多人在生命末期时需要帮助,也意味着安宁疗护的全球需求将日益增加。

（二）中国安宁疗护的起源、发展与现状

中国安宁疗护理念有悠久的历史渊源。我国汉朝时期就有临时性贫病庇护所。唐朝时,多由佛教寺院负责具体的养老管理工作。在北宋时期设立了独立于佛教寺院的福田院。清代康熙在北京设立普济堂,为没有依靠的孤寡老人等提供殡葬服务。其机构理念与西方临终关怀的理念有一定的相似性,为我国现代安宁疗护的兴起和发展奠定了基础。

我国临终关怀工作起步相对较晚,1986年《医学与哲学》杂志上发表的《Hospice——垂危患者医院》的文章标志着临终关怀正式拉开了序幕,1988年天津医学院临终关怀研究中心成立,是中国安宁疗护发展史上重要的里程碑,1994年"临终关怀科"被原卫生部列入《医疗机构诊疗科目名录》中。一些临终关怀机构或服务的开展,如1992年成立的北京松堂关怀院,1998年广州开展的友好医院临终关怀服务等均代表了安宁疗护的萌芽与发展。特别是1998年汕头大学医学院第一附属医院全国首家宁养院的成立,以及2006年4月中国生命关怀协会成立,有了全国性行业管理的社会团体,标志着我国的临终关怀事业进入了新的发展时期。2010年成立了北京生前预嘱推广协会,并通过公益网站"选择与尊严"推广生前预嘱文本"我的五个愿望"。2012年上海市政府工作报告明确把开展社区临终关怀服务作为政府工作的目标和任务。

中华人民共和国国家卫生健康委员会及相关部门系列政策文件的出台极大地推动了我国安宁疗护事业的发展。2016年12月,国务院印发《"十三五"卫生与健康规划》(国发〔2016〕77号),提出了提高基层医疗卫生机构康复、护理床位占比,鼓励其根据服务需求增设老年养护、安宁疗护病床。完善治疗—康复—长期护理服务链,发展和加强康复、老年病、长期护理、慢性病管理、安宁疗护等接续性医疗机构。基于我国老龄化加剧的现实情况,安宁疗护的服务对象扩展到老年人群。2017年2月9日,中华人民共和国国家卫生健康委员会接连发布三个安宁疗护工作相关文件:《安宁疗护中心基本标准(试行)》《安宁疗护中心管理规范(试行)》和《安宁疗护实践指南(试行)》。2017年,国务院印发的《"十三五"国家老龄事业发展和养老体系建设规划》正式提出"安宁疗护"。《"十三五"健康老龄化规划》明确提出推动安宁疗护服务的发展,《"十四五"健康老龄化规划》提出稳步扩大全国安宁疗护试点,支持有条件的省市全面开展安宁疗护工作,完善安宁疗护服务模式,建立安宁疗护服务制度体系,提高老年人和疾病终末期患者生命质量。国家政策和文件的相继出台都强调发展老年人安宁疗护的重要性,我国老年人的安宁疗护得到了上层建筑的鼎力支持和大力发展,在服务模式、科研发展、临床实践等方面取得了长足进步。此外,国家系列的财政扶持政策为我国老年人安宁疗护的发展提供了保障,如对开展老年人安宁疗护的服务机构给予减税降费的政策扶持等,如青岛探索实行"一照多址""一址多照"的等级管理制度,并给予税费、电费、水费的优惠,提高社会参与安宁疗护的积极性。此外,试点运行长期护理保险制度在社会保险领域为临终患者减轻经济压力,为长期失能人员的基本生活照料和医疗护理提供资金和服务保障。

三、老年人安宁疗护概述

健全全生命周期健康服务体系,让每一位临终患者都享有优质的安宁疗护服务是促进安宁疗护事业全面健康发展的必要任务。老年人安宁疗护事业不仅是全社会关注的民生问题,也是现代化健康中国建设的战略内容。

(一)老年人安宁疗护概念

老年人安宁疗护(hospice care for the elderly)指以濒临死亡的临终老年人及其照护者为服务对象,通过多学科团队有计划地对符合纳入标准且愿意接受安宁疗护的老年人及其照护者,开展包括身体照护、心理照护、社会照护及精神照护在内的全人健康服务。

(二)老年人安宁疗护发展意义

1. **老年人安宁疗护发展必然性**　老年人安宁疗护是我国安宁疗护领域发展的重要组成部分。人口老龄化的严峻趋势下,独居老人、空巢老人、慢性病老人及多病共存等老人比重同步增长。因此,在"健康中国战略"建设及人口老龄化迅猛发展背景下,大力发展老年安宁疗护事业是顺应社会发展需求和规律,满足老年人对高质量生命和善终需求的重要内容。老年人安宁疗护发展可以减少家庭照护负担,特别在4-2-1家庭结构转型而致家庭功能弱化的背景下,可以凝聚社会各界力量,使患者和照护者得到最专业的安宁疗护照护服务,帮助其找到每个人生阶段的意义和目的,有尊严地度过生命的最后旅程。

2. **满足老人对善终的美好愿望**　我国传统文化"五福"包括长寿、富贵、康宁、有德及善终。所有老年人希望在生命末期能够善终。善终的原则包括:①患者知道死亡来临的预期时间,同时能理解预期结果。在这一段时间内能自主所发生的一切,并享有尊严和隐私权;②有机会选择死亡地点,包括家中或其他地方;③有权减轻痛苦和缓解其他症状,能获得所需要的精神上或情感上的支持;④在任何地方都可以获得关怀,而不仅仅在医院,同时能获得所需要的任何信息与专门经验;⑤有道别的时间,并有权决定其他时间的安排,有权决定谁到现场探视以及能与之分享最后的时光,能在生前颁布遗嘱来确保自己的愿望得到尊重,永别之时能够及时离去,而不是无意义地拖延生命。协助终末期老年人做好"四道人生"(即道谢、道歉、道爱和道别)是老年人安宁疗护应具备的条件。安宁疗护正满足老人对善终的期待。

3. **促进医疗卫生资源的合理利用**　与日俱增的安宁疗护服务潜在需求是社会发展潜在需求的最直接体现。大力发展老年人安宁疗护可以减少医疗资源的浪费,提高医疗资源的利用率,实现医疗卫生资源优化配置。生命末期接受安宁疗护服务,其个人医疗费用支出将减少约1万元,按照我国每年约500万的生命末期患者计算,其中81%的患者为年龄大于60岁以上的老年人,若每位生命末期老年人都选择接受安宁疗护,则每年可节省400多亿的医疗费用,达到社会医疗卫生经费合理利用的目标。

4. **丰富我国社会医疗服务事业体系**　我国非常重视包括安宁疗护在内的卫生健康事业发展。《"健康中国2030"规划纲要》提出立足于全人群和全生命周期的全民健康理念下积极开展健康老龄化服务,为老年人提供治疗期住院、康复期护理、稳定期生活照料、安宁疗护一体化的健康和养老服务。2016年全国卫生与健康大会上,习近平总书记强调,要把人民健康放在优先发展的战略地位,努力为人民群众提供全生命周期的卫生与健康服务,为老年人提供连续的健康管理服务和医疗服务。安宁疗护是我国人民群众对优质生活质量需求的充分表达,是我国医疗卫生事业深化发展的必然趋势,促进我国医疗卫生服务事业在实践中的丰富和落实。

（三）老年人安宁疗护发展路径

1. 大力发展老年人安宁疗护事业　安宁疗护应嵌入老年人养老照护场所（如机构、社区和居家）中，为有需求的老年人提供针对性的照护服务。但我国具有安宁疗护服务功能的养老照护机构覆盖率不足，且服务体系尚不完善，很难满足老年人对"善终"的需求。部分养老机构虽能够提供安宁疗护服务，但服务内容有限，以疼痛缓解或志愿者服务为主，且提供的安宁疗护服务缺乏监管体系。养老机构也不是法律认可的死亡地点，多数老年人在身体不适时仍选择就医，并没有实现真正意义上的安宁疗护。根据调查结果，约35%的人愿意在养老机构度过生命的最后阶段，88%的调查者希望获得生前预嘱指示，且愿意为养老机构的安宁疗护服务支付费用。随着老龄化的加剧，势必要拓展安宁疗护服务在养老机构的覆盖和落实，完善机构的准入标准、服务体系及监管机制，创新服务模式，促进安宁疗护服务向社区、居家转变，满足临终老年人的优逝需求。

2. 打造专业的多学科团队　完善包括医生、护士、社工、营养师、殡葬师、康复师、心理咨询师及志愿者等组成的多学科团队建设。定期开展培训，培养安宁疗护服务人员的专业技能。深化包括老年人生理、心理、社会和精神的服务内涵，以专业和敬业的高标准，树立正确的职业道德观和职业价值观。积极举办安宁疗护相关学术研讨会，加强交流合作，更新专业知识，提高专业能力。加强安宁疗护人才培养体系建设，促进安宁疗护专业的学校教育与继续教育有效衔接，开发符合中国安宁疗护发展需求的教材资源，开展安宁疗护人才的资质认证，为有安宁需求的老年人提供个性化、专业化的安宁疗护照护服务，有力推动我国老年人安宁疗护发展。

3. 开展生命教育，普及安宁疗护理念　安宁疗护从理论到实践需要积极开展生命教育，更新大众传统生死观念。鼓励各服务机构及平台采取多种类型的生死教育宣传，普及安宁疗护的"优逝"理念，如生命教育宣传片、宣传册/资料、相关书籍、学术讲座及学术研究、健康宣讲等方式渗透正确的生死观念。鼓励院校开展生死教育课程，特别是对医学生的生命教育、死亡文化的课程，提高其对生命的体验和理解，促进生死教育的广泛传播和认可。

政策引领下的安宁疗护能有效地将安宁疗护服务与老年人日常照护内容充分融合，满足老龄化背景下老年人的健康照护服务需求。通过制定养老照护机构安宁疗护实施政策、标准、指南及保险制度，促进安宁疗护的建设与发展，切实加强老年人安宁疗护服务供给，才能精准对接老年人个性化、多样化的健康服务需求。

第二节　老年人终末期身心整合照护

《安宁疗护中心基本标准及管理规范（试行）》和《安宁疗护实践指南（试行）》（国卫办医发〔2017〕5号）要求为终末期患者提供身、心、社、精神的全人照护理念，为患者及家属提供全人、全家、全程、全队、全程及全社区的照护服务。生老病死是人类自然发展的客观规律，临终是生命过程的最后一个阶段，此时的主要任务是生命关怀，尽最大努力减轻其面临的身心痛苦，其缓和面对死亡的恐惧与不安，做到干净、安静、平静，提高尚存的生命质量，达到优逝的境界。

一、老年人终末期生理照护

（一）做好基础护理，保持躯体干净

处于临终期的患者，已经失去治愈的希望，此时的护理重点已经不再是关注疾病，而应该重视患者的个人感受，尽可能减轻疾病及治疗带来的痛苦。如做好患者的个人卫生，保持舒适；定时翻身，避免压疮的产生；采用药物或非药物的方式，舒缓患者的疼痛。根据患者情况，选择合适易消化的食物等，做好生理照护。

（二）创造安静环境，给予良好休息

病房保持适宜的物理环境，如合适的温、湿度及光照条件。医护人员进行操作时要谨记三轻原则，家属不宜太多，以保持病房的安静，减少对于患者的干扰。若患者失眠情况严重，可以适量服用安眠药或者镇静剂来辅助患者睡眠。

（三）案例

生命末期老年人因为身体功能衰退原因，会出现诸多疾病和/或衰老而导致的身体症状，如疼痛、高烧、疲乏、恶心、呕吐、便秘、腹泻及脱发等，虽疾病不可逆，但症状可减轻或者缓解。这个时候，医护人员与家庭共同的任务是与终末期老年人共同面对出现的问题，用自己的专业敏感性和同理心及时准确识别问题，提出符合终末期老年人的个性化照护措施。

一起为你的六十岁生辰努力

张阿姨，卵巢癌四期术后一年半伴广泛腹腔及肺转移，在肿瘤科接受化疗。然而，化疗的效果并不理想，其间出现不全性肠梗阻和胆囊颈部结石嵌顿。最终发生颅内转移，在六十生辰后平静离世。

化疗的过程艰难而痛苦，从呕吐到脱发，张阿姨的食欲渐渐下降。了解到她的饮食喜好后，李护士用心为她做了水晶油爆虾和糖醋小排，希望能改善她的胃口。食欲的改善让张阿姨对化疗的不良反应保持了良好的耐受力，终于在夏季来临前完成了化疗。当夏季来临，张阿姨穿着漂亮的衣裙和先生一起外出旅游庆贺新生。

然而，手术后的又一个春节即将来临，腹腔积液和癌细胞又席卷而来。

住院后，张阿姨感到腹胀难以进食。腹部增强CT显示肠梗阻。医生建议进食复合营养配方，但口感很差。李护士为她煮了鱼汤和粥汤，并告知家属只要有大便就给她流质和半流质食物，慢慢调理。主任、床位医师商议后，决定给她少量靶向药物试用，辅以营养支持。随后的腹部增强CT显示肠道已经通畅。她开始半流质饮食，加上口服营养液支持，各项指标正常，张阿姨终于出院回家了。

好不容易通畅的肠道让她有了饥饿感，食物从流质、半流质到软食再到油豆腐塞肉、酱爆虾等，但稍多吃点就有腹胀感。这种情况频繁发生，B超显示她的胆囊颈管有一块石头，肿瘤指标也升高了，还出现了发烧、呕吐、腹水等现象。为了减轻她的痛苦，李护士请B超室主任为她冒险行了穿刺术，术后体温下降，疼痛缓解。然而穿刺引流管的存在使她持续高烧并需要抗生素治疗，引流管的牵拉使她痛苦不堪。经过多次与主任沟通后决定进行手术取石。术后恢复顺利，两周后张阿姨出院回家。食物从流质、半流质到软饭、面条，张阿姨的情绪逐渐好转起来，时常能听到她的欢笑。

然而癌细胞快速繁殖到她的肺、骨、脑部。张阿姨感到浑身酸痛，需要止痛片来缓解疼痛，甚至连水龙头和碗筷都摸不准了，李护士预感到她的最后时刻将要来临……

尽管张阿姨处于昏睡和浅昏迷之间，但她仍然保持着干净整洁有尊严的状态。李护士走近她身边用手轻轻地抚摸着她的脸，按摩着她的耳垂呼唤着她。她点点头，微睁开眼想说什么却又说不出，李护士抚摸着她的脸说："我懂你要说的……"李护士看到她的嘴巴有些干就喂了她一些水。她的肺部有轻微的痰鸣音，李护士用专业操作帮她拍背，然后抬起她的小腿按摩腿部肌肉，然后帮她把足下垂放置在功能位。

李护士仔细观察她腹部的伤口，保留导尿管，观察尿色、尿量和皮肤。最后张阿姨有些意识模糊了，李护士再次轻轻地呼唤她，但她似乎听不见了。和她的爱人沟通后了解到两个星期后是张阿姨的60岁生日，大家都希望给她过最后一次生日，让她无痛苦、无遗憾地离开。

两天后的晚上,在亲人的陪伴下,她安详地走了。李护士亲自为她送上了60朵粉色的玫瑰,在她心跳停止前的15分钟内一起为她提前过了60岁生日。她的家人都为她患病两年多的岁月中没有受到很大的病痛,尤其是在最后广泛转移的情况下整洁、平静、无痛而有尊严地达到"优逝"的生命终极关怀而感动和欣慰,她的先生说:妻子无痛无憾地离开是对亲人们伤痛的莫大安慰。

二、老年人终末期心理照护

(一) 评估心理需求

临终期患者的心理会经历五个时期:否认期、愤怒期、妥协期、抑郁期以及接受期。处于否认及愤怒期的患者,护士不可以强求患者面对现实,要指导家属耐心倾听患者的诉说,多陪伴患者。妥协期的患者开始试图接受死亡,护士可以选择恰当的时机与患者进行生命观念、生命意义的讨论,努力减轻疼痛等生理症状。对于抑郁期的患者,护士及家人要允许患者表达自己的悲哀情绪,并鼓励家属朋友多陪伴患者,防止自伤、自杀等行为的发生。处于接受期的患者,要尊重患者的意愿,尊重患者个人的选择,给予其想要的最大支持。

(二) 给予心理关怀

终末期患者心理发展的个体差异很大,护理时需要灵活应对。部分终末期患者只存在某一种或几种心理反应,即使五种心理表现都存在,在表现顺序上也可能会有颠倒或反复,应根据每一种心理反应给予适当的护理。终末期患者五个心理发展阶段的过渡转变所需的时间也有差异,有些可能只需几天,有些可能要数月,应根据终末期心理变化的节奏予以心理照护。终末期因性别、年龄、个性、文化、经历等差异对各个阶段的心理体验也有所不同,应根据每一位终末期患者的个体需求予以适度的护理。

(三) 案例

让生命之花绽放

黄女士,一位被癌症疼痛折磨得只剩下皮包骨头的母亲,牵挂眷恋着家人,时常焦虑,悲观和抑郁。李护士这天前来看望黄女士,用温柔的话语传递着真情和仁心。

黄女士原是办公室的一位白领,美貌与气质集一身,但如今黄女士拒绝回想往日美好的自己……李护士是国家二级心理咨询师,凭借已有的经验和敏感性,瞬间了解到黄女士的内心需求。

中午间隙,李护士去丝绸店选了一条鲜艳的红色带花真丝围巾,还带了一本安宁照护的书,上面写着:"当您需要时,有一双援手随时等待着您!"看到丝巾时,黄女士先是愣了一下,然后笑了,甜甜地,轻轻地说:"谢谢李护士,你真是雪中送炭啊。"然后她的丈夫帮她把围巾围在了她的脖子上,还在侧面打了一个蝴蝶结,很好看。

更换透明贴时李护士先把空调室温调高,告诉黄女士她们是老乡,然后用家乡话和她聊天,拉近了彼此之间的距离。室温上去后,黄女士趴在她爱人背上,整个脊柱由一层皮包着,一两个地方表皮脱落,黏膜红而嫩。看着这一幕,李护士的心里涌动着酸楚,黄女士一定很痛苦,于是李护士决定要尽最大的努力减轻她的痛苦。轻轻撕去原来的透明贴,用生理盐水清洗干净,待干后轻轻贴上透明贴,平整到位,尽量减少频繁更换,因为她坐着很累。换好后扶着她躺好,床头抬高45°,让她安静休息。

第二天,由于腹腔转移,大量血性腹水造成她严重腹胀,肠瘘腹膜刺激造成腹痛,再加上由于消瘦和出虚汗,芬太尼透皮贴剂无法和皮肤紧密贴合,肠瘘无法口服止痛药,所以止痛只能靠注射吗啡。黄女士虽然被这蚀骨的疼痛折磨的话都说不清,但她一直担心吗啡用多会成瘾,有副作用,所以很疼也熬着不说。李护士把患者的感受放在第一位,于是轻轻地握住她的手,耐心地跟她说:"吗啡可以缓解你的疼痛……我们一定要有质量地活着,不要让疼痛折磨你。"因为之前的信任,黄女士没有抗拒。李护士跟医生及家属商量好后,给她静脉注射了10mg吗啡。头脑清醒的黄女士依然很痛苦,李护士想多帮她,就和医生和家属充分沟通后决定必要时给她冬眠疗法。

有天黄女士的同学前来探望,她整个人很虚弱,李护士轻轻地喊醒了她,用喷雾器往她嘴里喷了水雾,擦干口角,她轻轻喊出了同学的名字。李护士转告同学,同学点点头,眼眶湿润。虽然有时她似乎睡着了,但她能感受到大家的关心,她很信任李护士,这种信任使她在最后的日子里不是那么恐慌,尽管最终她离开了人世……

生命的最后时光,依然可以美好,每一段生命旅程,都需要鲜花与掌声、欣赏与赞美、快乐与自信。每一个生命的离去总是触动着人们的心灵。生命末期的患者除了有躯体症状要处理外,更多的是内心对生命的反思和渴望,但是他们不知如何去表达,急切需要一份安慰,一种共鸣,一种感同身受……而这些对于任何一个没有经历的人来说,都无法做到感同身受。像黄女士一样,每个个体有不同的人生经历和背景,在面对生命离世时,其个人内在需求也存在着差别。时刻保持换位思考的角度,即使再忙碌,也不能以此为借口而忽略了患者最真实的需求。于患者而言,每时每刻都是那么的重要,助人要及时,要以患者及家属为中心提供细心的照护和关怀。故培养自己对生命的敏感性和反思,识别患者动作行为下真正的内心需求,给予最适合的心理关怀,是每一个安宁疗护人的使命和责任,用一颗爱心让生命末期的老年人生命之花绽放,哪怕只有一天,也弥足珍贵。

三、老年人终末期精神照护

(一)尊重患者的个人意愿,保证生命质量

每个人都有自己的意愿,临终患者因为个人经历不同,对于死亡的理解及选择也是不同的,护士及家属应该充分尊重患者的个人意愿,为其提供符合个人意愿和需求的精神照护,协助安排身后之事,支持其有尊严地走完人生的最后一个阶段。

(二)减少精神痛苦,做好心灵抚慰

终末期患者会面临超出一般心理层面的精神需求,诸如对生命意义与目的、爱与被爱、归属感、对死亡的恐惧、与家人的道别、未完成的人生遗愿及死后的担忧等。此时,应敏锐地识别老年终末期患者通过语言和非语言等行为表达的内涵,为其提供适合的照护措施,做好生命和死亡教育,协助其圆满人生。

(三)案例

重建生命意义

王女士,63岁,一位退休的小学教师,也是三个孩子的母亲,2个儿子和1个女儿,均在外地。王女士因癌症化疗而入住某医院肿瘤科,由雇佣的临时照护员照顾,家里还有一个需要照护的患有脑中风的老伴。

平时来住院时王女士喜欢穿着艳丽的衣服，短头发，但是眼神迷离，在和她眼神对视的时候，眼神似乎没有光，心事重重的样子，也不爱和其他人沟通，似乎不太喜欢聊天，但自己本人好像又很想倾诉。准备下班之时，李护士脱下了白大衣，穿上了平时的衣服，此时病房里只有李护士和王女士。李护士准备了水果和热牛奶，热情邀请王女士共同享用，王女士并未拒绝，李护士给予亲切和女儿般的问候。建立了信任感后，王女士以"我十年前也是像你一样每天很乐观，哎……"打开了话题，李护士仔细倾听着王女士的诉说，对她对家庭的奉献、勇敢和努力给予了认可和肯定。同时，运用叙事疗法等让王女士表达自己曾经人生最值得骄傲的事及最大的愿望，提高其自尊。

之后，李护士每天上班第一件事就是去和她打招呼，上班繁忙之余或者下班时间会去做一个专心的倾听者，给王女士情感支持，在王女士的病历里存留的电话中，取得了王女士子女的联系方式，向他们谈及她的现状以及不易，对子女的愧疚和想念，在多次与子女的沟通中，协助家人之间"四道人生"。儿女们对母亲表示理解，并相约回家一起照护父母。李护士把科室准备好的书籍《生活的意义》等给王女士看，也推荐相关网络资源给她，并常以日常生活经历与王女士分析交流，感受生命的力量。

让一个人看到生命的力量、价值和意义，就要体会到经历每一件事后自己的成长。李护士看到了王女士的精神需求，她在家庭中失去了归属感，生命中失去了盼望和意义，她需要一个读懂她的人，一个真正给予她关心、理解和陪伴的人。对此，李护士运用了关注、耐心倾听、叙事疗法等帮助她寻找价值，重构生命意义。同时帮助王女士学会接纳自己、接纳他人的方式，通过王女士本人愿意接受的方式（如书籍等）启发其对生命价值和意义的反思和认可，通过家庭支持等方式帮助其解决生活问题。最后王女士找到问题的根源，重新找到了自己盼望的力量，发现了自己的价值和意义，在家庭的包容和理解下开始积极面对生活，找回曾经乐观和自信的自己。

四、老年人终末期家庭支持

老年人安宁疗护服务是以终末期老年人及家庭为中心的，以帮助终末期老年人舒适、有尊严地度过最后时光为目标而衍生出的系列相关照护活动。终末期老年人的家庭成员（终末期老年人的配偶、子女、亲属、父母或其他照护者等）也是团队需要支持的对象，特别是老年人离世之后的哀伤辅导。生命以及生命的交织是我们每个人一生的重要课题，生命的离去对于任何个体及家庭来说，均是巨大的应激事件。家庭角色的转化，家庭功能的重建等均会受到影响。因此，家庭是终末期老年人获得支持的重要来源，也是社会支持的重要对象。

家庭在照护终末老年人时需要承受巨大的身心负担和情绪压力。首先，终末期老年人基本无法自理，需要家庭照护者完全地投入时间和体力协助老年人维持日常生活，如翻身、洗澡、上厕所、喂饭和健康状态的监护等，很易使家庭照护者超负荷劳动而出现失眠、头痛、背痛、血压不稳、上呼吸道感染、食欲减退等不适，严重时会出现或加重心血管或其他慢性病。部分家庭照护者也会因超强度的付出而没有得到及时的休息而出现身心失衡状态，可能出现焦虑、心烦意躁、悲观、恐惧、抑郁、失去控制等心理状态。面对亲人的即将离世，情感上的无奈和不舍，可能会经历预期性哀伤。现代4-2-1家庭的出现弱化了家庭功能，部分家庭照护者可能同时扮演多重角色而面临着角色冲突或角色混乱，出现社交疏离现象。来自身体痛苦、心理痛苦、社交痛苦的压力，一旦超过家庭照护者的承受阈值，会给患者带来直抵心灵深处的精神负担。精神压力是他人无法体会或者感受的心理痛苦，超越任何语言的表达和一般心理干预行为，会让照护者遭遇精神痛苦而无法走出去，失去了原有的生活目标，也无法走向未来,甚至对人生意义提出质疑。失去人生目标照护者也很难适应当下的生活和工作,对未来逐渐失去信心,无法做到心灵的安宁,也无法依靠自己走出哀伤和重构生命的意义。因此,需要对有需求的终末期老年人家庭进行介入支持。家庭介入主要包括两个方面:一是终末期老年人离世前的照护服务,二是终末期老年人去世后家庭的哀伤辅导。

（一）老年终末期患者离世前的照护服务

1. 心理支持与情绪疏导　医护团队要积极与家属沟通,建立良好的信任关系,取得家属的信任。一般家庭照护者在老年人生命末期会表现出自责、牢骚、愤怒、失去信心、悲观、厌世等复杂的情绪变化。医护团队可以肯定家庭照护者的付出和努力,引导他们宣泄负面情绪,运用同理、共情等技巧协助解决情绪及心理问题。关心家庭照护者的当前身体状况、家庭经济情况、对老年人当下状态的了解情况、心理反应等,鼓励其表达内心情感和需求,及时协助解决其需求。鼓励家庭照护者维持社会交往和寻求帮助,维持和促进良好的社会适应能力。帮助维持老年人照护者易于接受的社会支持网络,振奋精神。

2. 提供实质性的帮助　部分家庭可能因长期照护老年人或者疾病负担太重而出现经济困难,这部分老年人及家庭照护者很难保证其基本的生活质量和医疗照护需求。医护人员应及时与他们沟通,了解其困难程度,通过与社工、志愿者等共同协助寻找身边可利用的资源,如通过线上与线下筹款、申请低保、医疗补助、大病救助、慈善基金、慈善团体等寻求社会支持。在尊重终末期老年人及家庭照护者意愿前提下,引起社会的关注。

3. 开展生命关怀教育　中国重生讳死的传统文化使人们普遍缺乏"善终"的教育。很多家庭照护者对死亡有抵触感和恐惧感,导致死亡教育未真正渗透。但当死亡来临时,为了避免预期性悲哀,需要及早、及时地对老年人的家庭照护者开展生死教育。医护团队应保持充分的耐心、爱心、责任心和同理心与家庭照护者沟通、交流,取得信任。在了解家庭照护者的态度和需求后,医护团队可结合多媒体、图片展示、座谈、集中授课等多种方式启发和引导家庭照护者对死亡的思考,协助其接受死亡是生命的一个重要的组成部分,任何人都不能改变死亡的事实,但可选择从容智慧地面对。指导家庭照护者在老年人的生命末期,一起回顾人生,感受生命的神奇和成长,激发内在力量,提高生命意义感,减少负性情绪。协助终末期老年人完成最后心愿,完成"道歉""道谢""道爱""道别"四道人生,共同自然地面对和接受死亡,做到"生死两相安",减轻家庭照护者与老年人离别的哀伤程度,减少家属产生复杂性哀伤的可能。

4. 制订"预立医疗照护计划"　基于国内文化的背景,生命末期的医疗决策一直是争论的难题,大部分老年人生命末期在进入安宁疗护后,仍由其家属和医护人员共同讨论决定,未保证终末期老年人真正实现充分自主决策权。当家属代替老年人做某些医疗决策时,也会后悔自己做出的决策,背负着沉重的心理负担。家庭成员之间也可能因老年人的照护问题、经济问题和遗嘱分配问题等出现矛盾。医护团队应充分评估其家庭结构、家庭发展阶段和家庭功能后,通过多次开展家庭会议等方式,共同制订"预立医疗照护计划",处理家庭矛盾冲突,促进老年人与家属之间沟通及关系重整等。

5. 共同协助料理后事　老年人离世后,家庭照护者虽早有准备,但仍会表现得手足无措。医护团队或是有经验的义工可倾听家庭照护者的述说,鼓励疏导负性情绪,引导其接受现实,促进家属之间相互支持。医护团队也可协助家庭照护者料理后事,包括联系殡仪馆、逝者遗表遗容整理、葬礼形式、墓地的选择等,提供支持和建议。

（二）老年终末期患者去世后的哀伤辅导

哀伤辅导（grief comfort）是指专业人员在合理时间内引导丧亲者向正常哀伤过程演变,协助其适应并继续正常的生活,也被称为"哀伤护理"或"丧亲护理"。哀伤辅导源于姑息护理,我国香港和台湾地区也称为"纾缓照护"或"善别辅导"。虽然其定义并没有被明确规定,但其内涵基本一致,均是为了促进丧亲者对哀伤的适应。

1. **直面死亡话题** 受中国传统文化影响,人们对死亡讳莫如深,面对死亡常采取低调、回避、淡化的态度。在哀伤辅导场景中,医护人员应掌握有效的沟通技巧,与终末期老年人及家属直面讨论死亡,避免使用隐晦的词语代替"死亡",可帮助丧亲者面对现实,并尽快接受现实。主动与家庭照护者直面地谈论死亡问题是一种深切的关怀,可帮助丧亲家庭减少悲伤。

2. **陪伴和倾听** 对于亲人的死亡,居丧者最初的反应多为麻木和不知所措,此时最好的方法是陪伴、抚慰和有效的倾听。做居丧者的好听众比成为一个好的说教者更为重要。医护团队成员在倾听的时候可通过一些非语言方式,如眼光接触、紧握着他们的手等,也可通过其他诱导方式鼓励表达内心感受,抒发自己的悲伤情绪,并选择恰当的时机与家庭照护者进行沟通,了解他们感受的同时,也可通过分享自己的经历而建立共情,更有利于他们抒发自己内心的情感,纾解内心忧伤。

3. **鼓励家庭成员相互安慰** 通过观察发现家庭中的"坚强者",鼓励他们相互安慰,给予那些极度哀痛者以安慰和支持。对逝者家庭人员要进行追踪式服务和照护,医护人员应该清楚哪一位亲属成员最需要帮助、需要哪些方面的照护,并定期访视。家庭人员也要信任并积极配合医护人员的工作,家庭成员之间相互安慰、相互照顾,有助于尽快消除悲伤,顺利度过居丧期。

4. **寻求哀伤辅助支持** 原有的生活节奏被打破后,家人很难适应新的生活模式,此刻,应帮助家人重新做出生活规划和提供一些辅助支持,积极建立社交,调整和适应亲人离开后的生活模式,重整生活的信心,这样可以填补其内心的缺失,并使家属在新的人际关系中得到精神慰藉和快乐,但是要注意介入的时间必须适宜。可借鉴以下途径:①寻求哀伤辅导机构的帮助,会有专业人员提供哀伤咨询服务;②加入丧亲者社交网站或者群聊,交流分享感受和成长经验;③阅读哀伤抚慰相关书籍,如《哀伤疗愈》《哀伤关怀》和《死亡教育》等;④寻求网络资源,如心理疗愈相关网站等;⑤通过音频日记或反思日记来抒发哀伤情绪。

5. **重建社会关系** 协助家属重新建立新的生活方式,去寻求新的经历与感受。鼓励家属参加各种社会活动,通过与亲友或同事一起看电影、听音乐、聚餐、聊天等,可抒发内心的忧闷,尽早从悲伤中解脱出来。提供满足丧亲者个人接受的方式经历哀伤过程,帮助其重建社会关系,恢复社会功能。也可通过成立家庭照护者协会/联盟、家庭互助小组等组织,为家属提供咨询、教育、培训、法律和财政等支持,定期对家庭照护者的身心健康状态和需求情况进行评估并提供相关服务,以缓解家庭照护者的身心压力。

6. **必要时予以治疗** 失去亲人是人生最大的悲哀之一,早期的适当干预能帮助家庭成员顺利度过哀伤期。一些家庭成员由于过度哀痛和悲伤,可能会出现精神上的创伤和心理方面的障碍,甚至会诱发其他疾病,所以应予必要的治疗。

(三)哀伤辅导注意事项

1. **避免非支持性安慰** 专业照护人员应避免非支持性安慰话语,如"我非常了解你现在的感受""相信时间可以治愈一切""不要想太多了""这些都会过去的"等,这些话语直接否定了丧亲者个人感受的真实性和独特性,易误传达给丧亲者不被重视和敷衍的信息。每一个丧亲者的生死感受都不同,别人是无法真正做到感同身受的。也不要将安慰丧亲者与其他人进行比较,如"大家都一样""世界上还有很多比你情况更惨的"等话语,以他人相比是哀伤辅导的"大忌"。

2. **重视个体性差异** 应注意个体在文化程度、宗教信仰、性格特征、兴趣爱好、悲伤程度、悲伤时间及社会风俗等方面的差异。例如,男女处理哀伤的方式会有所不同,男性一般会压抑情感,常通过自我隔离和努力工作来应对失落。而女性则倾向公开表达感受与流泪,但可确定的是男性与女性有同样的悲伤内在反应和表达哀悼的需要。个体经历和哀伤程度决定走出哀伤的时间,有人经历丧亲后可很快走出来,而有人却久久无法投入新的生活。每个人跟逝者的感情都是独一无二的,亲密程度越高,哀伤反应则更强烈。

3. 失丧初期避免做重大决定　熟悉的环境可让人触景生情,身边的人和事常常会勾起亲人离世的回忆,故失丧初期有些人会选择搬家、去儿女家或亲属家、换工作等。这个时期,丧亲者的情绪不是很稳定,缺乏理性的思考和判断力,故不建议失丧初期做任何重大的决定,如换城市、搬家、换工作或再婚等,在情绪稳定后再做决定,避免做出后悔的选择。

目前我国对家属支持性哀伤服务尚不完善,能够提供哀伤辅导的专业机构也有限,可结合我国国情积极探索更适合的途径与方式,如由医生、护士、社工、心理咨询师或其他专业人员帮助家属建立互助小组,鼓励家属之间交流照顾心得、表达哀伤、恐惧、内疚、愤怒和失去等情绪,也可交流走过哀伤的过程及成长经验,交流应对困难的技巧,交换家属资源,重新面对正常的生活。同时,也可通过加大哀伤辅导或哀伤应对的宣传力度而提高公众对哀伤反应的认知和应对能力,让更多有需求的人群都能得到社会的支持和关爱。

第三节　老年人死亡教育

生命伦理学(life ethics)涉及对人类生命价值、生命技术干预、生命科技发展的伦理思考,是人类以对生命的热爱,以实现自由与和谐为目标,观照和反思现实生活的一门学科。生命伦理学作为人类对自己的生命本体、生命意义、生命现象、生命技术的一种省悟和反思,已成为一种兼具形而上学、道德哲学、科学技术和医学技术多重意义的文化存在。

老年生命伦理(life ethics of elderly)问题是老龄化背景下基于人类生命伦理学所必须应对的问题。老龄生命质量与老龄伦理问题本质上是对人类的生命终极意义的追求与反思,包括对老龄人的人格、尊严及生命价值的尊重,实质是对人类自身生命的肯定和敬畏。

一、老年人的生命伦理

（一）生命伦理原则

1. 人道主义原则　人道主义原则指以解除患者的生命危机和减少生命痛苦,尊重患者的权利和人格为主的医学道德基本原则。以人为中心作为观察问题、发现问题及解决问题的准则。安宁疗护实践中,要求医护团队人员具有敬畏生命、尊重生命的理念和意识,注重患者的生命质量与生命价值,尊重终末期患者的正当愿望,提供符合个人需求的照护。

2. 以照护为主原则　以提高患者生命末期生命质量为目的,服务于终末期患者,尊重终末期患者及家属的需求,提供照护服务,缓解症状,促进舒适而不是无意义地延长生存时间。

3. 全方位照护原则　为终末期患者及家属提供包括生理、心理、社会、精神等方面的全人照顾及对家属的哀伤辅导,从而顺利恢复正常生活。

（二）生命伦理决策

先进的医疗技术和仪器(如呼吸机、心脏起搏器等)可延长终末期患者生物学意义的生命,延缓了死亡的自然过程,推迟了死亡时间,但并不能挽救生命。如果终末期患者神志是清醒的,这些医疗措施的实施可能会让患者在极其痛苦的所谓的"治疗和检查"过程中等待死亡。如果终末期患者神志丧失,任由各种医疗仪器维持的生命是没有生活质量和尊严的,违背了伦理学原则。对于患者家属来说,不仅要负担巨额的医疗费用,还要承受巨大的精神压力,面对毫无任何结果的严酷现实,也增加了医疗资源的消耗。根据伦理学原则,患者有权利根据自己的态度、文化及偏好等做出符合自己意愿的终末期医疗决策,医护人员应当尊重患者的意愿,并恰当应用伦理学原则引导其做出最佳的决策。

1. 病情告知　病情告知(disease notification)是指医护人员在患者进入生命终末期时,告知其末期病情预兆的专业行为。但在实践中，医护人员或家庭照护者担心告知病情真相会给患者带来负面影响或者会引起医疗纠纷。因此，是否要将病情告知终末期患者本人成为一种伦理困境，需要在伦理决策时考虑一些注意事项：①评估终末期患者对疾病的认识程度、心理承受水平、文化教育程度等因素，综合评估后决定是否告知；②考虑终末期患者家属的意愿决定是否对患者进行病情告知。在获得终末期患者家属同意的基础上，选择合适的时间、地点和人员参与病情告知讨论；③不与现行法律法规相冲突，符合生命伦理原则，不能粗暴忽视患者的知情权，也不能盲目简单强调知情权。

2. 临终决策　临终决策（end-of-life decision）是指对生命末期患者制订和实施治疗和护理方案的过程，包括是否维持或限制（withhold）/撤离（withdraw）生命支持治疗的过程。临终决策的内容主要包括生命复苏、生命维持治疗和预先指令等问题。生命复苏问题主要指是否希望实施胸外按压、除颤、使用起搏器等。生命维持治疗主要包括使用人工呼吸装置、心肺复苏术、器官移植、营养支持和血液透析等。预先指令是指患者在意识清楚且具有决策能力时预先设立的医疗照护选择，包括生命意愿和医疗委托人。

3. 医疗辅助决策　我国老年人终末期医疗决策面临诸多困境，概括为：优逝期望理念与传统孝道观念矛盾；生存质量与生命长度之间的权衡；决策需求与决策支持供给不平衡问题。去者无法善终、亲属无法善别、生者无法善生是我国终末期患者及家庭面临的主要现象。因此，需要根据我国国情，充分评估我国老年人医疗决策困境，构建老年终末期患者医疗辅助决策支持方案。如基于渥太华决策支持理论框架，以现代化健康中国战略为背景，以患者、家庭及医护人员为决策核心要素，遵循知情同意的原则，从决策需求、决策类型、决策时机、决策期望、决策知识、决策资源等方面探讨决策困境因素，通过建立信任、评估需求、决策角色、决策工具、决策指导、临床咨询等方面构建决策解决方案，对决策质量及决策过程进行评估，了解医疗辅助决策方案的可持续性。

总之，医护人员不仅要积极控制终末期患者的躯体痛苦症状，还要帮助他们了解死亡，坦然面对和接纳死亡，让生命的最后阶段过得有意义，舒适、有尊严、安详地离世。医护人员也要遵循伦理学自主、不伤害、有利和公正的基本原则，以患者和家庭为中心，帮助和支持他们做出最符合终末期患者价值观和利益的决策。

二、老年人死亡教育

死亡教育（death education）是基于人道主义的死亡观念，服务于医疗实践和社会大众的教育，其目的是引导人们科学地认识及对待死亡，坦然地接受死亡是生命中重要的过程。从心理层面上认识和接受生老病死是一切自然生命过程中的必然，减轻或消除大众对死亡的恐惧，引导大众思索死亡相关问题，探讨死亡到来时刻的心理活动，形成正确的死亡观，为自己及家人死亡做好情感准备，也提高大众敬畏生命、爱护生命和守护生命的认知。

老年人是死亡教育中比较特殊的对象，也是需求度最高的群体。老年人或多或少地对死亡存在着焦虑心理，引导老年人接纳死亡有着重要意义。老年人的死亡教育，应基于老年该群体的身心特点，采取符合其个性差异的教育方式、内容和途径，提高老年群体的生存质量，减少死亡焦虑。

（一）老年人死亡教育目标

终末期老年人和家属的死亡教育应选择适当的时机、利用适当的方式，在相互信任基础上帮助其正确地接受死亡，降低其死亡焦虑和死亡恐惧，帮助其做到无痛苦、安详、有尊严、坦然、平静地走完生命的"最后一公里"。老年人终末期死亡教育的目标主要包括：①帮助患病老年人了解真实病情与自己的处境；②帮助老年人与死亡和解，安抚家属；③帮助其进行生命回顾，通过回顾人生的经历、发现生命的意义；④了解预立医疗计划，做好生命末期医疗决策及"嘱咐"和"安排"离世后的事宜;⑤协助完成四道人生,即"道谢、道歉、道爱、道别",达到生死两相安。

（二）老年人死亡教育原则

死亡教育是老年人安宁疗护工作的一个重要内容,是帮助终末期老年人与死亡和解的重要手段。老年人死亡教育,应遵循以下原则:充分尊重患者的权利、设身处地为患者思考、不妄加评断终末期老年人的死亡观念及言行、不勉强终末期老年人谈"死"及保持诚实的态度。

（三）老年人死亡教育常用方式

在老年人安宁疗护工作中,死亡教育可以有多种方式,常用方式包括以下几种。

1. 有效倾听　无论是终末期老年人还是家庭成员,对突如其来的死亡都有很多的不解与抱怨,一时间难以接受。他们无法理解自己为什么会经历这样的遭遇,急需找到一个宣泄情绪的出口。有效的情绪宣泄可在相当程度上帮助他们与死亡和解。因此,耐心地有效倾听他们的抱怨与诉说,不仅可以了解他们难以接受现实的原因,还可了解其接受现实的方式和接受程度,可根据他们的个人具体情况,嵌入式地提供有效的干预。倾听本身对患者或患者家属也是一种深度的关怀、教育与治疗。倾听的关键是要专注和耐心,让终末期老年人及家属感受到真正的关心,让其获得被支持的感觉。只要他们不提要求,可以对患者的倾诉不作任何评论。

2. 座谈会　座谈会(forum)是在主持人的组织下,将与某一话题相关的人安排坐在一起进行讨论的一种理性交流形式。因其具备多向信息沟通的特点,非常适合答疑释惑,可与终末期老年人及家属深度交流目前病情、治疗预后、治疗方案、心理支持、生死议题等,帮助其解读疑问。以座谈会的形式可使安宁疗护工作者深入了解老年人的意愿、情绪、疑虑、生死观等个人信息,便于后期顺利开展生死教育工作,也可增进老年人对死亡议题的深度理解,增进自己对死亡的接纳程度。

3. 工作坊　工作坊(workshop)强调对话和沟通,注重思考和反思,强调相互交流,凝聚共识。形式上要求多向互动,轻松有趣。与座谈会相比,工作坊特别强调氛围和参与的作用。工作坊中,每一个参与的老年人都能全身心投入,都能被主持人带入其设定的情境,在工作坊所特有的场域氛围下经历心灵、情感、意志和体验等的洗礼,可让自己发生工作坊所预设的成长。老年人安宁疗护工作中采用工作坊的形式进行死亡教育,可提升老年人的参与度,并让老年人在工作坊的场域氛围下获得被尊重、被支持的及共命运的体验。

4. 尊严疗法　尊严疗法(dignity therapy)的理念于2002年由加拿大曼尼托巴(Manitoba)姑息治疗研究中心主任哈维·麦斯·乔奇诺(Harvey Max Chochinov)教授提出。尊严疗法是一种针对生命末期患者的个体化、简短的新型心理干预方法。通过访谈形式,老年人讲述自己的生命故事,帮助其回忆生命中的闪光点。安宁疗护工作者会将老年人的生命故事以文稿形式逐字记录,并返回给本人以做修正。文档最终将被老年人本人及其家属保存,并留作纪念。尊严疗法旨在提升老年人的价值感和人生意义,减轻精神和心理负担,提升老年人的尊严感。

（四）老年人死亡教育注意事项

1. 做好充足的准备　需要充分评估生命末期老年人对疾病的了解程度,做好充足的知识储备和心理准备,包括专业学习和训练。

2. 注意词汇使用,抓住谈论死亡时机　如听到老年人有类似这样的表达:"我有不好的预感,感觉我得的不是普通的疾病""我感觉我的时间不多了""我最近经常梦到我已经过世的人"等。当老年人愿意表达的时候一定鼓励多讲一点,如"您怕不怕啊?""您是怎么认识您的病情的?""要是真的像您想的样子,您有什么打算?"等类似这样的语句,循序渐进,顺势引导。

3. 了解老年人死亡教育的内涵　对生命末期的老年人进行死亡教育并不是让他们去掌握生死学的深奥理论,也不需要将有关死亡的所有问题全部讲清。重点在于了解老年人的文化背景、个性特征及接受能力等因素，以及对待死亡的价值观，面对死亡时，其本人最恐惧和忧虑的是什么。根据评估而掌握的有关情况，运用生死学的知识，帮助老年人缓解对死亡的焦虑，坦然面对死亡，承认死亡，接受死亡，最后与死亡和解。

生命在每一个阶段都有不同的责任和使命，当人们逐渐步入老年期以后，对生命的感性、理性和悟性均达到了一个极佳的高度，不仅需要高质量的优生，也需要高质量的优逝，每个人都希望能够有尊严地离世，体验生命的价值和意义，达到心灵平安，最后实现人生完美的谢幕，这便是老年人安宁疗护的真谛所在。

（李惠玲　程丽楠）

附录 1　MDS-UPDRS Ⅲ（运动障碍评估表第三部分 MDS-UPDRS Ⅲ）

UPDRS 第三部分的评估是检查帕金森病的运动症状。在执行这一部分的检查时，评定者需遵从以下准则：

1. 在表格的最上方标明患者是否正处于治疗帕金森病药物的作用时间中，若有服用左旋多巴，请标明距离最后一次服用此药物的时间。

2. 同时，若是患者有接受治疗帕金森病的药物，请依据以下定义标明患者的临床功能状态："开"是指当患者接受药物并对药物治疗反应良好时的典型临床功能状态；"关"是指当患者即使接受药物也对药物治疗反应不佳时的典型临床功能状态。

3. 评定者应"根据所观察到的情况来评分"。不可否认，同时存在的其他医疗问题，例如脑卒中、瘫痪、关节炎、骨折以及骨科相关疾患，例如人工髋关节或是膝关节置换及脊柱侧弯等等，都会干扰动作功能检查的每一个项目。当出现绝对无法评估患者的情形时（例如患者截肢，瘫痪或是肢体包扎石膏），请使用"UR"作为无法评估的标明。除此之外，请在患者同时存在其他疾病的情况下真实评估患者做每一动作的情形。

4. 所有的评估项目请以整数做分级评估（不要有 0.5 分的分数或是空白）。

5. 个别的评定指南将列在每一检查项目之中，请遵循这些规则，评定者在向患者解说这些检查时应示范检查动作，并立即记录患者的动作功能分数。关于"整体性动作的评估"以及"静止性震颤"等两项评估（3.17 以及 3.18）已被特意挪到评估的最后面，因评估这两项所需的相关信息需要到整个检查结束后才能获得。

6. 在检查评估的最后，请指出检查过程中是否有出现"异动症"（舞蹈症或是肌张力不全），若有的话，这些异动症状是否会干扰动作功能的检查。

3a 患者是否正接受帕金森病药物的治疗？□是□否

3b 若患者正接受帕金森病药物的治疗，请依据以下定义标明患者的临床功能状态：□"开"：是指当患者接受药物并对药物治疗反应良好时的典型临床功能状态；□"关"：是指当患者即使接受药物也对药物治疗反应不佳时的典型临床功能状态。

3c 是否有服用左旋多巴药物？□是□否

3c1 若有服用左旋多巴，请标明距离最后一次服用此药物约＿＿＿＿分钟。

3.1 言语	评分：
对评定者的说明：倾听患者的说话，如果有需要的话请与患者进行对话，可以和患者讨论如他的工作、兴趣嗜好、运动或是他是如何到医师的办公室等话题。评估患者的音量、音调与咬字清晰度，包括是否有口齿不清、口吃与说话急促。	□
0 正常：没有语言的问题。	
1 轻微：丧失正常的音调、发音与音量，但是所有的字句仍可以轻易听懂了解。	
2 轻度：丧失正常的音调、发音与音量，少数的字句听不清楚，但是整体的语句仍可轻易了解。	
3 中度：患者的语言很难了解，某些语句（但非大部分语句）非常难被听懂。	
4 重度：患者的大部分的语言很难了解甚至完全听不懂。	

	评分:
3.2 面部表情 <u>对评定者的说明</u>:观察患者在静坐休息 10s 时,不讲话及讲话时的表情变化,观察患者的眨眼频率、有无面具脸或是面无表情,有无自发性的笑容及嘴唇微张。 0 正常:正常面部表情。 1 轻微:轻微面无表情,只有眨眼次数减少而已。 2 轻度:除了眨眼次数减少之外,面具脸出现在脸的下半部,即嘴巴附近较少运动,例如自发性的笑容减少,但是嘴唇没有微张。 3 中度:面具脸,当嘴巴休息时有时会出现嘴唇微张情形。 4 重度:面具脸,当嘴巴休息时大多数的时间会出现嘴唇微张情形。	□
3.3 强直 <u>对评定者的说明</u>:强直是评估患者在放松休息状态时,评定者转动、扭转患者四肢及颈部以评估患者主要关节被移动时的状况来判断。分别测量及评分颈部及四肢关节;针对上肢检查,请同时测试腕关节及肘关节;针对下肢检查,请同时测试股关节及膝关节。若是没检测到强直情形,请患者用未测试的另一边肢体做一些诱发动作,例如手指拍打、手掌握合或是脚跟点地等动作。在做此项检查时请与患者解释,请其尽量放松。 0 正常:没有强直。 1 轻微:只有其他肢体在做诱发动作时才可测到。 2 轻度:不需做诱发动作时即可测到强直,但是关节范围内的动作可以轻易达成。 3 中度:不需做诱发动作时即可测到强直,并且关节范围内的动作需要吃力才可以达成。 4 重度:不需做诱发动作时即可测到强直,并且关节范围内的动作无法完成。	评分: □ 脖子 □ 右上肢 □ 左上肢 □ 右下肢 □ 左下肢
3.4 手指拍打 <u>对评定者的说明</u>:双手分别测试。向患者示范如何做这个动作,但是一旦患者开始做测试动作即停止示范。请患者大拇指与食指尽量打开,并以最快的速度拍打 10 次。双手分别测试评分,评估动作的速度、手指打开的幅度大小、有无动作迟疑或是停顿,以及是否有手指打开的幅度越做越小的趋势。 0 正常:没有问题。 1 轻微:有下列情形之一:a)手指拍打动作的规律性被一或二次的动作中断或是迟疑所打断;b)动作稍微变慢;c)手指打开的幅度在 10 下的范围最后有越做越小的趋势。 2 轻度:有下列情形之一:a)手指拍打动作的规律性被三至五次的动作中断或是迟疑所打断;b)动作轻度变慢;c)手指打开的幅度在 10 下的范围中途有越做越小的趋势。 3 中度:有下列情形之一:a)手指拍打动作的规律性被超过五次的动作中断或是迟疑所打断,或是出现至少一次的动作冻结;b)动作中度变慢;c)手指打开的幅度在一开始就有越做越小的趋势。 4 重度:因为动作迟缓或中断而不能或是几乎无法做此项动作。	评分: □ 右 □ 左

3.5 手掌运动 <u>对评定者的说明</u>：双手分别测试。向患者示范如何做这个动作，但是一旦患者开始做测试动作即停止示范。请患者手握拳头同时手肘弯曲手心面对测试者，请患者手掌尽量张开并以最快的速度连续手掌"握紧—张开"10次，若是患者没有确实地握紧或是张开，请提醒患者。双手分别测试评分，评估动作的速度、手掌打开的幅度大小、有无动作迟疑或是停顿，以及是否有手掌打开的幅度越做越小的趋势。 0 正常：没有问题。 1 轻微：有下列情形之一：a）手掌开合的规律性被一或二次的动作中断或是迟疑所打断；b）动作稍微变慢；c）手掌打开的幅度在10下的范围最后有越做越小的趋势。 2 轻度：有下列情形之一：a）手掌开合的规律性被三至五次的动作中断或是迟疑所打断；b）动作轻度变慢；c）手掌打开的幅度在10下的范围中途有越做越小的趋势。 3 中度：有下列情形之一：a）手掌开合的规律性被超过五次的动作中断或是迟疑所打断，或是出现至少一次的动作冻结；b）动作中度变慢；c）手掌打开的幅度在一开始就有越做越小的趋势。 4 重度：因为动作迟缓或中断而不能或是几乎无法做此项动作。	评分： □ 右 □ 左
3.6 前臂回旋运动 <u>对评定者的说明</u>：双手分别测试。向患者示范如何做这个动作，但是一旦患者开始做测试动作即停止示范。请患者手心向下手臂于身体前方伸直，请患者以最快的速度连续将手心完全转向上面及下面做10次。双手分别测试评分，评估动作的速度、手掌打开的幅度大小、有无动作迟疑或是停顿，以及是否有手掌翻转的幅度越做越小的趋势。 0 正常：没有问题。 1 轻微：有下列情形之一：a）手掌翻转的规律性被一或二次的动作中断或是迟疑所打断；b）动作稍微变慢；c）手掌翻转的幅度在10下的范围最后有越做越小的趋势。 2 轻度：有下列情形之一：a）手掌翻转的规律性被三至五次的动作中断或是迟疑所打断；b）动作轻度变慢；c）手掌翻转的幅度在10下的范围中途有越做越小的趋势。 3 中度：有下列情形之一：a）手掌翻转的规律性被超过五次的动作中断或是迟疑所打断，或是出现至少一次的动作冻结；b）动作中度变慢；c）手掌翻转的幅度在一开始就有越做越小的趋势。 4 重度：因为动作迟缓或中断而不能或是几乎无法做此项动作。	评分： □ 右 □ 左
3.7 脚趾拍地运动 <u>对评定者的说明</u>：双脚分别测试。向患者示范如何做这个动作，但是一旦患者开始做测试动作即停止示范。请患者舒适就坐在有直背及把手的椅子上，并将脚跟放置于地上。然后请患者尽量以最大幅度及最快速度脚趾拍地10次。双脚分别测试评分，评估动作的速度、脚趾距离地板的幅度大小、有无动作迟疑或是停顿，以及是否有脚趾拍打的幅度越做越小的趋势。 0 正常：没有问题。 1 轻微：有下列情形之一：a）脚趾拍打的规律性被一或二次的动作中断或是迟疑所打断；b）动作稍微变慢；c）脚趾拍打的幅度在10下的范围最后有越做越小的趋势。 2 轻度：有下列情形之一：a）脚趾拍打的规律性被三至五次的动作中断或是迟疑所打断；b）动作轻度变慢；c）脚趾拍打的幅度在10下的范围中途有越做越小的趋势。 3 中度：有下列情形之一：a）脚趾拍打的规律性被超过五次的动作中断或是迟疑所打断，或是出现至少一次的动作冻结；b）动作中度变慢；c）脚趾拍打的幅度在一开始就有越做越小的趋势。 4 重度：因为动作迟缓或中断而不能或是几乎无法做此项动作。	评分： □ 右 □ 左

	评分:
3.8 两脚灵敏度测试 <u>对评定者的说明</u>：请患者坐在附有扶手的靠背椅上，双脚舒适地放于地板上。双脚分别测试评分，向患者示范如何做这个动作，但是一旦患者开始做测试动作即停止示范。请患者舒适就座并将双脚置放于地上，然后请患者尽量以最大幅度及最快速度将脚抬高跺地拍打十次。双脚分别测试评分，评估动作的速度、脚距离地板的幅度大小、有无动作迟疑或是停顿，以及是否有脚跺地的幅度越做越小的趋势。 0 正常：没有问题。 1 轻微：有下列情形之一：a)脚跺地的规律性被一或二次的动作中断或是迟疑所打断；b)动作稍微变慢；c)脚跺地的幅度在 10 下的范围最后有越做越小的趋势。 2 轻度：有下列情形之一：a)脚跺地的规律性被三至五次的动作中断或是迟疑所打断；b)动作轻度变慢；c)脚跺地的幅度在 10 下的范围中途有越做越小的趋势。 3 中度：有下列情形之一：a)脚跺地的规律性被超过五次的动作中断或是迟疑所打断，或是出现至少一次的动作冻结；b)动作中度变慢；c)脚跺地的幅度在一开始就有越做越小的趋势。 4 重度：因为动作迟缓或中断而不能或是几乎无法做此项动作。	□ 右 □ 左
3.9 起立 <u>对评定者的说明</u>：请患者坐在附有扶手的靠背椅上，双脚舒适地放于地板上，身体往后坐（如果患者身高没有太矮的话）。请患者两手交叉置于胸前之后站立起身，若是不成功的话，重复这个动作至多两次；若仍不成功，请患者维持两手交叉置于胸前的姿势，但是身体往椅子前面坐，再试一次；若仍不成功，请患者推椅子的把手站起来，此动作可以允许患者尝试三次；若仍不成功，请协助患者站起来。待患者站起来后，请观察患者 3.13 项目的姿势。 0 正常：没有问题，可以快速不迟疑地站起来。 1 轻微：站起来的动作较正常稍微缓慢；或是需要超过一次的尝试；或是需要身体往椅子前面坐才能站起来。不需要手推椅子把手站起来。 2 轻度：可以自己手推椅子把手站起来。 3 中度：需要手推椅子把手站起来，但是容易向后跌回椅子中；或是需要一次以上的尝试自己推椅子把手站起，不需别人帮助。 4 重度：无法离开别人的帮助起身。	□
3.10 步态 <u>对评定者的说明</u>：测试步态最好的方式是请患者朝着测试者来回走动，这样测试者才能同时观察患者身体的左右侧；患者需要走动至少 10m 之后转身并走回测试者。这个部分检查许多动作，包括步伐大小、步伐速度、脚步离地高度、走路时脚跟着地情形、转身与两手摆动，但不包括步态冻结。可以同时观察"步态冻结"情形，但是请记录于下一评估项目（3.11），也可以同时观察患者的"姿势"，并记录于 3.13 项目中。 0 正常：没有问题。 1 轻微：可以独立行走但是有少许的步态问题。 2 轻度：可以独立行走但是有明显的步态问题。 3 中度：需要协行工具来帮助患者安全的行走（例如手杖或是助行器），但是仍不需要旁人协助。 4 重度：完全无法行走或是需要旁人的协助。	□

3.11 步态冻结的评估	评分： □

对评定者的说明：在测试患者步态的时候，同时观察是否有步态冻结的情形发生。注意是否有起始困难以及碎步、分节的情形发生，特别是在转弯及快要走到终点的时候。除非有安全上的考虑，否则尽可能不要给患者感觉刺激的走路提示。

0 正常：没有步态冻结。

1 轻微：在步态起始、转弯或是走过出入口时又一次地停顿，但之后可以于平直路面上平顺的行走。

2 轻度：在步态起始、转弯或是走过出入口时有超过一次的停顿，但之后可以于平直路面上平顺地行走。

3 中度：在平直路面上行走时又一次地步态冻结。

4 重度：在平直路面上行走时有多次的步态冻结。

3.12 姿势平稳度	评分： □

对评定者的说明：此项检查在测试患者于双眼张开同时双脚微张的情形下，被一快速而有力的力量拉动时的身体反应。测试患者往后倒的情形。评定者站于患者身后，并向患者解说接下来会发生的事，并向患者解释他可以被允许往后退一步以防止被拉倒，在评定者背后应有一面墙，墙应距离评定者至少 1～2m 以允许评定者观察患者倒退的情形。第一次拉动患者为示范动作，动作应较轻并且不列入记分中。第二次拉动患者肩膀的动作应快速而有力，已确定患者必须倒退一步以保持平衡。评定者必须随时准备好以接住患者，但又需距离一段距离以观察患者倒退保持平衡的情形。不可让患者采取弯腰的姿势以试图对抗你的拉力；小于或是等于两步的倒退被认为是正常的姿势平衡反应，所以三步以上的倒退视为不正常的姿势平稳反应。若是患者不了解你的解说，测试者可以重复地示范此项检查动作直到患者了解，或是直到测试者明白患者是因行动上的限制而非误解或是未准备好而导致此项检查表现不佳。同时观察患者的"姿势"，并记录于 3.13 项目中。

0 正常：没有问题，后退一至两步即恢复站立平衡。

1 轻微：需要三至五步，不需别人协助。

2 轻度：需要五步以上，仍不需别人协助。

3 中度：可以安全站立，但缺乏姿势平稳反应，若没有评定者扶住，会摔倒。

4 重度：非常不稳，在自然状态或轻轻一拉患者的肩膀就有失去平衡倾向。

3.13 姿势	评分： □

对评定者的说明：此项检查在测试患者于座椅中站起时、行走时以及测试姿势平稳反应时的姿势。若你注意到患者的姿势不正确，提醒患者挺直并检查姿势是否有改进（见以下第二评分等级）。对上述三个观察点中最不正确的姿势评分，注意是否有身体前倾或是左右侧弯的情形。

0 正常：没有问题。

1 轻微：不是很挺直，对老年人可算是正常。

2 轻度：明确的身体侧弯、脊柱侧弯或是身体倾向一侧，但若是经由提醒可以将姿势矫正回来。

3 中度：姿势驼背、脊柱侧弯或是身体倾向一侧，无法经由提醒将姿势矫正回来。

4 重度：重度的姿势驼背、脊柱侧弯或是身体倾向一侧，导致姿势极度异常。

3.14 全身自发性的动作评估（身体动作迟缓） 对评定者的说明：此项全面性的检查需综合下列动作的观察，包括动作缓慢、迟疑、整体而言的动作及幅度小，此项评估仰赖评定者观察完患者自发性的动作后的整体印象（包括坐姿、站立时和起身行动等动作）。 0 正常：没有问题。 1 轻微：整体动作稍微变慢，全身自发性的动作稍微减少。 2 轻度：整体动作轻度变慢，全身自发性的动作轻度减少。 3 中度：整体动作中度变慢，全身自发性的动作中度减少。 4 重度：整体动作重度变慢，全身自发性的动作重度减少。	评分： □
3.15 双手姿态性震颤 对评定者的说明：所有的震颤，包括在此姿势下重新出现的静止性震颤，都需被包含于评分中。双手分别测试，记录最大的震颤幅度。指引患者手心向下手臂于身体前方伸直，手腕打直同时手指分开不碰到隔壁指头。观察这个姿势 10s。 0 正常：没有震颤。 1 轻微：出现震颤，但是震颤幅度小于 1cm。 2 轻度：出现震颤，震颤幅度介于 1cm 小于 3cm。 3 中度：出现震颤，震颤幅度介于 3cm 但是小于 10cm。 4 重度：出现震颤，震颤幅度至少大于 10cm。	评分： □ 右 □ 左
3.16 双手动作性震颤 对评定者的说明：这项检查需要请患者做手指到鼻头的来回动作；手臂由伸直的姿势开始，请患者至少做三次手指到鼻头的来回动作，请患者的手指尽可能地伸远去碰触测试者的手指头，此项动作需缓慢进行以利观察是否有震颤发生。另一只手也重复此项动作，双手分开测试。震颤可以出现在整个手指移动过程中，或是出现在快碰触到目标物（测试者的手指头或是患者的鼻头）时。根据震颤的最大幅度评分。 0 正常：没有震颤。 1 轻微：出现震颤，但是震颤幅度小于 1cm。 2 轻度：出现震颤，震颤幅度介于 1cm 小于 3cm。 3 中度：出现震颤，震颤幅度介于 3cm 但是小于 10cm。 4 重度：出现震颤，震颤幅度至少大于 10cm。	评分： □ 右 □ 左

续表

	评分：
3.17 静止性震颤幅度 对评定者的说明：本项与下一项检查被特意地放在整个动作评估的最后，以允许评定者观察随时可能出现在任一检查项目中的静止性震颤，包括静坐时、走路时或是某部分的肢体被转动检测时。根据观察到的最大幅度震颤评分，只评估震颤的幅度，而非震颤的持续性或是间断性。这项检查尚需要请患者静坐于椅子 10s，双手静置于椅子扶手上，同时双脚舒适地置于地板。静止性震颤需要四肢及嘴唇／下巴分别评估。根据震颤的最大幅度评分。 **肢体震颤评估** 0 正常：没有震颤。 1 轻微：出现震颤，但摇晃幅度小于或等于 1cm。 2 轻度：出现震颤，震颤幅度介于 1cm 小于 3cm。 3 中度：出现震颤，震颤幅度介于 3cm 但是小于 10cm。 4 重度：出现震颤，震颤幅度大于 10cm。 **嘴唇／下巴震颤评估** 0 正常：没有震颤。 1 轻微：出现震颤，但摇晃幅度小于或等于 1cm。 2 轻度：出现震颤，震颤大于 1cm 小于或等于 2cm。 3 中度：出现震颤，震颤更大超过 2cm 但小于或等于 3cm。 4 重度：出现震颤，震颤幅度大于 3cm。	□ 右上肢 □ 左上肢 □ 右下肢 □ 左下肢 □ 嘴唇／下巴
3.18 静止性震颤持续性 对评定者的说明：本项目评分综合所有检查时期出现的静止性震颤的持续性程度，本项目被特意地放在整个动作评估的最后，以允许评定者综合所有阶段的观察来评分。 0 正常：没有震颤。 1 轻微：出现震颤，震颤出现的时间占所有检查时间的 25% 以下。 2 轻度：出现震颤，震颤出现的时间占所有检查时间的 26%～50%。 3 中度：出现震颤，震颤出现的时间占所有检查时间的 51%～75%。 4 重度：出现震颤，震颤出现的时间占所有检查时间的 75% 以上。	评分： □
异动症对第三部分动作功能评估的影响 A. 异动症（舞蹈症或是肌张力不全）是否在检查的过程中出现？ □是□否 B. 若有的话，这些异动症状是否会干扰动作功能的检查？ □是□否	
侯氏与叶氏（Hoehn&Yahr）分期法 第 0 期：没有症状。 第 1 期：单侧之症状。 第 2 期：两侧之症状、姿势平稳度正常。 第 3 期：轻度至中度之两侧症状，姿势稍微不平衡，不需他人协助，"后拉"试验中需协助才能站稳。 第 4 期：重度失能，但走路和站立仍不需帮助。 第 5 期：若没有人帮助，将完全依靠轮椅或终日卧床。	评分： □

附录2 中国健康老年人标准

2022年9月，国家卫生健康委发布《中国健康老年人标准》（以下简称《标准》），自2023年3月1日起施行。

《标准》指出，健康老年人是指60周岁及以上生活可自理或基本自理的老年人，健康老年人在躯体、心理、社会三方面都趋于相互协调与和谐的状态。中国健康老年人应满足下述要求：

1. 生活自理或基本自理；
2. 重要脏器的增龄性改变未导致明显的功能异常；
3. 影响健康的危险因素控制在与其年龄相适应的范围内；
4. 营养状况良好；
5. 认知功能基本正常；
6. 乐观积极，自我满意；
7. 具有一定的健康素养，保持良好生活方式；
8. 积极参与家庭和社会活动；
9. 社会适应能力良好。

附录3 广泛性焦虑量表（the Generalized Anxiety Disorder 7-item Scale，GAD-7）

指导语：本量表用于记录您对焦虑情绪的自我评估。对于以下列出的问题，如果在过去2周内发生在您身上，就请您在相应的自我评估结果项目上打"√"。

项目	0分	1分	2分	3分
入睡时感觉紧张，焦虑或急切	完全不会	好几天	超过一周	几乎每天
不能够停止或控制担忧	完全不会	好几天	超过一周	几乎每天
对各种各样的事情担忧过多	完全不会	好几天	超过一周	几乎每天
很难放松下来	完全不会	好几天	超过一周	几乎每天
由于不安而无法静坐	完全不会	好几天	超过一周	几乎每天
变得容易烦恼或急躁	完全不会	好几天	超过一周	几乎每天
白天感到似乎将有可怕的事情发生而害怕	完全不会	好几天	超过一周	几乎每天

评分：总分为0~21分，得分越高代表焦虑情绪越严重。6~9分为轻度焦虑，10~14分为中度焦虑，15分以上为重度焦虑。

附录4 焦虑自评量表（Self-rating Anxiety Scale，SAS）

指导语：以下一些问题是关于您最近1周的焦虑情绪，请选择或填写最符合您最近1周内实际情况的答案。

项目	1分	2分	3分	4分
我觉得比平时容易紧张和着急（焦虑）	没有或很少时间	小部分时间	相当多的时间	绝大部分或全部时间
我无缘无故地感到害怕（害怕）	没有或很少时间	小部分时间	相当多的时间	绝大部分或全部时间
我容易心里烦乱或觉得惊恐（惊恐）	没有或很少时间	小部分时间	相当多的时间	绝大部分或全部时间
我觉得我可能将要发疯（发疯感）	没有或很少时间	小部分时间	相当多的时间	绝大部分或全部时间
我觉得一切都很好，也不会发生什么不幸（不幸预感）	没有或很少时间	小部分时间	相当多的时间	绝大部分或全部时间
我手脚发抖打颤（手足颤抖）	没有或很少时间	小部分时间	相当多的时间	绝大部分或全部时间
我因为头痛、颈痛和背痛而苦恼（躯体疼痛）	没有或很少时间	小部分时间	相当多的时间	绝大部分或全部时间
我感觉容易衰弱和疲乏（乏力）	没有或很少时间	小部分时间	相当多的时间	绝大部分或全部时间
我觉得心平气和，并且容易安静坐着（静坐不能）	没有或很少时间	小部分时间	相当多的时间	绝大部分或全部时间
我觉得心跳得快（心悸）	没有或很少时间	小部分时间	相当多的时间	绝大部分或全部时间
我因为一阵阵头晕而苦恼（头昏）	没有或很少时间	小部分时间	相当多的时间	绝大部分或全部时间
我有过晕倒发作，或觉得要晕倒似的（晕厥感）	没有或很少时间	小部分时间	相当多的时间	绝大部分或全部时间
我呼气吸气都感到很容易（呼吸困难）	没有或很少时间	小部分时间	相当多的时间	绝大部分或全部时间
我手脚麻木和刺痛（手足刺痛）	没有或很少时间	小部分时间	相当多的时间	绝大部分或全部时间
我因胃痛和消化不良而苦恼（胃痛或消化不良）	没有或很少时间	小部分时间	相当多的时间	绝大部分或全部时间
我常常要小便（尿意频数）	没有或很少时间	小部分时间	相当多的时间	绝大部分或全部时间
我的手常常是干燥温暖的（多汗）	没有或很少时间	小部分时间	相当多的时间	绝大部分或全部时间
我脸红发热（面部潮红）	没有或很少时间	小部分时间	相当多的时间	绝大部分或全部时间
我容易入睡并且一夜睡得很好（睡眠障碍）	没有或很少时间	小部分时间	相当多的时间	绝大部分或全部时间
我做噩梦（噩梦）	没有或很少时间	小部分时间	相当多的时间	绝大部分或全部时间

评分：总分20～80分，得分越高代表焦虑情绪越严重。50～59分为轻度焦虑，60～69分为中度焦虑，69分以上为重度焦虑。

参考文献

[1] 北京护理学会. 中国老年高血压管理指南 2019[J]. 中华老年多脏器疾病杂志, 2019, 18 (2): 81-106.

[2] 马斯洛. 动机与人格 [M]. 许金声, 译. 北京: 华夏出版社, 1987.

[3] 杜鹏, 高云霞, 谢立黎. 中国老年照护服务: 概念框架与发展路径 [J]. 老龄科学研究, 2022, 10 (9): 1-10.

[4] 刘晓红, 陈彪. 老年医学 [M]. 3 版. 北京: 人民卫生出版社, 2020.

[5] 李小寒, 尚少梅. 基础护理学 [M]. 7 版. 北京: 人民卫生出版社, 2022.

[6] 李子俊, 林夏怡. 饮食及生活方式干预对老年人胃食管反流病的影响 [J]. 中国临床保健杂志, 2022, 25 (2): 172-175.

[7] 李法琦, 司良毅. 老年医学 [M]. 3 版. 北京: 科学出版社, 2017.

[8] 李喆, 熊真真, 郭文琼, 等. 老年心理健康与心身疾病防治 [M]. 成都: 西南交通大学出版社, 2021.

[9] 葛均波, 徐永健, 王辰. 内科学 [M]. 9 版. 北京: 人民卫生出版社, 2018.

[10] 国家卫生健康委办公厅. 中国脑卒中防治指导规范 (2021 年版) [R/OL]. [2023-05-31]. http://www.nhc.gov. cn/yzygj/s3593/202108/50c4071a86df4bfd9666e9ac2aaac605.shtml.

[11] 郭玉兰, 郭洪波. 神奇醋疗方 [M]. 郑州: 河南科学技术出版社, 2018.

[12] 郭媛媛. 常见老年慢性病健康管理手册 [M]. 北京: 人民卫生出版社, 2020.

[13] 高爽, 杨陆, 彭涛. 国外医养结合养老模式研究进展 [J]. 护理学杂志, 2021, 36 (3): 17-20.

[14] 胡亦新, 余小平. 中国老年医疗照护 [M]. 北京: 人民卫生出版社, 2017.

[15] 胡秀英, 肖惠敏. 老年护理学 [M]. 5 版. 北京: 人民卫生出版社, 2022.

[16] 化前珍, 胡秀英. 老年护理学 [M]. 4 版. 北京: 人民卫生出版社, 2017.

[17] 黄馨睿, 端烨, 叶梦华, 等. 帕金森病患者跌倒预防的最佳证据总结 [J]. 中华护理杂志, 2022, 57 (19): 2414-2421.

[18] 何小欢. 上海社区安宁疗护服务模式研究 [D]. 上海: 上海工程技术大学, 2021.

[19] 居晨浩, 张浩成, 方纪元, 等. 中国医养结合服务模式类型 [J]. 中国老年学杂志, 2022, 42 (10): 2532-2535.

[20] 金昌德, 杨芳. 老年护理学 [M]. 南京: 南京大学出版社, 2018.

[21] 景迎. 老年人安宁疗护问题研究 [D]. 济南: 山东师范大学, 2019.

[22] 夏洛特. 老年护理学 [M]. 8 版. 郭桂芳, 刘宇, 译. 北京: 人民卫生出版社, 2021.

[23] 肖健, 胡军生, 高云鹏. 老年心理学 [M]. 北京: 北京大学出版社, 2013.

[24] 徐桂华, 何桂娟. 老年护理学 [M]. 2 版. 北京: 人民卫生出版社, 2022.

[25] 赵德喜. 五行养生法 [M]. 长春: 吉林科学技术出版社, 2013.

[26] 张玲娟, 张雅丽, 皮红英. 实用老年护理全书 [M]. 上海: 上海科学技术出版社, 2019.

[27] 张新伟, 王港, 刘颂. 老年心理学概论 [M]. 2 版. 南京: 南京大学出版社, 2020.

[28] 张惠卿, 钱力兰, 朱国福, 等. 谈中医的恒动观 [J]. 河南中医, 2009, 29 (7): 631-632.

[29] 郑洁皎, 俞卓伟. 老年康复 [M]. 北京: 人民卫生出版社, 2019.

[30] 郑锐锋, 张艳. 安宁疗护理论与实践 [M]. 郑州: 郑州大学出版社, 2021.

[31] 中国老年医学学会心血管分会. 高龄老年 (≥75 岁) 急性冠状动脉综合征老年人规范化诊疗中国专家共识 [J].

中国循环杂志, 2018, 33（8）: 732-750.

[32] 中国老年 2 型糖尿病防治临床指南编写组. 中国老年 2 型糖尿病防治临床指南（2022 年版）[J]. 中国糖尿病杂志, 2022, 30（1）: 2-51.

[33] 中华医学会. 胃食管反流病基层诊疗指南（2019 年）[J]. 中华全科医师杂志, 2019, 18（7）: 635-641.

[34] 中华医学会呼吸病学分会慢性阻塞性肺疾病学组, 中国医师协会呼吸医师分会慢性阻塞性肺疾病工作委员会. 慢性阻塞性肺疾病诊治指南（2021 年修订版）[J]. 中华结核和呼吸杂志, 2021, 44（3）: 170-205.

[35] 中华医学会神经病学分会帕金森病及运动障碍学组, 中国医师协会神经内科医师分会帕金森病及运动障碍专业. 中国帕金森病的诊断标准（2016 版）[J]. 中华神经科杂志, 2016, 49（4）: 268-271.

[36] 中华医学会精神医学分会老年精神医学组. 老年期抑郁障碍诊疗专家共识 [J]. 中华精神科杂志, 2017, 50（5）: 6.

[37] 陈旭娇, 严静, 王建业, 等. 中国老年综合评估技术应用专家共识 [J]. 中华老年病研究电子杂志, 2017, 4（2）: 1-6.

[38] 世界卫生组织. ICD-10 精神与行为障碍分类 [M]. 北京: 人民卫生出版社, 1995.

[39] 蔡向红. 名医药酒老方大全 [M]. 北京: 科学技术文献出版社, 2016.

[40] 崔华, 王朝晖, 吴剑卿, 等. 老年人肌少症防控干预中国专家共识（2023）[J]. 中华老年医学杂志, 2023, 42（2）: 144-153.

[41] 苏永刚, 王睿, 杨同卫. 健康中国视域下老年人群自杀的影响因素及预防对策 [J]. 山东大学学报（医学版）, 2022, 60（2）: 8-13.

[42] 孙倩倩, 王双. 老年综合评估的临床应用及研究进展 [J]. 中国老年学杂志, 2012, 32（3）: 660-662.

[43] 孙秋华. 中医护理学 [M]. 5 版. 北京: 人民卫生出版社, 2022.

[44] 宋岳涛. 老年综合评估 [M]. 2 版. 北京: 中国协和医科大学出版社, 2012.

[45] 燕铁斌, 尹安春. 康复护理学 [M]. 4 版. 北京: 人民卫生出版社, 2017.

[46] 杨婷, 陈佳增, 何路生, 等. 养老机构安宁疗护实践现状及对策 [J]. 护理研究, 2023, 37（7）: 1204-1207.

[47] 杨善华. 老年社会学 [M]. 北京: 北京大学出版社, 2018.

[48] 杨芳宇, 刘哲宁. 精神科护理学 [M]. 4 版. 北京: 人民卫生出版社, 2018.

[49] 杨莘. 老年专科护理 [M]. 北京: 人民卫生出版社, 2019.

[50] 尤黎明, 吴瑛. 内科护理学 [M]. 7 版. 北京: 人民卫生出版社, 2022.

[51] 于普林, 王建业, 胡建中, 等. 中国健康老年人标准（WS/T 802-2022）[J]. 中华老年医学杂志, 2022, 41（11）: 1263-1263.

[52] 于睿, 姚新. 中医养生与食疗 [M]. 北京: 人民卫生出版社, 2017.

[53] 于普林. 老年医学 [M]. 2 版. 北京: 人民卫生出版社, 2019.

[54] 王芳, 袁莎莎, 赵君, 等. 我国医养结合服务发展趋势与策略 [J]. 中国卫生政策研究, 2022, 15（8）: 7-10.

[55] 王玉龙. 康复功能评定学 [M]. 3 版. 北京: 人民卫生出版社, 2018.

[56] 吴欣娟, 谌永毅, 刘翔宇. 安宁疗护专科护理 [M]. 北京: 人民卫生出版社, 2021.

[57] 吴欣娟. 老年专科护理 [M]. 北京: 人民卫生出版社, 2022.

[58] 吴振云. 老年心理健康的内涵、评估和研究概况 [J]. 中国老年学杂志, 2003, 12（23）: 799-801.

[59] BALTES P B, WILLIS S L. Plasticity and enhancement of intellectual functioning in old age. Ageing and cognitive process[M]. New York: Plenum, 1982.

[60] DEFRANCESCO M, PECHLANER R, KIECHL S, et al. What characterizes depression in old age? Results from the Bruneck Study[J]. Pharmacopsychiatry, 2018, 51（4）: 153-160.

[61] GOLDSMITH T. An introduction to biological aging theory[M]. Second Edition. Crownsville: Azinet Press, 2014.

[62] HUSTON-STEIN A, BALTES P B. Theory and method in life-span developmental psychology: implications for child development[J]. Advances in Child Development and Behavior, 1976, 11（11）: 169-188.

[63] KANE R L，KANE R A. Assessing older persons：measures，meaning，and practical applications[M]. New York：Oxford University Press，2000.

[64] SUN H，SAEEDI P，KARURANGA S，et al. IDF Diabetes Atlas：Global，regional and country-level diabetes prevalence estimates for 2021 and projections for 2045[J]. Diabetes Res Clin Pract，2022，183：109-119.

[65] WATTS G. Leonard Hayflick and the limits of ageing[J]. Lancet，2011，377（9783）：2075.

索　引

K

L

S

T

W

X

Y